药学前沿系列丛书

A Short History of Drug Discovery and Development

新药发展史

主 编 程 芳

副主编 陈红波 王巧平

U0388543

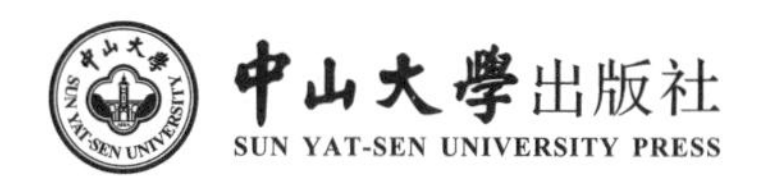

·广州·

版权所有　翻印必究

图书在版编目（CIP）数据

新药发展史/程芳主编；陈红波，王巧平副主编．—广州：中山大学出版社，2022.10
（药学前沿系列丛书）
ISBN 978-7-306-07542-0

Ⅰ．①新…　Ⅱ．①程…②陈…③王…　Ⅲ．①新药—药学史—世界
Ⅳ．①R97-091

中国版本图书馆CIP数据核字（2022）第084504号

XINYAO FAZHAN SHI

出 版 人：王天琪
策划编辑：陈　慧　鲁佳慧
责任编辑：罗永梅
封面设计：曾　斌
责任校对：袁双艳
责任技编：靳晓虹
出版发行：中山大学出版社
电　　话：编辑部020-84110283，84113349，84111997，84110779，84110776
　　　　　发行部020-84111998，84111981，84111160
地　　址：广州市新港西路135号
邮　　编：510275　　传　　真：020-84036565
网　　址：http://www.zsup.com.cn　E-mail：zdcbs@mail.sysu.edu.cn
印 刷 者：佛山市浩文彩色印刷有限公司
规　　格：787mm×1092mm　1/16　13.50印张　246千字
版次印次：2022年10月第1版　2022年10月第1次印刷
定　　价：59.80元

如发现本书因印装质量影响阅读，请与出版社发行部联系调换。

本书编委会

主　　编：程　芳
副 主 编：陈红波　王巧平
编　　委：刘晓燕　王凌璐　颜福霞
赵新苑　胡　芸
编写团队：中山大学药学院（深圳）

前　言

《新药发展史》主要讲述了针对不同疾病的新药的发现和发展史。药物的发展往往需要经历漫长的过程，包括人类对疾病的认识、对医药知识的掌握。了解药物的发展有助于我们吸取在药物发现和发展过程中获得的经验和教训，从而更好地帮助我们开发针对新传染病、疑难病和现代生活方式病等的药物。

“新药发展史”是药学学科教学中一门重要的专业基础选修课程。本课程要求牢固掌握每个重大疾病领域中至少 1 个重要药物的发现和发展史，包括抗肿瘤药物、抗生素、心血管药物、精神药物、糖尿病药物、抗衰老药物、减肥药物、细胞基因药物等；同时要求一般掌握每个重大疾病领域中 2 ～ 3 个药物的发现和发展史，并一般了解相关疾病的发病机制、药物靶点的发现、新药创制的新理论和新概念。

研究药物发现和发展史的目的在于总结药物历史中的经验和教训，从而加速对新传染病和相关疑难杂症等所需治疗药物的开发。药物历史中总结的理论可以让我们更合理地进行药物设计，药物历史中的教训也可以让我们引以为戒。例如沙利度胺事件。沙利度胺作为镇静止痛剂于 20 世纪 50 年代最先在德国上市，主要用于治疗妊娠恶心、呕吐。由于其疗效显著，不良反应轻且少，迅速在全球得到广泛使用。但是在接下来的短短几年时间里，全球 30 多个国家共报道海豹胎病例 1 万多例，这带来了极其严重的影响，也为后期药物研发带来重大警示。因此，我们在药物研发的过程中，既要考虑药物的安全有效性，同时又要考虑药物可能带来的不良反应，做好相应的预估与备案。

药物发现过程存在偶然性和必然性。例如，弗莱明偶然在不慎被真菌污染的细菌培养皿中发现青霉素；实验员偷喝了混入二硫化四乙基秋兰姆的酒精，使哈尔特和雅可逊发现了戒酒药。治疗疾病和预防疾病在时代的发展过程中是人类的共同需求，因此，药物的发现和发展存在着必然性。

药物的有效性和安全性是新药发展的基本要求。例如抗梅毒药物的发展过程。15—16 世纪是梅毒的暴发流行期，这期间诞生的疗法或者药物虽有一定的抑制性，但是具有较大的毒性和副作用，真正有效的药物到 20 世纪才被开发出来。代号 606 的化合物胂凡纳明对梅毒有很好的治疗效果，成为第一款能有效治疗梅毒的有机化合物，但其还是存在着一定的副作用，直到青霉素的出现。青霉素是治疗梅毒的首选药物，在发病早期长时间、大量使用，能使这种曾经的“不治之症”痊愈。由此可见，药物的有效性和安全性一直是我们应当考虑的问题。

药物的使用还存在其他潜在问题，如成瘾性、依赖性和耐药性等，抗精神病药物和毒品等还存在药物滥用问题。在中国，国药产业从最初的计划经济时期走向近年来的高速发展，产业规模及制度体系从无到有，逐步规范。全球医药市场在过去的 20 年间发展迅速，从全球范围来看，科技进步、老龄化社会及政府福利支出奠定了医药朝阳产业的基础。由于医药的刚性需求特点，医药产业是几乎不受经济周期影响的产业之一。

其实在半个世纪之前，人们对细胞水平和分子水平的生命现象了解甚少，寻找新药的方法大多数是基于经验和尝试，主要通过大量化合物的筛选和偶然发现来寻找药物。通过这种方法，人们发现了大批治疗药物，但这种方法具有不可预见性和盲目性，促使人们发展更合理的研究方法。随着生命科学在 20 世纪后半期的迅速发展，定量构效关系、合理药物设计、计算机辅助药物设计、组合化学、高通量筛选、基因技术等新技术、新方法不断涌现，新药设计与开发有了突飞猛进的进展，为世界制药工业带来了勃勃生机。

编者

2022 年 8 月 1 日

目　录

第一章　心血管药物

第一节　心血管疾病简述

一、心血管疾病简介

心血管疾病是一系列影响心脏或血管的疾病的统称。与动脉粥样硬化相关的心血管疾病包括缺血性心脏病、冠状动脉疾病、脑血管疾病、高血压和周围血管疾病等，其他心血管疾病包括先天性心脏病、风湿性心脏病、心肌病和心律失常等[1]。

心脏和血管构成的心血管系统以心脏为动力器官，血管为运输通道，促使血液循环并与细胞交换养分、氧气、二氧化碳、激素等，帮助机体维持体温、pH，保持体内的平衡。当心脏或血管发生病变时，血液循环将会受到影响，器官组织与血液之间物质交换的效率会降低，进而引起机体功能受损。因此，心血管疾病是人类健康的重要敌人。

心血管疾病至今仍然是导致人类死亡的最主要因素。世界卫生组织（World Health Organization，WHO）发布的数据显示：2016 年，全球因心血管疾病死亡的人数约为 1 790 万人，占全球总死亡人数的 31%。我国也是心血管疾病发病的重灾区，2015 年，我国心血管疾病的死亡率分别占城镇和乡村总死亡率的 45. 50% 和 43. 16%[2]。

（一）高血压

导致心血管疾病的潜在风险因素有很多：高血压、血脂异常、动脉粥样硬化、糖尿病、肥胖、吸烟、不恰当的饮食、代谢综合征，以及家族遗传等。

高血压是指血管压力持续过高。血压是指血液流经血管时血管壁所承受的压力，这种压力取决于心脏作用的强度及血管的阻力。

根据 WHO 诊断标准，高血压可以分为三个阶段：动脉压在 120 ～ 139 mmHg，静脉压在 80 ～ 89 mmHg 范围为高血压前期；动脉压在 140 ～ 159 mmHg，静脉压在 90 ～ 99 mmHg 范围为高血压的第一阶段；动脉压大于等于 160 mmHg，静脉压大于等于 100 mmHg 为高血压的第二阶段[3]。

大量的观察研究和临床数据证明，高血压是包括冠心病、心律失常、心力衰竭、脑血管疾病、外周动脉疾病在内的多种心血管疾病的主要危险因素[4]。长期高血压状态会使心脏负荷增加，加速血管和心脏的重塑，导致循环系统疾病发生[5]。

（二）高脂血症

高脂血症是指血液中胆固醇过多的异常状态。胆固醇是肝脏产生的一类脂肪，是构成细胞膜、合成激素和储存维生素的重要物质，但当胆固醇在体内水平过高时容易使血管内皮渗透性改变，促进脂质迁移至血管壁，引起血管炎症，进而使血管发生病变，最终导致动脉粥样硬化。因此，高血脂是导致动脉粥样硬化的诱因之一[6]。血液中运输胆固醇的载体主要有乳糜微粒、极低密度脂蛋白（very low density lipoprotein，VLDL）、低密度脂蛋白（low density lipoprotein，LDL）、中密度脂蛋白（intermediate density lipoprotein，IDL）和高密度脂蛋白（high density lipoprotein，HDL）这 5 种，其中 HDL 可以将胆固醇运输到肝脏进行回收，有利于降低血液中胆固醇水平；而 LDL 和 IDL 则会使胆固醇在血液中积累，增加血中胆固醇水平[7]。因此，血液中低密度脂蛋白胆固醇（low density lipoprotein cholesterol，LDL-C）、高密度脂蛋白胆固醇（high density lipoprotein cholesterol，HDL-C）都是评价血脂情况的参考指标。临床诊断指南对血脂水平的划分标准见表 1 - 1。

表 1－1 血脂水平的划分标准

参考指标	水平/（mg·dL^{-1}）	血脂水平评价
LDL-C	＜70	理想
	70～99	心血管疾病风险人群的理想水平
	100～129	正常人群的理想水平，心血管疾病风险人群临近临界值
	130～159	正常人群临近临界值，心血管疾病风险人群处于高水平
	160～189	正常人群处于高水平，心血管疾病风险人群处于极高水平
	≥190	极高
总胆固醇	＜200	正常
	200～239	临近临界值
	≥240	高
HDL-C	≥60	理想
	40～59（男） 50～59（女）	较好
	≤40（男） ≤50（女）	低
甘油三酯	＜150	正常
	150～199	偏高
	200～499	高
	≥500	极高

（三）高血糖

高血糖是指血浆中葡萄糖水平高于正常值。一般认为高血糖的诊断标准为：空腹血糖读数≥126 mg/dL 或饭后 2 小时血糖＞180 mg/dL 及随机血糖测试＞200 mg/dL 。高血糖抑制内皮一氧化氮合酶活性，加速动脉粥样硬化的发生，因此，也是心血管疾病发生的重要诱因之一[8]。

（四）动脉粥样硬化

动脉粥样硬化是脂肪、胆固醇、钙和其他物质沉积在动脉内皮之下的一种慢性疾病。其发生的病理过程通常是当血脂异常使血管内皮渗透性改变或是血管内皮受损，进而使脂质堆积于血管内皮之下并发生氧化，巨噬细胞吞噬堆积的脂质之后成为泡沫细胞，泡沫细胞死亡之后堆积于动脉的内皮层，吸引更多胆固醇颗粒堆积和炎症细胞聚集，形成脂肪条纹，继而形成纤维斑块，严重时使动脉弹性降低并使血管变窄，影响血流通过[9]。高血压、高血脂和高血糖（“三高”）都是动脉粥样硬化的诱因，而动脉粥样硬化恶化之后又可以导致包括冠心病、心绞痛、颈动脉疾病、周围动脉疾病等多种心血管疾病的发生。因此，减少“三高”和动脉粥样硬化的发生对预防心血管疾病有重要意义。

二、心血管疾病的预防

一般来说，与动脉粥样硬化有关的心血管疾病是慢性疾病，及早预防的意义重大。心血管疾病的预防可以从以下几个方面进行：

（1）戒烟：燃烧的烟草中包含的一氧化碳、多环芳烃、尼古丁和重金属等有害物质进入人体之后，对血管内皮、血脂水平和凝血因子等产生不良影响，增加心血管不良事件的发生[10]。

（2）均衡饮食：反式脂肪酸（氢化植物油中富含）和绝大部分饱和脂肪酸（动物油脂中富含）的摄入会提高 LDL-C 的水平；n-6 多不饱和脂肪酸（大豆和葵花籽油中富含）和单不饱和脂肪酸（橄榄油中富含）的摄入可以降低总胆固醇、LDL-C 和甘油三酯的水平；饮食中胆固醇的摄入是血清中胆固醇浓度增加的关键因素，但其对血脂水平的影响相对较小；来自鱼油或某些坚果和植物油的 ω-3 脂肪酸有助于降低血压、减少血栓发生和抗心律失常；食盐摄入量与血压高低有直接关系，减少食盐摄入可以降低血压、减少各类心血管疾病的发生；蔬菜和水果是维生素、纤维素、抗氧化物质等的来源，增加水果和蔬菜的摄入量可以降低心血管疾病的发病风险[11-13]。

（3）合理运动：权威机构和大量研究表明，活跃的人群比久坐不动的人群患心血管疾病的风险更低。长期适量的体育锻炼可以减轻体重，降低血压，改善血脂情况，增加胰岛素敏感性[14]。

（4）降低血压和血脂：适量运动、合理膳食、减少食盐摄入、控制体重、减少饮酒和戒烟都对降低血压和血脂有一定的作用。但严重的高血压和高血脂则需要药物治疗。治疗高血压和高血脂的药物种类繁多，机制也大不相同，需要根据患者实际情况进行给药。

第二节 他汀类降脂药的发现和发展

一、他汀类药物的发现

他汀类药物是胆固醇合成的抑制剂，通过抑制羟甲基戊二酰辅酶 A（3-hydroxy-3-methylglutaryl coenzyme A，HMG-CoA）还原酶来抑制胆固醇的合成，是一类最常见的降脂药。

1910 年，德国化学家发现粥样硬化斑块中胆固醇的含量比正常动脉高 20～26 倍；1913 年，俄罗斯病理学家在给兔子喂食胆固醇时，发现兔子发生高胆固醇血症和主动脉粥样硬化；1939 年，挪威临床医生首次提出胆固醇与心脏病发作之间的遗传联系；20 世纪 60 年代中期，黎巴嫩临床医生发现家族性高胆固醇血症近交家庭中的纯合子个体出生就表现出高胆固醇症并在 5 岁左右心脏病发作，杂合子个体血浆胆固醇水平为 300～400 mg/dL 并在 35～60 岁发生早发性心脏病。胆固醇对动脉粥样硬化和心脏病的重要影响逐渐被大众接受并激起人们对其进行深入研究的决心，同时，如何降低胆固醇水平成为研究热点。

20 世纪 50 年代，4 位生物化学家通过有机化学、酶学、放射性同位素等方法建立了胆固醇生物合成的 4 个关键步骤（涉及 30 种酶促反应），其中，限速步骤为 HMG-CoA 在 HMG-CoA 还原酶的催化下向甲羟戊酸转化。

日本科学家远藤章（Akira Endo）致力于从微生物中寻找 HMG-CoA 还原酶的抑制性抗生素，并于 1972 年分离出柠檬霉素，其可以抑制 HMG-CoA 还原酶的活性，降低大鼠血清胆固醇水平，但是其因肾毒性过大而不能用于临床。1973 年 7 月，远藤章从柑橘青霉中分离出第一个他汀类药物美伐他汀（compactin），其可以抑制胆固醇合成，并与 HMG-CoA 还原酶的反应底物具有相似的结构，随后的细胞实验证明美伐他汀可以抑制 HMG-CoA 还原酶的活性，但在动物实验中，美伐他汀并不能降低大鼠血清胆固醇水平，更换动物实验对象后发现美伐他汀对母鸡、狗和猴子都有降低胆固醇水平的作用。临床Ⅰ期、Ⅱ期试验证明了美伐他汀的安全性和有效性，但由于有试验证明长期高剂量的美伐他汀可以导致狗患上淋巴瘤，美伐他汀的临床开发被停止。

德国默克公司（Merck KGoA）与远藤章所合作的日本三共公司签订保密协议之后开始寻找新的他汀类药物，在阿尔弗雷德·阿尔伯特（Alfred Albert）的带领下于 1979 年 2 月首先从真菌曲霉中分离出了化学结构与美伐他汀非常相似的他汀类药物洛伐他汀（lovastatin），其结构见图 1－1。同年，远藤章也从红曲霉中分离出莫纳 K，后证明莫纳 K 与洛伐他汀是同一种物质。由于受到美伐他汀导致狗患淋巴癌的影响，结构与其相似的洛伐他汀被终止了临床试验。1981 年，有报道称洛伐他汀可能会增加犬的肝脏 LDL 受体，进而降低血清中 LDL 水平。1984 年，默克公司开始对洛伐他汀进行高风险和长期毒性研究，以及大规模犬类临床试验，证明洛伐他汀可以降低胆固醇水平且并没有检测到肿瘤产生，具有良好的耐受性。1986 年 11 月，默克公司申请了洛伐他汀的监管批准。1987 年 9 月 1 日，美国食品药品监督管理局（Food and Drug Administration，FDA）批准了该药的申请，洛伐他汀成为第一个商业化他汀类药物[15]。

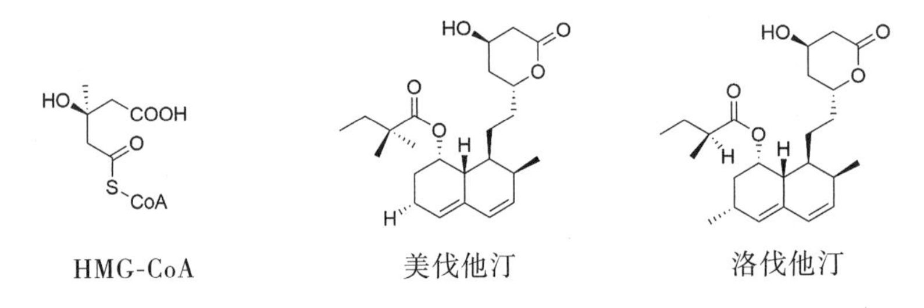

图 1－1　HMG-CoA、美伐他汀和洛伐他汀的结构式

二、他汀类药物的发展

自洛伐他汀上市并被证明对心血管疾病能够起到预防和降低风险的作用后，研究人员对于他汀类药物研发的热情高涨，通过修饰天然他汀类药物得到许多更加有效的衍生物。默克公司合成了辛伐他汀，其对 HMG-CoA 还原酶的抑制作用是洛伐他汀的 2.5 倍，于 1988 年被批准在瑞典销售，然后在全球范围内销售；随后，普伐他汀（1991 年）、氟伐他汀（1994 年）、阿托伐他汀（1997 年）、西立伐他汀（1998 年）和瑞舒伐他汀（2003 年）相继进入市场[16]（图 1－2）。逐渐增多的研究结果更加证实他汀类药物在心血管疾病预防方面的重要作用，但他汀类药物的使用风险也逐渐显现。

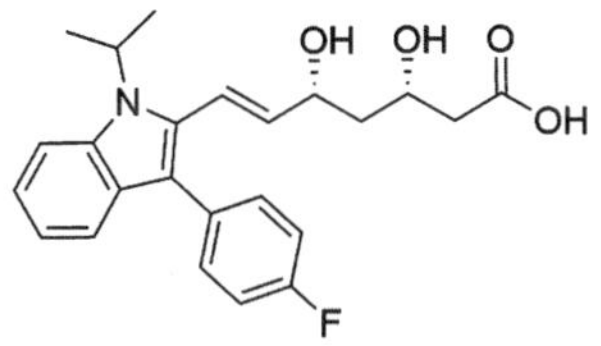

辛伐他汀 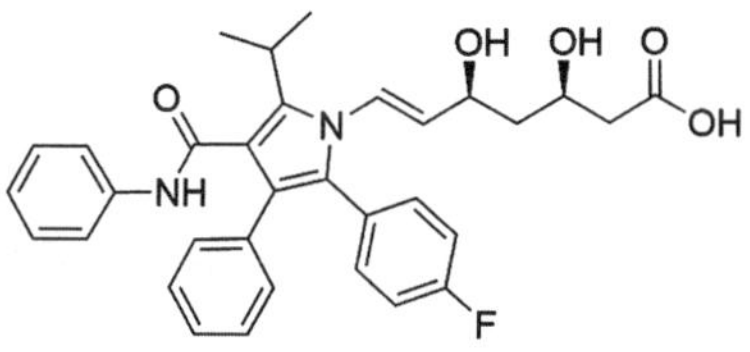　普伐他汀

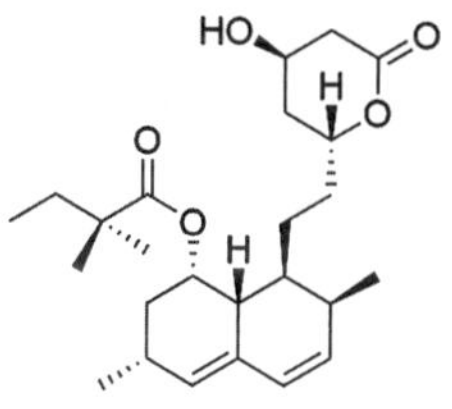

氟伐他汀 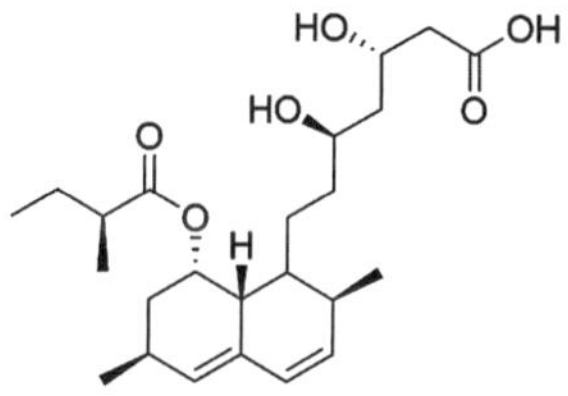　阿托伐他汀

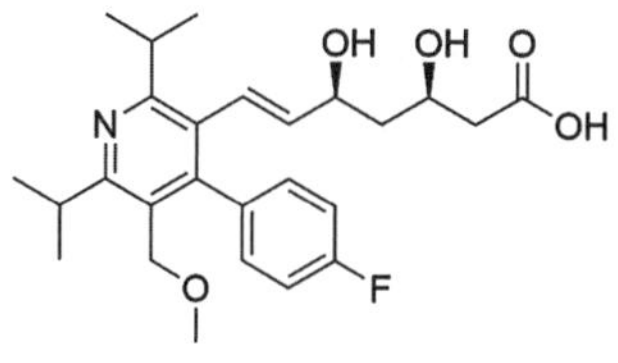

西立伐他汀 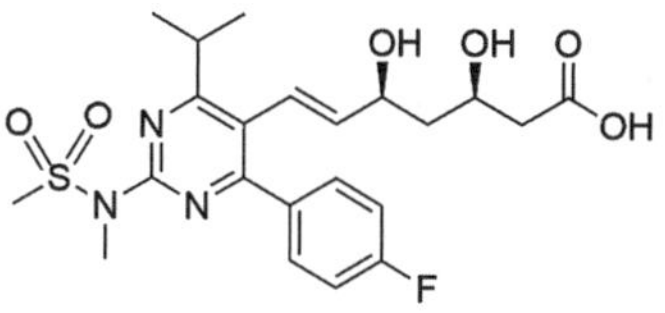　瑞舒伐他汀

图 1－2　部分他汀类药物的结构式

1994 年，斯堪的纳维亚辛伐他汀生存研究结果发表，该研究进行了时长 5.4 年、4 444 例冠心病患者胆固醇降低的随机试验，通过比较辛伐他汀组和安慰剂组的总胆固醇、高密度脂蛋白、低密度脂蛋白水平变化和死亡率，证明了辛伐他汀的长期使用是安全的，有助于提高心血管疾病患者生存率。1998 年的“洛伐他汀对胆固醇水平平均的男性和女性的急性冠脉事件的一级预防研究”，2002 年的“20 536 名高危人群中的辛伐他汀降胆固醇的 MRC/BHF 心脏保护研究”和“氟伐他汀预防首次成功经皮冠状动脉介入治疗后的

心脏事件”等他汀类药物的临床试验都证明了他汀类药物在降低心血管事件的发生风险中的有益性[17-21]。

2002 年，有研究报道他汀类药物可引起肌肉相关的不良事件，之后相关研究陆续增多。2014 年，美国国家脂质协会将他汀类药物引起的肌肉机关不良事件按照严重程度分为5 级：肌痛（称为流感样症状）、肌病（肌肉无力）、肌炎（肌肉发炎）、肌坏死（肌酸激酶升高或肌酸增加）、横纹肌溶解症，之后又使用他汀相关的肌肉症状临床指数（SAMS-CI）来评估与他汀类药物有关的肌肉症状。他汀类药物出现肌肉毒性的概率比较低，5%～10%的患者会出现轻度肌痛，横纹肌溶解症发生率仅为0.001%～0.005%[22-24]。

近年来，他汀类药物的使用与 2 型糖尿病（diabetes mellitus type 2，T2DM）发病率之间的相关性引起了人们的重视。2008 年，瑞舒伐他汀的一级预防试验结果显示，与安慰剂组相比，瑞舒伐他汀组糖尿病发生率增高 26%。2011 年的一项研究测试了 5 种他汀类药物在不同剂量下对糖尿病发病率的影响，结果证明了他汀类药物促糖尿病作用是剂量依赖性的。2012 年，美国 FDA 对他汀类药物的安全信息进行了更改，包括升高血糖水平和增加 2 型糖尿病发生的风险，某些患者可能出现认知障碍。他汀类药物还有一些关于肝毒性、消化问题和皮疹等的不良事件报道，但总的来说，大部分患者对他汀类药物还是有着良好的耐受性的[16,22,25-27]。

目前，他汀类药物治疗方向的拓展比较受关注，如与免疫调节或炎症相关的疾病（如多发性硬化症、炎症性肠病、类风湿关节炎、系统性红斑狼疮、慢性阻塞性肺疾病等）、肿瘤、神经退行性疾病和细菌感染等[22]。

第三节　普利类降压药的发现和发展

一、普利类降压药的发现

普利类降压药是一类血管紧张素转化酶抑制剂（angiotensin converting enzyme inhibitor，ACEI），可以降低血压和治疗心力衰竭。肾素 - 血管紧张素系统的发现为普利类降压药的开发奠定了基础。1898 年，研究人员发现肾脏提取物注入动物体内能够升高血压，并将能升高血压的物质命名为肾素。1934

年，哈利·戈德布拉特（Harry Goldblatt）成功证明肾脏缺血能够持续升高血压。1939 年，有研究小组发现肾素本身并不是升压物质，而是一种酶，通过与血浆来源的一种蛋白质相互作用，产生最终活性产物——血管紧张素。肾素的底物后来被称为血管紧张素原。之后，研究人员发现血管紧张素具有无升压活性的血管紧张素Ⅰ和有升压活性的血管紧张素Ⅱ两种形式，并且发现了将血管紧张素Ⅰ转化为血管紧张素Ⅱ的酶，将其命名为血管紧张素转化酶（ACE）。其中涉及的转化机制如图 1－3 所示。后来，有研究者发现了使血管内皮舒张物质缓激肽失活的酶，并将其命名为缓激肽酶Ⅱ，并证实缓激肽酶Ⅱ和 ACE 是同一种物质。血管紧张素酶的发现为高血压治疗提供了潜在的药物靶点[28－31]。

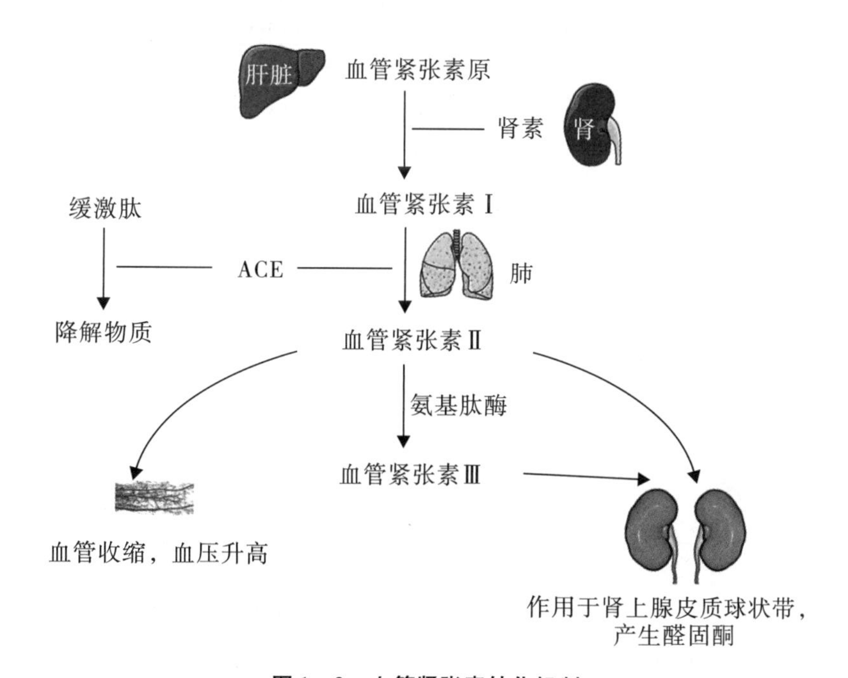

图 1－3 血管紧张素转化机制

1948 年，从能够降低血压的巴西蝮蛇（Bothrops jararaca）蛇毒中提取出具有降压作用的缓激肽，并进行了人工合成，但是人工合成的缓激肽降压活性低于天然形式。20 世纪 60 年代，从蛇毒中提取出能够抑制缓激肽失效的物质，称之为缓激肽增强因子（bradykinin potentiating factor，BPF）。BPF 是一类肽混合物，从其中分离出了数种活性肽，其中的五肽 PCA-Lys-Trp-Ala-Pro

(BPF5) 能够抑制血管紧张素Ⅰ转化为血管紧张素Ⅱ，对 ACE 具有抑制作用[32-33]。另外，从 BPF 中分离的九肽替普罗肽（teprotide）活性强大并更加稳定，其活性部位是 4 个氨基酸残基，临床试验证明替普罗肽确实可以有效降低血压。但是由于替普罗肽是多肽类，难以通过口服获得治疗效果。为了开发能够口服的 ACEI，美国百时美施贵宝公司（Bristol-Myers Squibb Company）在经过2 000多个化合物的筛选失败之后，通过参考 ACE 底物替普罗肽和 BPF5 及其类似物的结构（主要是末尾残基）、羧肽酶 A（与同为锌金属肽酶的 ACE 具有相似的作用机制和活性位点）与其抑制剂分子苄基琥珀酸的结合位点和结合方式（羧肽酶 A 的 Zn 离子与苄基琥珀酸的羧基结合）进行药物设计。最开始设计出的琥珀酰 - L - 脯氨酸能够选择性抑制 ACE 活性，但是其活性远远低于预期。1975 年，他们在琥珀酰 - L - 脯氨酸的结构基础上合成了卡托普利（将与 Zn 离子结合的羧基换成巯基），卡托普利的活性是琥珀酰 - L - 脯氨酸的 2 000 倍，并且口服有效。1976 年，百时美施贵宝公司申请了卡托普利的专利保护。1977 年，卡托普利进入全面临床试验阶段。1981 年，FDA 批准其上市，随后卡托普利进入市场，主要用于治疗高血压和充血性心力衰竭。卡托普利是第一种能够口服的 ACEI，为治疗高血压提供了新的途径，也是最早的根据配体结构进行药物设计成功的例子[34-37]。卡托普利及其先导化合物如图 1 - 4 所示。

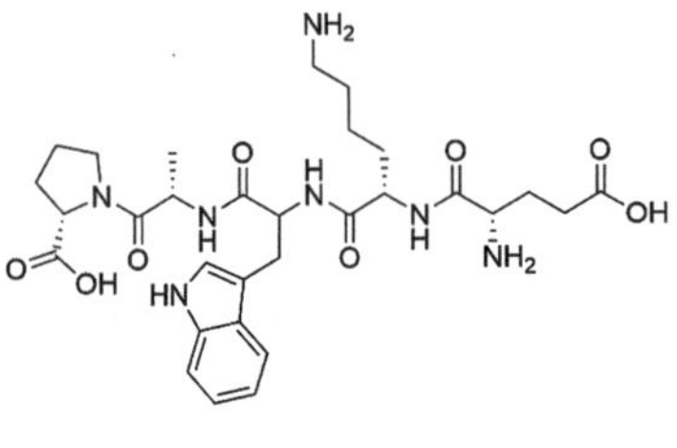

BPF5 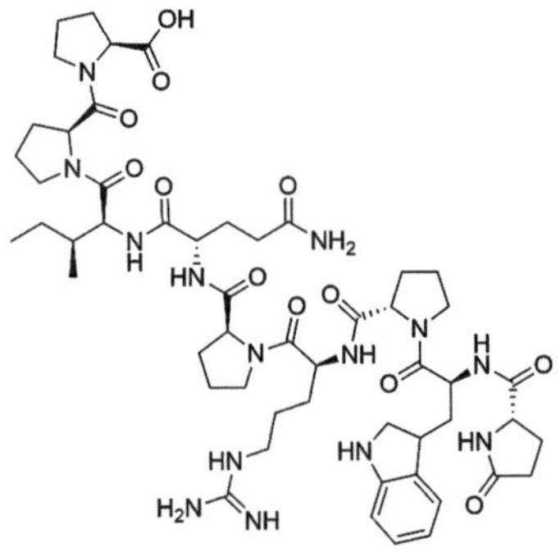　　替普罗肽

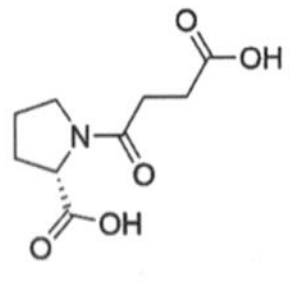

琥珀酰-L-脯氨酸 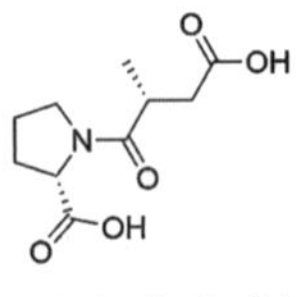　　D-2-甲基琥珀酰脯氨酸 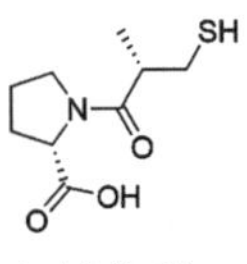　　卡托普利

图 1 - 4　卡托普利及其先导化合物

二、普利类降压药的发展

卡托普利上市之后十分畅销，其1990年的世界销售额高达15.01亿美元。这证明ACEI是一类极具潜力的药物，促使多家制药公司都开始研发ACEI。相比于其他类型的降压药物，卡托普利不良反应较少、耐受性较好，但是其巯基基团会引起咳嗽、皮疹和味觉障碍等副作用。因此，用不同基团取代巯基成为研发新的ACEI的主要方向。

1985年，默克公司研制的依那普利被FDA批准上市。依那普利是依那普利拉的前药，进入机体之后水解产生具有活性羧基的依那普利拉。最初通过用α－羧基苯丙胺取代卡托普利的巯基得到的活性药物是依那普利拉，但其口服生物利用度太差，难以成药，因此将其制成前药的形式。依那普利属于第二代ACEI，除了减少了异常咳嗽、皮疹、蛋白尿和中性粒细胞减少等不良反应外，其本身作用强度是卡托普利的10倍，药效持续时间也更长。依那普利上市之后销量持续上涨，1996年的销售额达28.19亿美元。1987年，默克公司和帝国化学工业公司共同研制的赖诺普利由FDA批准上市。赖诺普利是依那普利的赖氨酸衍生物，是第三代ACEI，相比于卡托普利和依那普利，赖诺普利不需要通过肝脏进行代谢，口服生物利用度高，并且对肝功能受损的患者更友好。1991年，在美国上市的磷酸酯前药福辛普利含有磷酸基，而且磷酸基是与Zn离子结合的活性基团。福辛普利的结构特点使其能够同时通过肾脏和肝脏进行清除，药物体内积累浓度较低。上述3种普利类降压药物的结构如图1－5所示。除了上述几种之外，FDA列出的ACEI还有雷米普利、莫西普利、培哚普利、奎那普利等[38－41]。

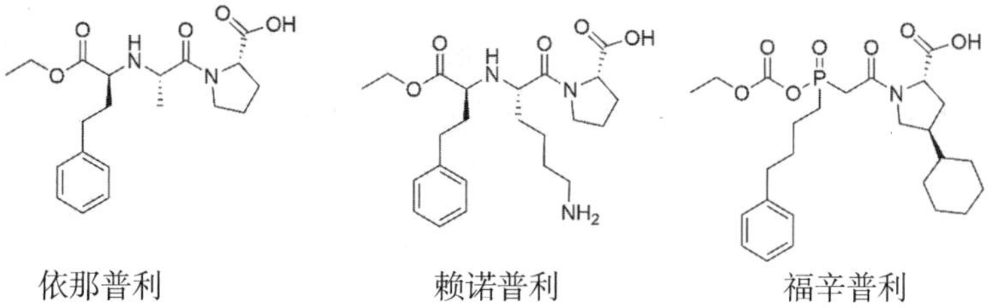

依那普利 赖诺普利 福辛普利

图1－5 部分普利类降压药物的结构式

自 ACEI 研发上市以来，与之相关的多次大规模临床试验都证实了其对心血管疾病患者的有益作用。1991 年，一项有 2 569 名患者参与的关于“依那普利对左心室射血分数降低和充血性心力衰竭患者生存的影响”的随机双盲试验结果表明，依那普利能够使充血性心力衰竭患者的死亡率和住院率均显著降低。1992 年的一项临床试验结果表明，卡托普利能够显著降低心肌梗死后左心功能不全患者的死亡率和发病率。2000 年发表的《心脏结局预防评估（HOPE）研究》表明，雷米普利能够使心血管疾病高危患者的死亡率、心肌梗死和中风的发生率均显著降低。群多普利等其他 ACEI 的临床试验也得出相似的结论。[42-46] 在美国《2014 成人高血压循证管理指南》中，ACEI 是推荐用于成人高血压初始治疗的 4 种药物之一。

第四节　其他传奇性心血管药物发展史

一、心绞痛药——硝酸甘油

1846 年，意大利化学家通过在浓硝酸和硫酸的混合物中添加甘油而合成了硝酸甘油。硝酸甘油具有不稳定性和爆炸性，将其与二氧化硅混合可作为炸药。在硝酸甘油生产工厂中，患有心绞痛的工人在工作时间心绞痛症状得以缓解，但是休息日则症状反复；工人通常周一抱怨头痛，但周末不会。这两种现象直到发现硝酸甘油可以舒张血管才得以解释。1879 年，研究人员发现许多人使用硝酸甘油后的生理现象与使用戊基亚硝酸盐的相似，因此推测硝酸甘油可以用于治疗心绞痛，并在心绞痛患者身上得到了证实。1977 年，费里德·穆拉德（Ferid Murad）证明，硝酸甘油通过释放一氧化氮才发挥舒张血管的作用，而人体内的一氧化氮是由完整的内皮通过一氧化氮合酶产生的内源性的内皮衍生分子，调控血管张力[47-50]。

二、维特宁和洋地黄

洋地黄是唇形目玄参科植物，原产于欧洲中部与南部山区，其化学成分包含20多种强心苷。早在1世纪，希腊医师就意识到洋地黄具有治疗作用，将其用于癫痫病和伤口愈合。1775年，苏格兰医生威廉·维特宁（William Withering）在什罗普郡的一位吉卜赛人那里得知其使用含20多种草药混合的药方治疗水肿，并且有时可以治愈接受正规治疗失败的患者，这些草药的主要活性成分是洋地黄。维特宁在患者身上使用洋地黄，发现洋地黄具有强大的利尿作用，之后他还用洋地黄治疗各种心脏、肾脏或肝脏疾病，这些疾病的患者都有腹部和腿部严重肿胀及呼吸困难；他还发现洋地黄的干粉比新鲜叶子功效更好，粉末比汤剂更好，洋地黄可能还可以改善心脏紊乱，由于洋地黄具有严重副作用，他也意识到给药剂量的重要性。1785年，威廉·维特宁的著作《洋地黄及其医学用途的记载》出版，记录了他使用洋地黄治疗患者的详细情况。这些基于临床观察的总结对洋地黄的研究是一个巨大的进步[51-53]。

三、沃格尔和利尿剂

利尿剂的使用历史悠久，据说早在旧石器时代就有人使用含咖啡因的植物作为利尿药物，也有通过物理方式，如放血或通过银管导出液体等利尿。1520年，德国医生发现氯化汞具有利尿作用，在18—19世纪，无机含汞化合物是主要的利尿药物，经常与洋地黄共同使用。而将汞利尿剂与心力衰竭治疗联系起来的则是纽约大学医学院的临床医学教授阿尔弗雷德·沃格尔（Alfred Vogl）。1919年，还是医学生的阿尔弗雷德·沃格尔发现一名患梅毒与心脏病并严重水肿的患者，在接受默巴芬（一种治疗梅毒的有机汞剂）治疗梅毒之后，水肿和心脏病都得到了缓解，而且利尿量大大超过无机汞化合物。沃格尔的导师发现默巴芬可以促进钠排出。之后汞利尿剂广泛用于心力衰竭、肾病综合征和肝硬化[54-55]。

四、弗兰克斯泰因和钙通道阻断药

阿尔贝切特·弗兰克斯泰因（Albecht Fleckenstein）是“钙拮抗剂之父”。钙离子对心脏细胞的活性有影响最早是林格（Sydney Ringer）提出的，之后人们发现其对平滑肌收缩、肌肉收缩都有影响，钙离子广泛参与细胞的活动，因此，其被称作细胞的第二信使。1956 年，弗兰克斯泰因到弗赖堡大学任职，他的工作研究主要集中在磷酸盐、心肌收缩、兴奋性耦合及能量代谢等方面。1964 年，他发现异戊烯胺和维拉帕米抑制兴奋－收缩耦联的作用与从林格氏乳酸盐溶液（氯化钠、乳酸钠、氯化钾和氯化钙在水中的混合物）中提取出的钙离子作用相同。1968—1969 年，他在研究维拉帕米的药理作用时发现其作用机制为钙拮抗作用。他还证实硝苯地平也是钙拮抗剂，这些钙拮抗剂可以阻止细胞钙离子超负荷导致心肌坏死，阻断血管平滑肌的兴奋－收缩耦联，减弱钙离子依赖的血管张力。这些钙拮抗剂逐渐成为治疗心绞痛、高血压的药物[56-57]。

五、布莱克和 β 受体阻断剂

β 受体阻断剂的发展也是在 20 世纪 60 年代。β 受体阻断剂的研发前提是 β 受体的发现。儿茶酚胺是一种由肾上腺产生的具有邻苯二酚和侧链胺的单胺神经递质（如肾上腺素），当其分泌增多时会导致呼吸加快、血压升高。雷蒙德·阿奎斯特（Raymond P. Ahlquist）提出肾上腺素对应的受体有 α 受体和 β 受体两类亚型。1958 年，第一个 β 受体阻断剂二氯异丙肾上腺素（dichloroisoproterenol）被美国礼来公司发现，它可以选择性阻断异丙肾上腺素，这证明了具有两种不同肾上腺素受体的理论。1962 年其被修饰为临床分子普萘太洛，但由于普萘太洛具有固有的拟交感神经活性，从而限制了其在临床方面的发展。詹姆斯·布莱克（James Black）意识到可以通过阻断肾上腺素来减少心脏工作量，因此，合适的竞争性 β 受体阻断剂可能可以用于心绞痛和心律失常。他开始研究 β 受体阻断剂，终于在 20 世纪 60 年代开发了 β 受体阻断剂普萘洛尔，并证明其可以用于治疗心绞痛，而当时可以用于治疗心绞痛的药物仅有硝酸盐类药物。因此，普萘洛尔迅速成为治疗心绞痛、高血压、心律不齐和肥厚型心肌病的公认药物，并促进了其他 β 受体阻断剂的研究和开发[58-60]。

参考文献

[1] MENDIS S, PUSKA P, NORRVING B E, et al. Global atlas on cardiovascular disease prevention and control [M]. Geneva: World Health Organization, 2011.

[2] MA L Y, CHEN W W, GAO R L, et al. China cardiovascular diseases report 2018: an updated summary [J]. Journal of geriatric cardiology, 2020, 17 (1): 1.

[3] FALKNER B, LURBE E, SCHAEFER F. High blood pressure in children: clinical and health policy implications [J]. The journal of clinical hypertension, 2010, 12 (4): 261-276.

[4] LAWES C M, VANDER HOORN S, RODGERS A. Global burden of blood-pressure-related disease, 2001 [J]. The lancet, 2008, 371 (9623): 1513-1518.

[5] MESSERLI F H, RIMOLDI S F, BANGALORE S. The transition from hypertension to heart failure: contemporary update [J]. Journal of the American college of cardiology: heart failure, 2017, 5 (8): 543-551.

[6] BERGHEANU S, BODDE M, JUKEMA J. Pathophysiology and treatment of atherosclerosis [J]. Netherlands heart journal, 2017, 25 (4): 231-242.

[7] NELSON R H. Hyperlipidemia as a risk factor for cardiovascular disease [J]. Primary care: clinics in office practice, 2013, 40 (1): 195-211.

[8] DU X L, EDELSTEIN D, DIMMELER S, et al. Hyperglycemia inhibits endothelial nitric oxide synthase activity by posttranslational modification at the Akt site [J]. The journal of clinical investigation, 2001, 108 (9): 1341-1348.

[9] FALK E. Pathogenesis of atherosclerosis [J]. Journal of the American college of cardiology, 2006, 47 (8S): C7-C12.

[10] PRABHAKARAN D, ANAND S, WATKINS D A, et al. Cardiovascular, respiratory, and related disorders [M]. 3rd ed. Washington: World bank publications, 2017.

[11] ORGANIZATION W H. Prevention of cardiovascular disease: guidelines for assessment and management of total cardiovascular risk [M]. Geneva: World Health Organization, 2007.

[12] CAPPUCCIO F P. Cardiovascular and other effects of salt consumption [J]. Kidney international supplements, 2013, 3 (4): 312-315.

[13] ALISSA E M, FERNS G A. Dietary fruits and vegetables and cardiovascular diseases risk [J]. Critical reviews in food science and nutrition, 2017, 57 (9): 1950-1962.

[14] MYERS J. Exercise and cardiovascular health [J]. Circulation, 2003, 107 (1): e2-e5.

[15] ENDO A. A historical perspective on the discovery of statins [J]. Proceedings of the Japan Academy, Series B, 2010, 86 (5): 484-493.

[16] TAYLOR F, WARD K, MOORE T H M, et al. Statins for the primary prevention of cardio-

vascular disease [J]. Cochrane database of systematic reviews, 2011 (1): CD004816.

[17] HAJAR R. Statins: past and present [J]. Heart views: the official journal of the Gulf Heart Association, 2011, 12 (3): 121.

[18] GROUP S S S S. Randomised trial of cholesterol lowering in 4444 patients with coronary heart disease: the Scandinavian Simvastatin Survival Study (4S) [J]. The lancet, 1994, 344 (8934): 1383 - 1389.

[19] DOWNS J R, CLEARFIELD M, WEIS S, et al. Primary prevention of acute coronary events with lovastatin in men and women with average cholesterol levels: results of AFCAPS/TexCAPS [J]. Jama, 1998, 279 (20): 1615 - 1622.

[20] SERRUYS P W, DE FEYTER P, MACAYA C, et al. Fluvastatin for prevention of cardiac events following successful first percutaneous coronary intervention: a randomized controlled trial [J]. Jama, 2002, 287 (24): 3215 - 3222.

[21] GROUP H P S C. MRC/BHF Heart Protection Study of cholesterol lowering with simvastatin in 20 536 high-risk individuals: a randomised placebo controlled trial [J]. The lancet, 2002, 360 (9326): 7 - 22.

[22] DAVIES J T, DELFINO S F, FEINBERG C E, et al. Current and emerging uses of statins in clinical therapeutics: a review [J]. Lipid insights, 2016, 9: LPI. S37450.

[23] ROSENSON R S, MILLER K, BAYLISS M, et al. The Statin-Associated Muscle Symptom Clinical Index (SAMS-CI): revision for clinical use, content validation, and inter-rater reliability [J]. Cardiovascular drugs and therapy, 2017, 31 (2): 179 - 186.

[24] SHUHAILI M F R M A, SAMSUDIN I N, JOHNSON STANSLAS S H, et al. Effects of different types of statins on lipid profile: a perspective on Asians [J]. International journal of endocrinology and metabolism, 2017, 15 (2): e43319.

[25] AIMAN U, NAJMI A, KHAN R A. Statin induced diabetes and its clinical implications [J]. Journal of pharmacology & pharmacotherapeutics, 2014, 5 (3): 181.

[26] COLEMAN C I, REINHART K, KLUGER J, et al. The effect of statins on the development of new-onset type 2 diabetes: a meta-analysis of randomized controlled trials [J]. Current medical research and opinion, 2008, 24 (5): 1359 - 1362.

[27] PREISS D, SESHASAI S R K, WELSH P, et al. Risk of incident diabetes with intensive-dose compared with moderate-dose statin therapy: a meta analysis [J]. Jama, 2011, 305 (24): 2556 - 2564.

[28] PHILLIPS M I, SCHMIDT-OTT K. The discovery of renin 100 years ago [J]. Physiology, 1999, 14 (6): 271 - 274.

[29] BASSO N, TERRAGNO N A. History about the discovery of the renin-angiotensin system [J]. Hypertension, 2001, 38 (6): 1246 - 1249.

[30] WILLIAMS B. Drug discovery in renin-angiotensin system intervention: past and future

[J]. Therapeutic advances in cardiovascular disease, 2016, 10 (3): 118 - 125.

[31] MILLER JR E D. Snakes and hypertension [J]. Anesthesiology, 2017, 126 (2): 321 - 324.

[32] DOWNEY P. Profile of sérgio ferreira [J]. Proceedings of the national academy of sciences, 2008, 105 (49): 19035 - 19037.

[33] STEWART J M, FERREIRA S H, GREENE L J. Bradykinin potentiating peptide PCA-Lys-Trp-Ala-Pro: an inhibitor of the pulmonary inactivation of bradykinin and conversion of angiotensin Ⅰ to Ⅱ [J]. Biochemical pharmacology, 1971, 20 (7): 1557 - 1567.

[34] CUSHMAN D W, ONDETTI M A. History of the design of captopril and related inhibitors of angiotensin converting enzyme [J]. Hypertension, 1991, 17 (4): 589 - 592.

[35] CUSHMAN D W, CHEUNG H, SABO E, et al. Design of potent competitive inhibitors of angiotensin-converting enzyme. Carboxyalkanoyl and mercaptoalkanoyl amino acids [J]. Biochemistry, 1977, 16 (25): 5484 - 5491.

[36] OPIE L H, KOWOLIK H. The discovery of captopril: from large animals to small molecules [J]. Cardiovascular research, 1995, 30 (1): 18 - 25.

[37] 安明榜. 首个血管紧张素转化酶抑制剂卡托普利的研发之路：基于结构的新药设计理念 [J]. 药学与临床研究, 2010, 18 (4): 328 - 330.

[38] 张小平. 依那普利研发及市场概况 [J]. 食品与药品, 2005, 7 (7A): 16 - 19.

[39] 刘斌, 施介华. 赖诺普利的合成研究进展 [J]. 浙江化工, 2016, 47 (7): 10 - 17.

[40] 饶中和, 袁志敏. 福辛普利：第三代血管紧张素转换酶抑制剂 [J]. 新医学, 1996, 27 (9): 486 - 487.

[41] AZIZI M, ROSSIGNOL P, HULOT J S. Emerging drug classes and their potential use in hypertension [J]. Hypertension, 2019, 74 (5): 1075 - 1083.

[42] INVESTIGATORS S. Effect of enalapril on survival in patients with reduced left ventricular ejection fractions and congestive heart failure [J]. The New England journal of medicine, 1991, 325 (5): 293 - 302.

[43] PFEFFER M A, BRAUNWALD E, MOYÉ L A, et al. Effect of captopril on mortality and morbidity in patients with left ventricular dysfunction after myocardial infarction: results of the Survival and Ventricular Enlargement Trial [J]. The New England journal of medicine, 1992, 327 (10): 669 - 677.

[44] YUSUF S, SLEIGHT P, POGUE J F, et al. Effects of an angiotensin-converting-enzyme inhibitor, ramipril, on cardiovascular events in high-risk patients [J]. The New England journal of medicine, 2000, 342 (3): 145 - 153.

[45] BAKRIS G L. Angiotensin-converting enzyme inhibition to enhance vascular health—clinical and research models [J]. American journal of hypertension, 2001, 14 (S5): 264S - 269S.

[46] MATCHAR D B, MCCRORY D C, Orlando L A, et al. Systematic review: comparative effec-

tiveness of angiotensin-converting enzyme inhibitors and angiotensin Ⅱ receptor blockers for treating essential hypertension [J]. Annals of internal medicine, 2008, 148 (1): 16-29.
[47] HEBERDEN W. Some account of disorder of the breast [J]. Medical transactions of the royal college of physicians of London, 1772, 2: 59-67.
[48] SILVERMAN M E. William Heberden and some account of a disorder of the breast [J]. Clinical cardiology, 1987, 10 (3): 211-213.
[49] DIVAKARAN S, LOSCALZO J. The role of nitroglycerin and other nitrogen oxides in cardiovascular therapeutics [J]. Journal of the American college of cardiology, 2017, 70 (19): 2393-2410.
[50] MURRELL W. Nitro-glycerine as a remedy for angina pectoris [J]. The lancet, 1879, 113 (2894): 225-227.
[51] STEINHORN B S, LOSCALZO J, MICHEL T. Nitroglycerin and nitric oxide: a rondo of themes in cardiovascular therapeutics [J]. The New England journal of medicine, 2015, 373 (3): 277-280.
[52] LEE M R. William Withering (1741-1799): a biographical sketch of a Birmingham Lunatic [J]. Proceedings of the royal college of physicians of Edinburgh, 2001, 31: 77-83.
[53] KINNE-SAFFRAN E, KINNE R K. Herbal diuretics revisited: from 'Wise women' to William withering [J]. American journal of nephrology, 2002, 22 (2-3): 112-118.
[54] WHAYNE T F. Clinical use of digitalis: a state of the art review [J]. American journal of cardiovascular drugs, 2018, 18 (6): 427-440.
[55] HIX J K, SILVER S, STERNS R H. Diuretic-associated hyponatremia [J]. Seminars in nephrology, 2011: 553-566.
[56] GODFRAIND T. Discovery and development of calcium channel blockers [J]. Frontiers in pharmacology, 2017, 8: 286.
[57] GROSSMAN E, MESSERLI F H. Calcium antagonists [J]. Progress in cardiovascular diseases, 2004, 47 (1): 34-57.
[58] HURST J W, FYE W B, ACIERNO L J, et al. Albrecht Fleckenstein: father of calcium antagonism [J]. Clinical cardiology, 2004, 27 (12): 710.
[59] BAKER J G, HILL S J, SUMMERS R J. Evolution of β-blockers: from anti-anginal drugs to ligand-directed signalling [J]. Trends in pharmacological sciences, 2011, 32 (4): 227-234.
[60] WACHTER S B, GILBERT E M. Beta-adrenergic receptors, from their discovery and characterization through their manipulation to beneficial clinical application [J]. Cardiology, 2012, 122 (2): 104-112.

第二章　抗肿瘤药物

第一节　肿瘤发生学说

一、肿瘤简介

肿瘤（tumor）是机体在各种致瘤因素的作用下，局部组织的细胞在基因水平上失去了对其生长的正常调控，导致细胞的异常增殖和分化障碍而形成的新生物。肿瘤分为良性肿瘤和恶性肿瘤，现各治疗所针对的肿瘤类型，基本为恶性肿瘤。

《全球癌症报告 2012》[1] 显示，2012 年，全球范围内约有 1 400 万癌症新发病例和 820 万癌症死亡病例，并预测全球癌症病例将呈现迅猛增长态势，由 2012 年的 1 400 万人，逐年递增到 2025 年的 1 900 万人，到 2035 年将达到 2 400 万人。2021 年 1 月发布的《全球原始统计报告》[2] 显示，2020 年全球有 1 929万病例和 995 万新发死亡病例。

2020 年，中国新增癌症病例 307 万、死亡病例 220 万，其中五大癌症类型分别为肺癌、结直肠癌、胃癌、乳腺癌和肝癌。

二、肿瘤的特点

1. 快速生长、无限增殖和失去接触抑制

正常细胞分化后会逐渐丧失增殖分裂的能力，生长速度减缓；同时，细胞和细胞接触后，会抑制细胞的增殖分裂过程。

病毒感染，以及包括染色体重排、基因扩增、基因突变和基因删除在内的遗传突变，使得肿瘤细胞内部的生长、增殖调节失控，发生细胞自主性增殖，造成肿瘤细胞呈现快速生长、无限增殖和失去接触抑制的生理特性。

2. 肿瘤浸润和转移

肿瘤浸润是指肿瘤细胞向相邻的正常组织逐渐生长、渗透、蔓延、扩散的病理现象。肿瘤转移是指恶性肿瘤细胞从原发部位，经淋巴道、血管或体腔等途径，到达其他部位继续生长的这一过程（图 2－1）。恶性肿瘤的转移往往是肿瘤治疗失败的主要原因[3]。

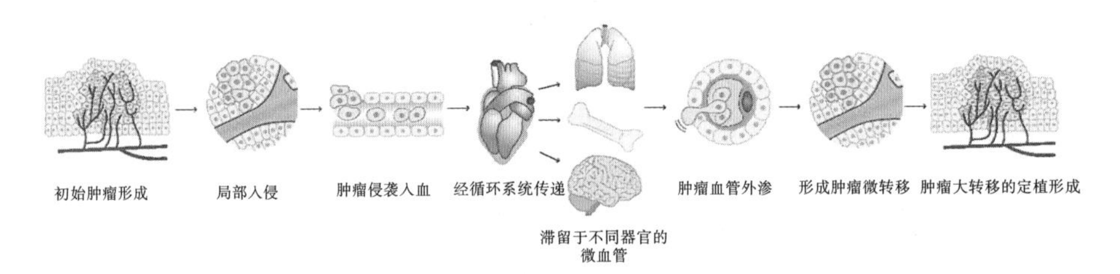

图 2－1　肿瘤细胞的转移过程

绘制者：王凌璐。

参考文献：GABRIEL J. The biology of cancer [M]. 2nd ed. State of New Jersey: John Wiley & Sons, 2008.

3. 多基因突变

癌症的发生一般不是单一基因突变的结果，通常一个细胞中发生 5～6 个基因突变后，才能赋予细胞所有癌症特性，因此，细胞要经历一系列基因突变的积累后，才能逐渐形成具有癌性的恶性肿瘤。已发现的癌症及其相关基因见表 2－1。

表 2－1　常见癌症类型的相关基因

癌症类型	相关基因
白血病	*abl1*, *abl2*, *atm*, *blm*, *brca2*, *brip1*, *ell*, *etv6*, *fanca*, *fancc*, *fancd2*, *fance*, *fancf*, *fancg*, *gata1*, *hlf*, *jak3*, *lcx*, *lpp*, *lyl1*, *mkl1*, *mlf1*, *mll*, *mllt1*, *mllt10*, *mllt2*, *mllt3*, *mllt4*, *mllt6*, *mllt7*, *mtcp1*, *myst4*, *pbx1*, *pml*, *rbm15*, *tal1*, *tal2*, *tcl1a*, *tcl6*, *tfpt*, *tlx1*, *tlx3*

（续上表）

癌症类型	相关基因
肺癌	*akt1*，*alk*，*bap1*，*braf*，*c2orf44*，*ccdc6*，*cd74*，*egfr*，*eml4*，*erbb2*，*ezr*，*fgfr2*，*kdr*，*kif5b*，*kras*，*lrig3*，*mycl1*，*nfe2l2*，*nkx2-1*，*rb1*，*ret*，*ros1*，*sdc4*，*slc34a2*，*smarca4*，*sox2*，*stk11*，*tfg*，*tp53*，*tpm3*
肝癌	*apc*，*arid2*，*ctnnb1*，*il6st*，*tcf1*
结直肠癌	*akt1*，*apc*，*braf*，*ctnnb1*，*ep300*，*fbxw7*，*kras*，*madh4*，*map2k4*，*mdm2*，*mlh1*，*msh2*，*msh6*，*mutyh*，*pik3ca*，*pik3r1*，*pms1*，*pms2*，*tcf7l2*，*tp53*，*vti1a*
卵巢癌	*akt1*，*akt2*，*arid1a*，*brca1*，*brca2*，*ccne1*，*cdk12*，*erbb2*，*mlh1*，*msh2*，*msh6*，*pik3r1*，*pms1pms2*，*ppp2r1a*，*stk11*
前列腺癌	*acsl3*，*cant1*，*copeb*，*ddx5*，*elk4*，*erg*，*etv1*，*etv4*，*etv5*，*herpud1*，*hnrnpa2b1*，*klk2*，*ndrg1*，*pten*，*slc45a3*，*tmprss2*
乳腺癌	*akt1*，*bap1*，*brca1*，*brca2*，*brip1*，*ccnd1*，*cdh1*，*chek2*，*ep300*，*erbb2*，*etv6*，*gata3*，*map2k4*，*ntrk3*，*palb2*，*pbrm1*，*pik3ca*，*rb1*，*tp53*
胃癌	*cdh1*，*erbb2*，*fgfr2*，*pik3ca*
胰腺癌	*akt2*，*apc*，*atrx*，*brca2*，*cdkn2a*，*cdkn2a*（*p14*），*daxx*，*ep300*，*kras*，*madh4*，*map2k4*，*men1*，*stk11*

4. 肿瘤的异质性

（1）个体间的异质性。患有相同类型肿瘤的患者，具有不同的基因突变。通常情况下，一种抗肿瘤药物只对10%～30%的相同肿瘤患者有效。

（2）瘤内/体内异质性。以非小细胞肺癌为例，*EGFR*突变率在不典型腺瘤样增生—肺泡细胞癌—侵袭性腺癌间不一致，而同一肿瘤可存在上述混合亚型，也提示*EGFR*突变可存在瘤内异质性；同一患者体内不同病灶间可能对全身化疗或酪氨酸激酶抑制剂的敏感性出现差异等。

尽管大规模、高通量的基因分析技术应用日益广泛，但由于肿瘤细胞基因组结构的高度不稳定性，这些基因突变又总是处于时间依赖性、空间依赖性和个体依赖性的变化之中，如何从成千上万的突变中找出真正有意义的、肿瘤共性而又是肿瘤特异性的改变，实际并非易事。每一个新发现带来的惊喜常常伴有随之而来的矛盾和困惑。

三、肿瘤发生学说

1. 病毒致癌理论

1909 年，美国内科医生劳斯（Rous）在研究死亡岩鸡的肿瘤时，首次发现一种能引起癌症的滤过性因子，即最早被发现的“肿瘤病毒”劳斯肉瘤病毒（Rous sarcoma virus，RSV）。尽管当时这一观点并未引起重视，但随着对病毒与癌症研究的深入，50 多年后，1964 年，美国国家癌症研究所提出“病毒癌计划”，该计划经美国国会通过后在全美国范围内实施。至此，病毒致癌的理论被广泛接受，劳斯也因其发现而获得了 1966 年的诺贝尔生理学或医学奖。

致癌病毒常分为以下两类：①DNA 肿瘤病毒，主要包括多瘤病毒、乳头瘤病毒、腺病毒、嗜肝病毒、疱疹病毒等可使动物发生肿瘤的病毒（表 2－2）。目前，与人类恶性肿瘤关系密切的主要有人乳头状瘤病毒（human papilloma virus，HPV）、EB 病毒、乙型肝炎病毒。②逆转录肿瘤病毒，逆转录病毒科（retroviridae）肿瘤病毒分 RNA 肿瘤病毒亚科、慢病毒亚科和泡沫病毒亚科 3 个亚科。这类病毒在自然界普遍分布，其对动物的致瘤作用非常广泛，包括爬行类（蛇）、禽类、哺乳类和灵长类动物，可诱发白血病、肉瘤、淋巴瘤和乳腺瘤等。其中，RNA 肿瘤病毒依其形态、抗原性和酶的特性分为 A、B、C、D 四种类型，它们的结构和形态基本相似，多呈圆形或类圆形，成熟的病毒颗粒有一个电子密度较深的核心，由核衣壳所包围；RNA 肿瘤病毒以 C 型病毒最常见，B 型病毒次之。

表 2－2　DNA 肿瘤病毒主要类型

DNA 肿瘤病毒	主要类型
多瘤病毒科	（1）猴病毒 40（猴）。 （2）多瘤病毒（小鼠）。 （3）BKV 和 JCV（人类）

（续上表）

DNA 肿瘤病毒	主要类型
乳头状瘤病毒科	（1）人乳头状瘤病毒。 （2）Shope 乳头状瘤病毒（兔）。 （3）牛乳头状瘤病毒（5 个亚型）。 （4）马、牛、羊、麋鹿等乳头状瘤病毒
腺病毒科	（1）人腺病毒（Ad）（至少有 37 个亚型）：A 组（Ad12、18、31），B 组（Ad3、7、11、14、16、21），C 组（Ad1、2、5、6），D 组（Ad8～10、13、15、17、19、20、22～30），E 组（Ad4）。 （2）猴腺病毒（24 个亚型）、牛腺病毒（9 个亚型）、小鼠腺病毒（2 个亚型）、狗腺病毒（2 个亚型）、禽腺病毒（8 个亚型）、羊腺病毒（5 个亚型）、猪腺病毒（14 个亚型），以及马、绵羊和树鼩等腺病毒

病毒主要致癌机制为：①直接引起细胞内原癌基因被激活；②持续感染→慢性炎症→细胞增殖异常→突变积累→细胞癌变；③感染引起免疫抑制，宿主免疫系统对发生转化细胞的识别能力降低。

相关链接

人乳头状瘤病毒疫苗

人乳头状瘤病毒（HPV）是乳多空病毒科 A 属成员，是一类感染表皮和黏膜鳞状上皮的小 DNA 病毒，为双链环状 DNA 分子，其直径 52～55 nm，无被膜，正二十面体结构，表面有 72 个壳体。

HPV 在人和动物中分布广泛，具有高度的宿主特异性，只有人类会被 HPV 感染，人类皮肤角质形成细胞、黏膜鳞状上皮细胞是其天然宿主。HPV 不经血流扩散，不产生病毒血症，也不易被免疫系统识别。

目前，已分离出 130 多种 HPV 类型，不同类型的 HPV 引起的临床症状有所不同。低危型 HPV 感染主要引起外生殖器湿疣和皮肤病变，多呈一过性，可自然逆转。高危型 HPV 持续感染则会导致宫颈癌。宫颈癌是女性常见的恶性肿瘤，是导致女性死亡的第二大恶性肿瘤，仅次于乳腺癌。

目前，HPV 疫苗的研究主要针对高危型 HPV，包括预防性疫苗和治疗性疫苗。预防性疫苗主要通过诱导有效的体液免疫应答即中和抗体的产生来抵抗 HPV 感染，治疗性疫苗则主要通过刺激细胞免疫应答以清除病毒感染或已变异的细胞。（表 2－3）

表 2－3　已被批准上市的 HPV 预防性疫苗基本信息

项目	二价 HPV 疫苗	四价 HPV 疫苗	九价 HPV 疫苗
靶向 HPV 类型	针对 HPV16、HPV18。可预防 HPV16、HPV18 导致的 70% 以上宫颈癌前病变及宫颈癌	针对 HPV6、HPV11、HPV16、HPV18。可预防 HPV16、HPV18 导致的宫颈癌，以及 HPV6、HPV11 导致的生殖器疣	针对 HPV6、HPV11、HPV16、HPV18、HPV31、HPV33、HPV45、HPV52、HPV58。可预防 90% 以上的 HPV 感染所导致的宫颈癌
蛋白类型	主要衣壳蛋白（L1）	主要衣壳蛋白（L1）	主要衣壳蛋白（L1）
疫苗构成	20 mg HPV16 20 mg HPV18 VLPs	20 mg HPV6 40 mg HPV11 40 mg HPV16 20 mg HPV18 VLPs	30 μg HPV6 40 μg HPV11 60 μg HPV16 40 μg HPV18 20 μg HPV31 20 μg HPV33 20 μg HPV45 20 μg HPV52 20 μg HPV58 VLPs
接种程序	分别于 0 个月、1 个月、6 个月接种	分别于 0 个月、2 个月、6 个月接种	分别于 0 个月、2 个月、6 个月接种
免疫接种咨询委员会接种推荐	女性 3 剂疫苗，11 或 12 岁接种，可至 26 岁	女性 11 或 12 岁接种，可至 26 岁；男性 11 或 12 岁接种，可至 21 岁，MSM 或免疫缺陷男性可至 26 岁	女性 11 或 12 岁接种，可至 26 岁；男性 11 或 12 岁接种，可至 21 岁，MSM 或免疫缺陷男性可至 26 岁

VLPs：virus like particles，病毒样颗粒。

2. **癌基因/原癌基因理论**

（1）癌基因（oncogene）理论的发展。

1969 年，美国癌症研究中心的罗伯特·韦布纳（Robert J. Huebner）和乔治·托纳（George J. Todaro）提出“病毒癌基因”假说，认为细胞癌变是病毒基因组中的癌基因引起的，病毒携带的癌基因进入宿主基因组，引起肿瘤，而细胞内的癌基因是病毒基因组的遗迹。

1970 年，研究人员发现 RNA 病毒感染的关键物质——逆转录酶，并认为癌基因是由正常细胞基因通过体细胞突变和遗传而产生的。

1971 年，研究人员发现 RSV 突变体能感染细胞并复制，但不能将正常细胞转化为癌细胞。该病毒突变体缺失了一个基因，而正是由于该基因的缺失，导致肉瘤不能形成，并将该缺失基因命名为 *Src* 基因（图2-2）。

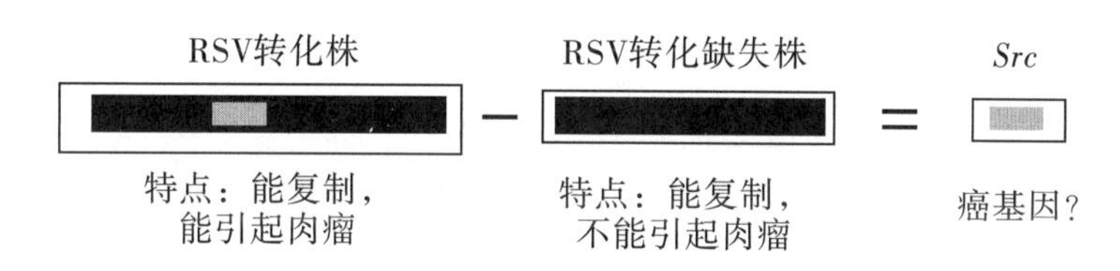

图 2-2 RSV 突变体与 *Src* 基因

癌基因是一类普遍存在于正常细胞内，调控细胞增殖分化的基因。癌基因可被物理因素、化学因素或病毒等作用激活而失控，导致正常细胞恶化，产生癌性。癌基因可分为病毒癌基因（viral oncogene）和细胞癌基因（cellular oncogene）。

病毒癌基因（图 2-3）是指存在于病毒基因组中、能使靶细胞发生恶性转化的基因，多数为逆转录病毒的基因。它不编码病毒结构成分，并非病毒生长繁殖所必需，但当受到外界条件激活时，可产生诱导肿瘤发生的作用。

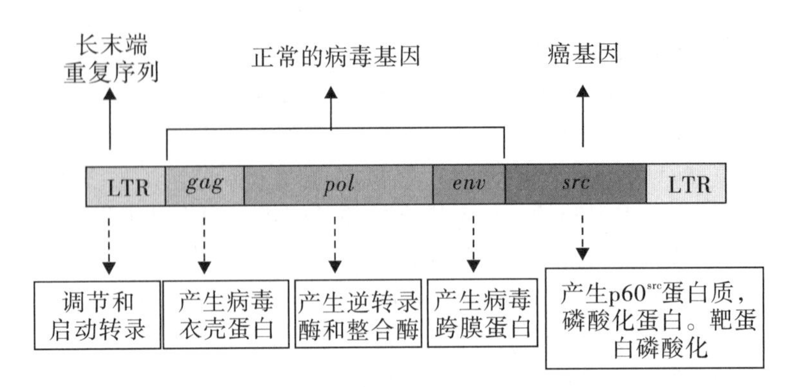

图 2-3 RSV 病毒基因组示意

绘制者：王凌璐。

参考文献：GABRIEL J. The biology of cancer [M]. 2nd ed. State of New Jersey: John Wiley & Sons, 2008.

病毒癌基因是病毒从宿主细胞 DNA 中获得的特定细胞 DNA 序列，以不同方式融合进病毒结构基因组中，而从正常细胞中提取的和病毒癌基因同源的 DNA 片段，称为细胞癌基因（图 2-4）。

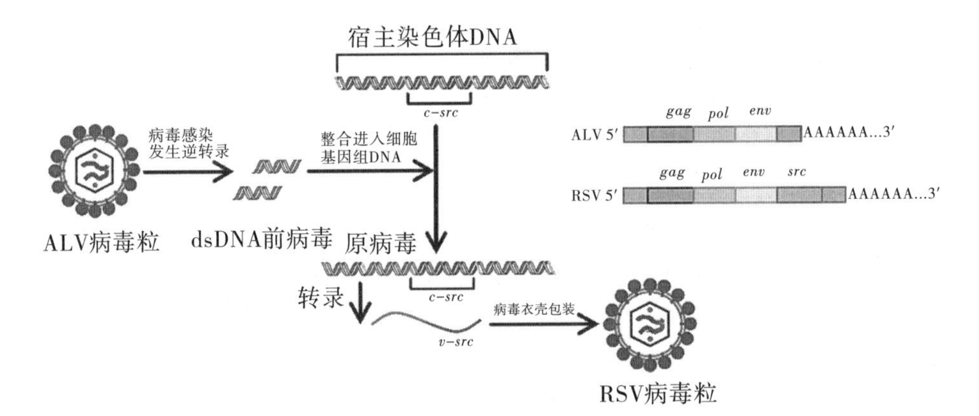

图 2-4 RSV 病毒癌基因与正常细胞中的细胞癌基因

绘制者：王凌璐。

参考文献：GABRIEL J. The biology of cancer [M]. 2nd ed. State of New Jersey: John Wiley & Sons, 2008.

细胞癌基因是病毒癌基因在正常细胞中的同源序列，也是编码关键性调控蛋白的正常细胞基因，在细胞生存、生长、发育、分化中有重要功能。细胞癌基因在正常细胞中，以非激活形式存在，也就是常说的原癌基因（proto-oncogene）。

（2）原癌基因激活致癌。原癌基因是细胞的正常基因，调节细胞增殖与分化，表达受到严格控制。

原癌基因理论：每个正常的细胞都带有能导致自己癌变的基因。在正常情况下，这些基因在控制细胞的增殖、分化中起重要作用，但一旦由于物理、化学和生物等因素导致这些基因发生突变，它们则可以引发细胞癌变。常见原癌基因类型见表2-4。

表2-4 常见原癌基因类型

细胞定位	功能类型	代表性癌基因
分泌蛋白	生长因子	*sis*，*int-2*，*csf-1*
跨膜蛋白	受体型酪氨酸激酶	*erbb1*，*erbb2*，*fms*，*eph*，*kit*，*met*，*neu*，*oncd*，*trk*，*ros*
胞质蛋白	非受体型酪氨酸激酶	*src*，*syn*，*fyn*，*abl*，*lck*，*yes*，*fes*，*ret*，*fgr*，*lyn*
	丝氨酸/苏氨酸蛋白激酶	*raf*，*raf-1*，*mos*，*pim-1*，*pks*
	G蛋白	*h-ras*，*k-ras*，*n-ras*，*mel*，*ral*
	信号转导连接蛋白	*crk*，*vav*
	凋亡调节蛋白	*bcl-xL*，*bcl-2*
核蛋白	转录因子	*myc*，*myb*，*fos*，*jun*，*erbA*，*rel*，*ets*

引发原癌基因突变的DNA结构改变包括：

A. 点突变、移码突变：如 *ras* 原癌基因第1外显子的第12号密码子从GGC突变为GTC，相应编码的氨基酸从甘氨酸变为缬氨酸，转录产生异常蛋白。细胞中癌基因与抑癌基因所发生的突变包括生殖细胞突变和体细胞突变。大部分肿瘤所发生的基因改变都是后天获得的，即体细胞突变。

B. 染色体易位/重排：如伯基特淋巴瘤的t（8；14）使得 *c-myc* 基因和 *IgH* 基因拼接，造成 *c-myc* 基因的过度表达。易位使癌基因被激活，或使抑癌基因失活，从而使细胞癌变。

C. 基因扩增：肿瘤细胞内一些癌基因在DNA复制过程中通过不明机制变

成多个拷贝，形成双微体、均染区和异常显带区。这种扩增往往导致基因表达产物的增加，如神经母细胞瘤的 *N-myc* 原癌基因可复制成几百个拷贝，在细胞遗传学上表现为染色体出现双微小体和均染区。

D. 基因的插入：DNA 的插入是引起细胞基因重排、活化 *C-onc* 并增强其表达水平导致癌变的普遍形式。所插入的基因有外源性和内源性两种。

E. 基因转录的改变：细胞核内编码蛋白质的改变也是细胞转化为恶性细胞的重要特征。转化细胞与正常细胞的许多差别大部分是由特异性的基因转录和转录的相对稳定性发生改变所致。转化细胞的总 mRNA 中只有 3% 是特异的，但仅此水平就足以使所翻译的蛋白质对细胞的生长和形态产生多种影响。

3. 抑癌基因理论

（1）细胞融合实验证明抑癌基因的存在。

细胞融合实验是证明抑癌基因存在的最早依据。正常细胞与肿瘤细胞融合形成的杂交细胞不具有癌性，这是由于正常细胞的基因组上存在抑制细胞恶性表型或阻止肿瘤形成的基因，即有抑癌基因的存在，可抑制细胞癌变（图 2－5）。

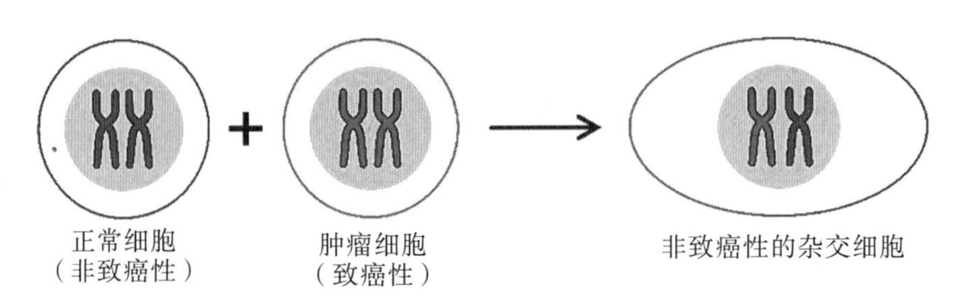

图 2－5　细胞融合实验示意

（2）“二次打击”学说。

1971 年，克努森（Knudson）通过对视网膜母细胞瘤的遗传学分析，发现肿瘤形成时，13 号染色体的两个等位基因常常同时缺乏或失活，据此提出“二次打击”学说（two-hit hypothesis）。

“二次打击”学说指恶性肿瘤的发生需要经过两次以上的突变。在遗传型病例中，第一次突变发生于生殖细胞，使一个等位基因失去活性；在此基础上发生的第二次突变是体细胞突变，使另一个等位基因也失活。两次突变累加后，即可完成启动，细胞从良性细胞变成恶性细胞。因此，遗传型病例常为双侧或多发，且发病较早。在非遗传型病例中，两次突变均为体细胞突变，须在同一个体细胞中两次独立发生才能完成启动的过程。体细胞中实现两次突变积累的机会较少，需要漫长过程。因此，非遗传型病例多为单发，且发病较晚。

（3）抑癌基因分类。

A. “看门人”（gatekeeper）：能抑制（肿瘤）细胞的增殖，如 *APC*、*VHL*、*RB1*、*NF1*，其功能丧失是多阶段肿瘤发生中的一个限速步骤，恢复可以抑制肿瘤生长。

B. “看护者”（caretaker）：能修复损伤的 DNA 或抑制基因组不稳定性的发生，如 *MSH2*、*MLH1* 等 DNA 修复基因，如果“看门人”发生突变，即使恢复“看护者”也不能阻止肿瘤生长。

C. “庭院设计者”（landscaper）：影响细胞生长的微环境，如 *SMAD4*，此类基因突变将导致微环境功能异常，从而促进肿瘤恶性增殖和转移。

（4）抑癌基因失活致癌。

A. 点突变：功能失去型突变，基因突变导致抑癌基因原有功能失去。

B. 表观遗传修饰改变：如翻译后 P53 蛋白质的磷酸化、泛素化、乙酰化和甲基化等表观遗传学修饰，使得抑癌基因翻译的蛋白质功能失活。

C. 杂合性丢失：指一对染色体中某一个染色体上基因缺失，与之配对的染色体上基因仍然存在。杂合性丢失在肿瘤抑癌基因中，可能有两种情况：①两个等位基因都存在时，抑制恶性肿瘤发生；②一个等位基因明显异常或者缺失时，由于另一个等位基因已经处于没有活性的状态，从而失去抑制恶性状态发展的功能，细胞转化为癌细胞，此情况常见于视网膜母细胞瘤、乳腺癌和其他由于肿瘤抑制基因突变引起的癌症。

4. 肿瘤免疫逃逸学说

肿瘤免疫（tumor immunology）是指肿瘤抗原和机体免疫功能，在肿瘤发生发展和转化过程中的相互关系。

肿瘤抗原包括肿瘤特异抗原和肿瘤相关抗原。肿瘤特异抗原只存在于某种肿瘤细胞表面，而不存在于正常细胞表面；肿瘤相关抗原指肿瘤细胞表面糖蛋白或糖脂成分，多指胚胎性抗原，为胚胎组织与肿瘤组织所共有，但在肿瘤细胞中的表达明显增高。

肿瘤免疫反应以细胞免疫为主，体液免疫为辅。细胞免疫主要针对抗原性较强的实体肿瘤细胞，体液免疫则针对抗原性较弱、游离状态的肿瘤细胞。参加细胞免疫的效应细胞主要有 $CD8^+$ 的细胞毒性 T 细胞（cytotoxic T lymphocyte，CTL）、自然杀伤细胞（natural killer cell，NK）和巨噬细胞（macrophages，mø）。

肿瘤免疫逃逸（tumor immune escape）是指肿瘤细胞通过多种机制逃避机体免疫系统识别和攻击，从而得以在体内生存和增殖的现象。机体免疫系统具有免疫监视功能，当体内出现恶变细胞时，免疫系统能够识别并通过免疫机制特异地清除这些“非己”细胞，抵御肿瘤的发生、发展。然而，恶变细胞在某些情况下能通过多种机制逃避机体的免疫监视，在体内迅速增殖，形成肿瘤。即：一方面，机体可通过天然免疫和获得性免疫，抵抗肿瘤的发生；另一方面，肿瘤细胞可通过多种机制，逃避机体免疫系统的识别和攻击，实现肿瘤免疫逃逸。

第二节　抗肿瘤药物发展史上的三次革命

一、常规化疗药物

常规化疗药物（图2－6）能作用于肿瘤细胞生长、增殖的不同环节，抑制或杀死肿瘤细胞。化疗药物治疗是目前治疗肿瘤的主要手段之一。

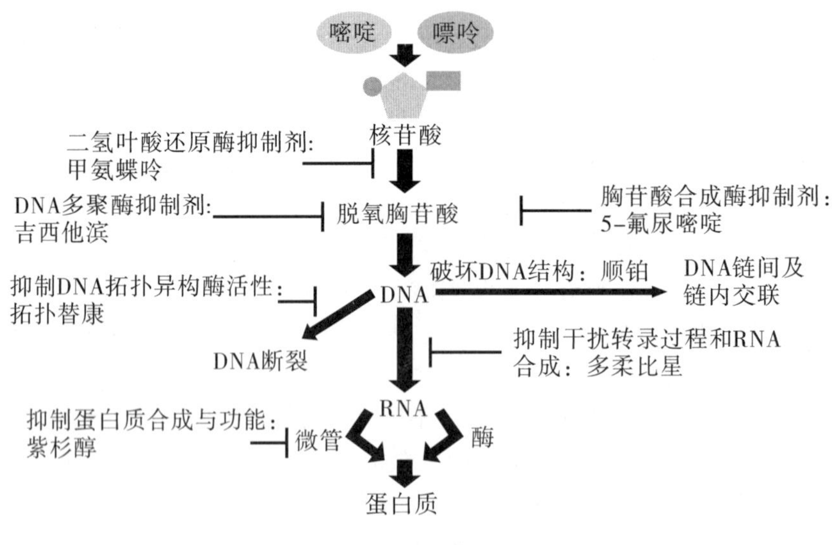

图2－6　常见化疗药物

1. **根据对细胞周期的影响分类**

（1）细胞周期非特异性药物，如烷化剂、抗肿瘤抗生素、配合物。可杀灭周期中细胞和G_0期细胞；作用强而快，主张大剂量冲击疗法；靶点为DNA分子本身，与DNA发生共价或非共价结合，阻碍其复制和转录功能。

（2）细胞周期特异性药物，如甲氨蝶呤（methotrexate，MTX）、5－氟尿嘧啶（5-fluorouracil，5-FU）、紫杉醇。仅对周期中的某一期有较强的作用，对G_0期细胞不敏感；作用弱而慢；靶点为DNA合成所需的各种酶、细胞有丝分裂的相关酶。

2. **根据抗肿瘤生化机制分类**

（1）直接破坏DNA结构和功能的药物：①烷化剂，如氮芥、环磷酰胺；②破坏DNA的铂类配合物，如顺铂、奥沙利铂；③破坏DNA的抗生素类，如丝裂霉素、博来霉素；④拓扑异构酶抑制剂，如喜树碱类。

烷化剂抗肿瘤活性强，其在体内能形成碳正离子或其他具有活泼的亲电性基团的化合物，进而与细胞中的生物大分子（DNA、RNA和酶）中含有丰富电子的基团（如氨基、巯基、羟基、羧基和磷酸基等）发生共价结合，使其丧失活性或使DNA分子发生断裂，导致肿瘤细胞死亡。

（2）干扰核酸生物合成的药物（抗代谢药）：抗代谢药的化学结构与核酸代谢的必需物质叶酸、嘌呤、嘧啶等相似，通过代谢拮抗影响肿瘤细胞生长，属于作用于S期的细胞周期特异性药物。

代谢拮抗：即设计与生物体内基本代谢物的结构有某种程度相似的化合物，成为代谢物的竞争抑制剂，干扰基本代谢物的生物利用，或以伪代谢物的身份掺入生物大分子的合成中，形成伪生物大分子，导致致死合成，从而影响肿瘤细胞的生长。

A. 二氢叶酸还原酶抑制剂：MTX（图2－7）。MTX竞争性抑制二氢叶酸还原酶，阻断二氢叶酸还原为四氢叶酸，阻止一碳基团转移，抑制嘌呤核苷酸和嘧啶核苷酸合成，使脱氧胸苷酸（dTMP）合成受阻，致DNA和RNA合成中断。

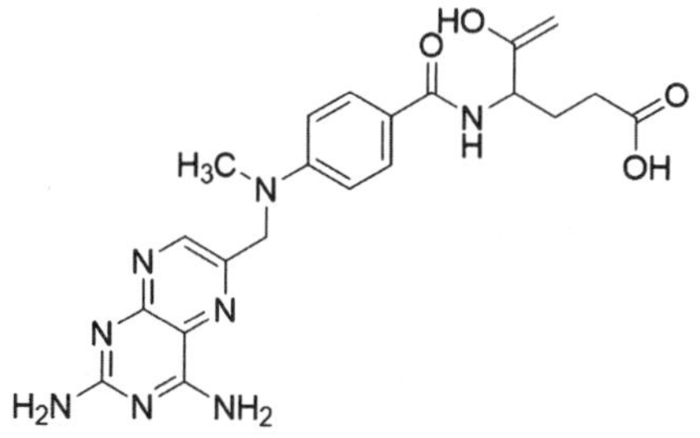

图2－7 甲氨蝶呤的结构式

B. 胸苷酸合成酶抑制剂：5-FU。5-FU为嘧啶抗代谢类药物，其化学结构式是尿嘧啶第5位碳上的氢原子被氟原子取代。5-FU本身并无抗癌作用（图2－8），在体内须转变为5－氟－2′－脱氧尿苷单磷酸（5-FdUMP）而起作用。5-FdUMP 竞争性抑制脱氧核苷酸合成酶，从而阻止尿嘧啶脱氧核苷酸转变为胸腺嘧啶脱氧核苷酸，影响 DNA 的生物合成，导致细胞损伤和死亡。

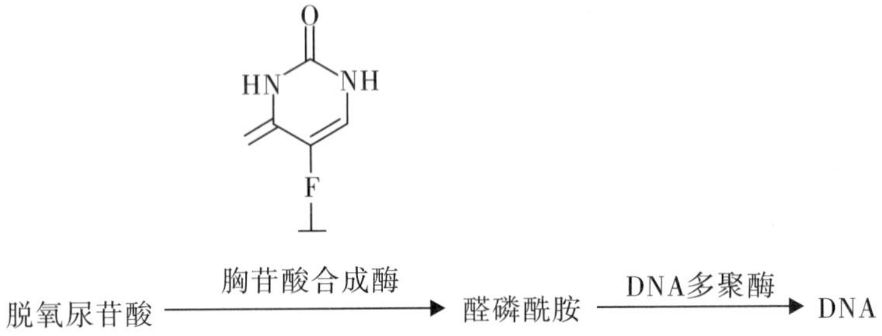

脱氧尿苷酸 —胸苷酸合成酶→ 醛磷酰胺 —DNA多聚酶→ DNA

图 2－8　5－氟尿嘧啶的作用机制

C. 嘌呤核苷酸互变抑制剂：巯嘌呤。巯嘌呤在体内经酶促转变为有活性的 6－硫代次黄嘌呤核苷酸（即硫代肌苷酸），抑制腺酰琥珀酸合成酶，阻止次黄嘌呤核苷酸转变为腺苷酸。巯嘌呤（图 2－9）可抑制肌苷酸脱氢酶，阻止肌苷酸氧化为黄嘌呤核苷酸，从而抑制 DNA 和 RNA 的合成。

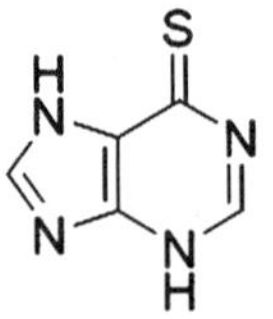

图 2－9　巯嘌呤的结构式

D. 核苷酸还原酶抑制剂：羟基脲。

E. DNA 多聚酶抑制剂：阿糖胞苷、吉西他滨。

（3）干扰转录过程和阻止 RNA 合成的药物：该类药物嵌入到 DNA 碱基对之间，干扰转录过程，阻止 RNA 尤其是 mRNA 的合成，属于 DNA 嵌入剂，是细胞周期非特异性药物。该类药物包括：①蒽环类抗生素，如多柔比星、阿霉素；②放线菌素 D。

DNA 嵌入剂是指能够插入到 DNA 双链中相邻的碱基对间，而与 DNA 结合的化合物，多为具有芳香族结构的扁平分子，能够抑制 DNA 解螺旋酶，从而抑制 DNA 复制、转录或使 DNA 发生断裂，从而抑制肿瘤细胞生长，对 G_1 期作用强。

（4）抑制蛋白质合成和功能的药物：可干扰微管蛋白聚合功能、干扰核糖体的功能或影响氨基酸供应，从而抑制蛋白质合成与功能。

A. 微管蛋白活性抑制药：长春碱类、紫杉醇类。长春碱类药物可与微管蛋白相结合，抑制微管聚集，破坏纺锤丝的形成，使有丝分裂停止于中期，属细胞周期特异性药物，作用于 M 期；也能干扰蛋白质合成和 RNA 多聚酶，

对 G_1期也有作用（图 2 – 10）。

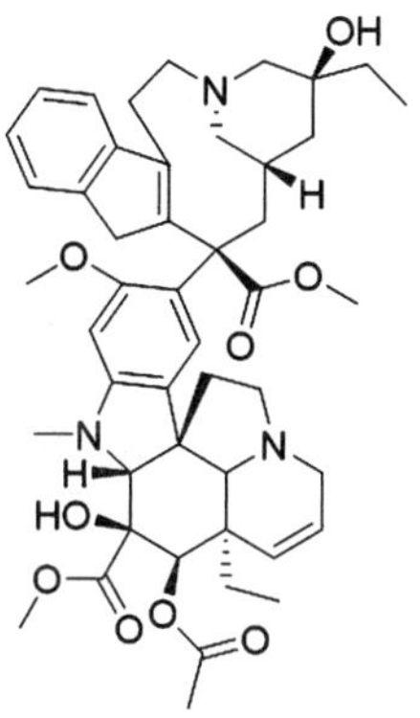

图 2 – 10 长春碱的结构式

紫杉醇类药物可促进微管聚合，同时抑制微管解聚，使纺锤体失去正常功能，导致细胞有丝分裂停止（图 2 – 11）。

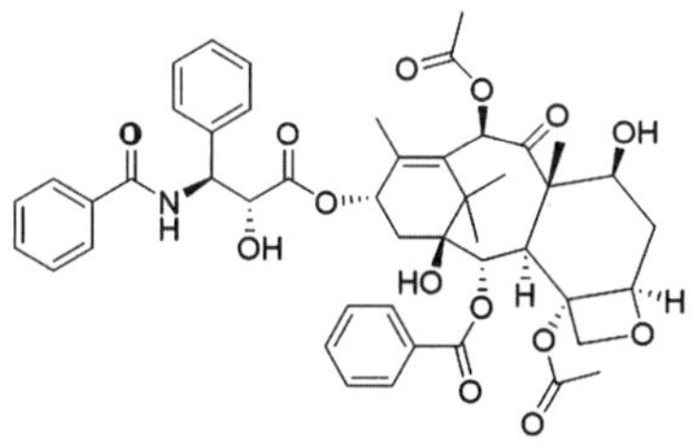

图 2 – 11 紫杉醇的结构式

B. 干扰核糖体功能药：三尖杉生物碱类（图 2 – 12）。三尖杉酯碱能使多聚核糖核蛋白解聚，抑制蛋白质的合成的起始阶段。

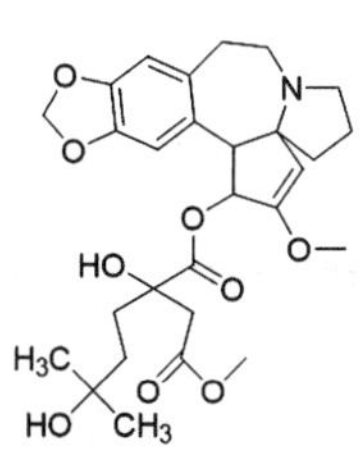

图 2 – 12 三尖杉酯碱的结构式

C. 影响氨基酸供应的药：L－天门冬酰胺酶（图 2－13）。L－天门冬酰胺酶可将天门冬酰胺水解，使肿瘤细胞合成蛋白质的原料 L－天门冬酰胺缺乏，限制了蛋白质的合成。

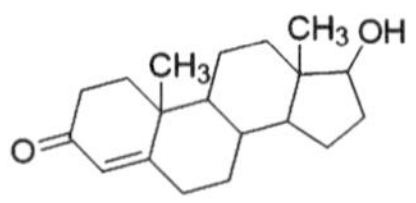

图 2－13　L－天门冬酰胺酶的结构式

二、新型靶向抗癌药物

自 1997 年第一个分子靶向药物利妥昔单抗被批准用于治疗 CD20⁺ 的 B 细胞淋巴瘤并取得较为满意的治疗效果以来，针对不同分子靶点的抗肿瘤新药不断涌现。

美国 FDA 自 2000 年至 2009 年 3 月共批准了 19 个此类新型药物，而同期在美国获批上市的新的传统化疗药物数仅为 8 个。目前，FDA 注册的临床试验有 106 411 项，其中与肿瘤分子靶向治疗有关的有 1 506 项。（图 2－14）

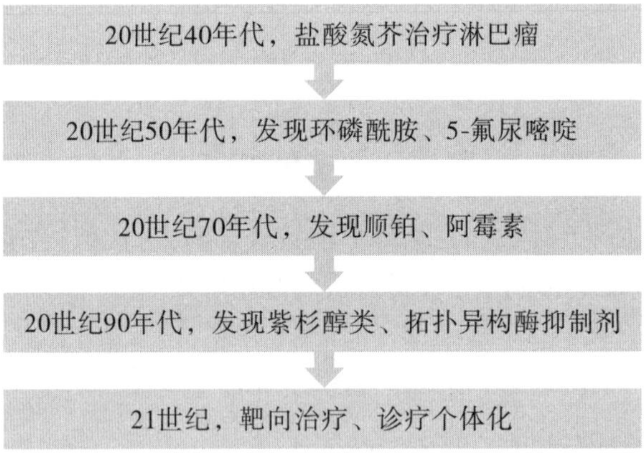

20世纪40年代，盐酸氮芥治疗淋巴瘤

20世纪50年代，发现环磷酰胺、5-氟尿嘧啶

20世纪70年代，发现顺铂、阿霉素

20世纪90年代，发现紫杉醇类、拓扑异构酶抑制剂

21世纪，靶向治疗、诊疗个体化

图 2－14　近代肿瘤内科治疗的重要里程碑

分子靶向药物特点包括：①以肿瘤细胞的特性改变（基因、酶、信号转导等）为作用靶点；②选择性高、疗效突出、耐受性好、毒性反应较轻。

分子靶向抗肿瘤药物主要可分为以下几类：①细胞信号转导药物，如单抗药物、酪氨酸蛋白激酶抑制剂和丝氨酸/苏氨酸蛋白激酶抑制剂；②抗肿瘤新生血管生成药物；③DNA 损伤修复系统药物；④免疫调节药物。

1. HER2 单抗

HER2 受体（图 2－15）是受体酪氨酸激酶家族最重要的成员之一，起调控肿瘤细胞的增殖、存活、黏附、迁移及分化作用，在 20%～30% 的早期乳腺癌患者中高表达。

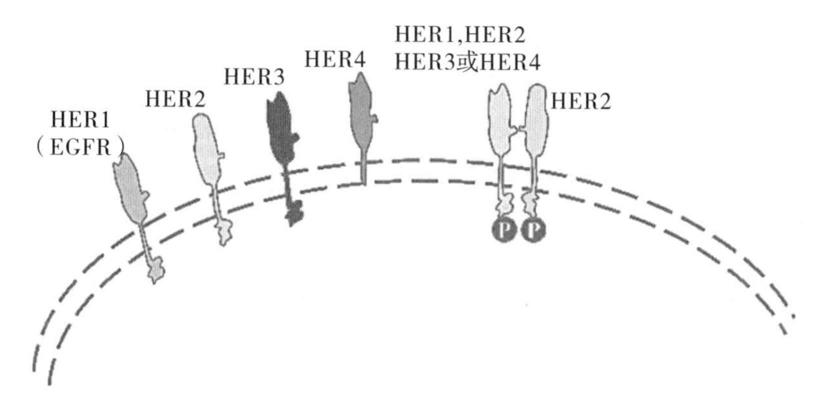

图 2－15　HER2 受体示意

曲妥珠单抗是靶向 HER2 的单克隆抗体，也是首个用于临床的分子靶向药物。1998 年，其首次被 FDA 批准用于 HER2 阳性的转移性乳腺癌的治疗。曲妥珠单抗的单独使用，或与化疗药物紫杉醇的联用，常用于转移性乳腺癌的一线治疗。

2. 靶向 *Bcr-Abl* 的小分子抑制剂

9 号染色体上的 *Abl* 原癌基因与 22 号染色体上的 *Bcr* 基因相互易位形成融合基因，形成费城染色体。*Bcr-Abl* 融合基因是一种抗细胞凋亡的基因，其翻译产物 P210 融合蛋白具有异常高的酪氨酸激酶活性，能激活多种信号转导途径，使细胞过度增殖而使细胞调控发生紊乱，是导致慢性粒细胞性白血病（chronic myeloid leukemia，CML）发病的根本原因。90% 以上 CML 患者骨髓细胞中存在特征性的费城染色体。

在 CML 患者细胞内，P210 融合蛋白与 ATP 结合后，为一系列底物蛋白，如 GAP、GAB-2、SHC、FES、CRKL 和 Paxillin 提供结合位点，使其酪氨酸磷酸化水平大大提高，进而激活 RAS-MAPK，JAK/STAT，PI3K/AKT 等信号转导通路，改变核内基因的表达，如 *c-myc*、*bcl-2*、*bcl-x*、*bad*、*c-fos*、*cyclin D*、*NF-κB* 等的表达，干扰细胞的正常生理功能[3]。

伊马替尼是一种 2 - 苯基氨基嘧啶类化合物，是第一个人工合成的针对肿瘤发生机制的靶向抗癌药物。伊马替尼和 ATP 竞争 P210 融合蛋白的结合位点，抑制 P210 融合蛋白 - ATP 对底物蛋白的磷酸化作用，从而抑制酪氨酸蛋白激酶活性异常升高导致的生理功能改变。

2001 年 5 月，FDA 批准伊马替尼上市，用于治疗 CML，该药专一性强、毒副作用小，对正常细胞影响很小，目前被广泛应用于 CML 治疗中。

3. B-RAF **抑制剂治疗恶性黑色素瘤**

B-RAF 是鸟苷酸结合蛋白 RAS 活化的丝氨酸/苏氨酸蛋白激酶，是 RAS 通路下游 MEK/MAPK 的主要激活因子。MAPK 信号通路参与调节细胞生长、增殖与分化，B-RAF 突变体 V600E 可显著增加其丝氨酸/苏氨酸蛋白激酶的活性，导致细胞癌变。60% 的恶性黑色素瘤中存在 B-RAF 突变，90% 的 B-RAF 突变为持续活化的 V600E 突变。因此，靶向 B-RAF 突变体 V600E 的抑制剂，是有效的恶性黑色素瘤治疗方法。

维莫非尼（vemurafenib）是一种靶向 B-RAF 突变体 V600E 的抑制剂。2011 年 8 月，维莫非尼被 FDA 批准用于治疗晚期转移性或不能切除的黑色素瘤；2012 年 2 月 20 日，欧盟委员会批准其用于治疗成人 B-RAF V600E 突变阳性、经手术不能切除或转移性黑色素瘤。维莫非尼对 80% B-RAF V600E 突变的恶性黑色素瘤患者有效。

4. PARP **抑制剂治疗** ***BRCA*** **基因缺失乳腺癌**

*BRCA*1/2 是两种抑癌基因，在修复细胞损伤、调节细胞正常生长方面有重要作用；BRCA 蛋白是重要的 DNA 损伤修复蛋白（图 2 - 16）。*BRCA*1/2 基因产物的缺乏与散发性或遗传性恶性肿瘤的发生有关。*BRCA*1/2 基因突变与癌症风险的相关数据显示，有 *BRCA*1 基因突变者，患乳腺癌和卵巢癌的风险分别是 50%～85% 和 15%～45%；有 *BRCA*2 基因突变者，患乳腺癌和卵巢癌的风险分别是 50%～85% 和 10%～20%。

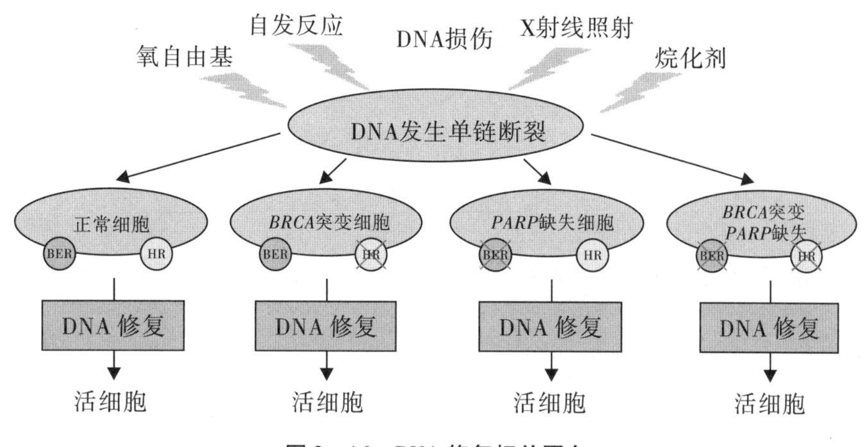

图 2-16 DNA 修复相关蛋白

*BRCA*1/2 突变后，其翻译产物修复 DNA 的能力丧失。但细胞中除 BRCA 蛋白外，还存在有其他具有 DNA 修复功能的蛋白，如多腺苷二磷酸核糖聚合酶［poly（ADP-ribose） polymerase，PARP］。因此，对 *BRCA*1/2 基因突变的肿瘤细胞进行 PARP 抑制，可以较为完全地阻断肿瘤细胞 DNA 修复的能力，此过程被称为协同致死作用。

5. **血管内皮生长因子抑制剂抑制肿瘤新生血管生成**

血管内皮生长因子（vascular endothelial growth factor，VEGF）是一种高度特异性的促血管内皮细胞生长因子，具有促进血管通透性增加、细胞外基质变性、血管内皮细胞迁移、血管内皮细胞增殖和血管形成等作用。

贝伐珠单抗（bevacizumab）是一种 VEGF 抑制剂，是重组的人类单克隆抗体，拮抗 VEGF，抑制肿瘤新生血管生成。2004 年其获得 FDA 批准上市，与多种化疗药物联合用药治疗 20 余种恶性肿瘤，2010 年其销售额超过 60 亿美元。

6. CAR-T **免疫疗法**

CAR-T 疗法就是嵌合抗原受体 T 细胞免疫疗法（chimeric antigen receptor T-cell immunotherapy），是一种治疗肿瘤的新型精准靶向疗法，近几年通过优化改良在临床肿瘤治疗上取得很好的效果，是一种非常有前景的，能够精准、快速、高效，且有可能治愈癌症的新型肿瘤免疫治疗方法。

（1）CAR-T 疗法的治疗步骤：①从癌症患者身上分离免疫 T 细胞；②利用基因工程技术，通过逆转录病毒和慢病毒载体、转座系统（如 SB 转座系统）或直接将 mRNA 转导到 T 细胞内，使 T 细胞表面表达嵌合抗原受体（CAR），即成为 CAR-T 细胞；③体外扩增 CAR-T 细胞，一般一名患者需要几十亿乃至上百亿个 CAR-T 细胞（体型越大，需要的细胞越多）；④把扩增好的 CAR-T 细胞输回患者体内；⑤严密监护患者，尤其是控制前几天身体的剧烈反应。

（2）CAR 的结构：由肿瘤相关抗原结合区（TAA）、胞外区、跨膜区以及一个在结合抗原后能够活化 T 细胞的胞内信号区组成（图 2－17）。

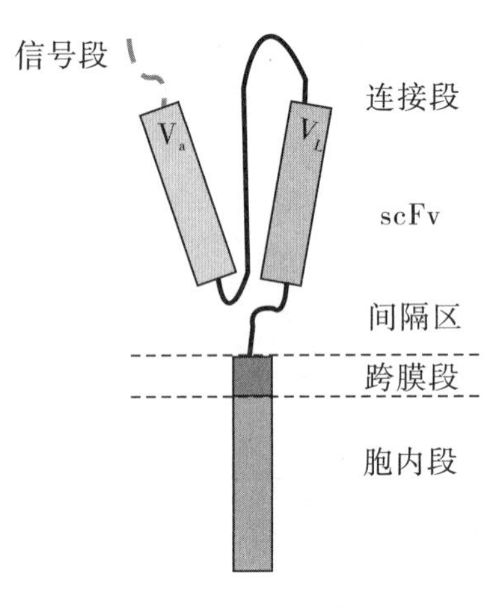

图 2－17　CAR 结构

（3）CAR 的发展。第一代 CAR 特异性地靶向抗原，但是临床活性不高且在机体内的持久性较差；第二代 CAR 加入了共刺激分子，如 CD27、CD28、CD134（OX40）或 CD137（4－1BB），这些共刺激分子能提供不同的效应功能，如细胞增殖和细胞因子的产生；第三代 CAR 又多加入一个共刺激分子，如 CD28＋4－1BB 或 CD28＋OX40，但目前尚不清楚更多的共刺激分子究竟是有益的还是有害的。

（4）CAR-T 疗法的研究现状。目前，国外从事 CAR-T 疗法研发的公司主要包括诺华公司、朱诺公司（Juno）、贝利库姆公司（Bellicum）、风筝制药公司（Kite Pharma）等。2014 年 7 月，FDA 授予诺华公司开发的个性化 CAR-T 癌症疗法 CTL019 突破性药物认证，并希望借此推动这种疗法的研究。2017 年 8 月 30 日，FDA 官方网站宣布批准诺华公司的 CAR-T 细胞疗法正式上市，用于治疗复发性或难治性儿童、青少年 B 细胞急性淋巴细胞白血病。

世界上第一例接受 CAR-T 疗法的小女孩 Emily Whitehead，为一名急性淋巴细胞白血病患者，她在接受了 16 个月化疗后病情复发。在 2012 年 4 月，她开始接受 CAR-T 治疗，在她治疗成功两年多后，复查其体内仍然没有任何癌细胞。这位小女孩 5 年后在美国 FDA 肿瘤药物专家咨询委员会（ODAC）的现身，是 CAR-T 疗法可行的最好印证，促进了诺华公司 CAR-T 细胞疗法的上市。

7. 肿瘤免疫疗法

2018 年的诺贝尔生理学或医学奖授予美国科学家詹姆斯·艾利森与日本科学家本庶佑，表彰二人在发现负性免疫调节治疗癌症的疗法方面的贡献，由此将肿瘤免疫治疗推上了一个新的高潮。

负性免疫调节，是一种免疫调节的机制，通过激发人体自身免疫系统的潜力，使其对癌细胞发起攻击。其理论基础为：T 细胞表面存在 CD28、OX40 和 CTLA-4、PD-1 等免疫检查点，对 T 细胞的活化、发挥免疫功能分别起激活和抑制作用。肿瘤细胞表面往往高表达 T 细胞抑制性受体 PD-1 受体的配体 PD-L1，因此，可以抑制体内 T 细胞的活化，进而抑制机体免疫系统对肿瘤细胞的杀伤作用。

根据该理论，PD-1/PD-L1 抗癌药物在近两年快速发展。已获批上市的五大 PD-1/PD-L1 抗癌药物包括：

A. 帕博利珠单抗（pembrolizumab）：又称“K”药，2014 年 9 月，获 FDA 批准用于治疗不可切除或转移的黑色素瘤，是 FDA 批准的首个 PD-1 抑制剂。

B. 纳武单抗（nivolumab）：又称“O”药，2014 年 12 月，获 FDA 加速批准用于治疗晚期黑色素瘤患者。

C. 阿特珠单抗（atezolizumab）：又称“T”药，2016 年 5 月，获 FDA 批准用于尿路上皮癌（膀胱癌）的治疗，是第一个上市的 PD-L1 抑制剂。

D. 阿维鲁单抗（avelumab）：又称“B”药，2017 年 3 月，以优先审评的方式获 FDA 加速批准上市，成为首个获批用于治疗 12 岁以上青少年及成人转移性默克尔细胞癌（Merkel cell carcinoma）。

E. 度伐单抗（durvalumab）：又称“I”药，2017 年 5 月，获 FDA 加速批准，用于治疗在含铂化疗期间或之后，或在含铂新辅助或辅助化疗 12 个月之内病情恶化的局部晚期或转移性尿路上皮癌。

8. 分子靶向药物的研究策略——“5R”原则

“5R”原则（five rights）包括合适的靶点（right target）、合适的分子（right molecule）、合适的患者（right patient）、合适的生物标志（right biomarker）和合适的剂量（right dose）。

第三节 肿瘤的个性化治疗方案

肿瘤异质性是目前肿瘤临床用药存在的问题，肿瘤异质性包括个体异质性和体内异质性。化疗治疗的有效率仅约 30%。此外，肿瘤的复杂性，也给治疗增加了难度。例如，肺癌可分为小细胞肺癌和非小细胞肺癌两大类，但非小细胞肺癌又可分为腺癌、鳞癌、大细胞癌等几类，这给肿瘤治疗增加了难度。

肿瘤治疗模式的演变可分为三代：局部治疗时代、化疗时代和个体化治疗时代（图 2－18）。肿瘤局部治疗以手术切除和放射疗法为主，化疗以小分子药物为主，但在全球癌症形势越来越复杂的今天，个体化治疗的重要性愈发凸显。

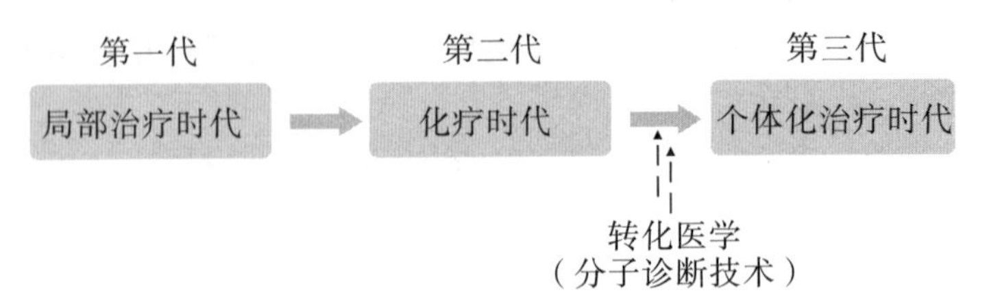

图2－18　肿瘤治疗模式的历史演变

个性化医疗（personalized medicine），又称精准医疗，是指以个人基因组信息为基础，结合蛋白质组、代谢组等相关内环境信息，为患者量身设计出最佳治疗方案，以期达到治疗效果最大化和副作用最小化的一门定制医疗模式（表2－5）。

表2－5　常见肿瘤的基因检测及个性化用药指导

肿瘤	项目名称	对应药物	适用样本	检测方法
肺癌	*EGFR* 基因突变	吉非替尼	石蜡组织/切片	测序
	EGFR 基因突变	厄洛替尼	石蜡组织/切片	测序
	EGFR 基因扩增—拷贝数	吉非替尼	石蜡组织/切片	FISH
	EGFR 基因扩增—拷贝数	厄洛替尼	石蜡组织/切片	FISH
	RPMI mRNA 表达水平	吉西他滨	新鲜组织	qPCR
	*ERCC*1 mRNA 表达水平	紫杉醇类/长春碱类	新鲜组织	qPCR
	*ERCC*1 基因多态性	顺铂、卡铂	新鲜组织	qPCR
	*XRCC*1 基因多态性	顺铂、卡铂	全血	测序
	*GSTM*1 基因多态性	顺铂、卡铂	全血	测序
	*GSTP*1 基因多态性	顺铂、卡铂	全血	测序
	TS mRNA 表达水平	培美曲塞	新鲜组织	qPCR

（续上表）

肿瘤	项目名称	对应药物	适用样本	检测方法
乳腺癌	*HER*-2 基因扩增	曲妥珠单抗	石蜡组织/切片	FISH
	β-tubulinⅢ mRNA 表达水平	紫杉醇类/长春碱类	新鲜组织	qPCR
	TS mRNA 表达水平	5-FU	新鲜组织	qPCR
	MTHFR 基因多态性	5-FU	全血	测序
	DPD 基因多态性	5-FU	全血	测序
胃癌、肠癌	*HER*2 基因扩增	曲妥珠单抗	石蜡组织/切片	FISH
	β-tubulinⅢ mRNA 表达水平	紫杉醇类/长春碱类	新鲜组织	qPCR
	PIK3CA 基因突变	西妥昔单抗	石蜡组织/切片	测序
	PTEN mRNA 表达水平	西妥昔单抗	新鲜组织	qPCR
	K-ras、*B-raf* 基因突变	帕尼单抗	石蜡组织/切片	测序
	K-ras、*B-raf* 基因突变	西妥昔单抗	石蜡组织/切片	测序
	ERCC1 基因多态性	草酸铂	全血	测序
	*ERCC*1 mRNA 表达水平－基因多态性	草酸铂	新鲜组织	qPCR
	XRCC1 基因多态性	草酸铂	全血	测序
	GSTM1 基因多态性	草酸铂	全血	测序
	GSTP1 基因多态性	草酸铂	全血	测序
	TS mRNA 表达水平	5-FU	新鲜组织	qPCR
	MTHFR 基因多态性	5-FU	全血	测序
	DPD 基因多态性	5-FU	全血	测序
	UGT1 基因多态性	伊立替康	全血	测序
	VEGFR1/2：VEGF	贝伐单抗	组织，全血/血清	液相芯片
胃肠道间质瘤	*C-Kit* 基因突变：*PDGFRα* 基因突变	甲磺酸伊马替尼	石蜡组织/切片	测序

2004 年，美国临床肿瘤学会年会（ASCO 会议）预测，5～10 年后进入“个体化疗”时代。2009 年，ASCO 会议倡议，吹响肿瘤个体化医疗的号角。2011 年，ASCO 会议提出，肿瘤个体化医疗进入快车道。

随着分子生物学和生物大数据的发展，获取更全面、更详细的患者身体信息已经不再是天方夜谭。同样，个性化医疗的普及，也会随着科学技术的发展，不断加快。

第四节　肿瘤治疗存在的问题

一、合适的药物靶标筛选困难

目前的肿瘤治疗中，还有很多种癌症没有合适的药物作用靶标。而因为肿瘤的异质性，同一大类的肿瘤存在基因突变与否的区别，有明确靶标的突变的肿瘤可以针对靶标进行药物设计；但无靶标的突变的肿瘤，其治疗尚无针对性方案。此外，治疗非单因素致病肿瘤时，单独针对其中一个因素靶标进行治疗，效果不明显。

二、耐药性的产生

化疗是治疗恶性肿瘤最重要的手段之一，然而，肿瘤细胞对化疗药物产生耐药常常最终导致化疗失败。肿瘤细胞耐药性分为内在性耐药（未接触药物时已存在的）和获得性耐药（接触药物后产生的）两大类。

获得性耐药的发生机制包括：细胞膜表面 P－糖蛋白表达增加，细胞对药物的摄取减少，药物活化酶活性或含量降低，药物灭活酶活性或含量增加，药物靶向酶含量增加，细胞代替途径的建立，等。

相关链接

实例：*K-ras* 基因突变导致的耐药性

K-ras 基因属 *Ras* 基因家族，正常时能调控细胞生长路径，异常时导致细胞持续生长。K-ras 蛋白也是 EGFR 信号转导中的关键下游调节因子。研究发现，*K-ras* 基因突变使患者对 EGFR 单克隆抗体西妥昔单抗和酪氨酸蛋白激酶抑制剂的治疗产生耐药性（图 2－19，表 2－6）。

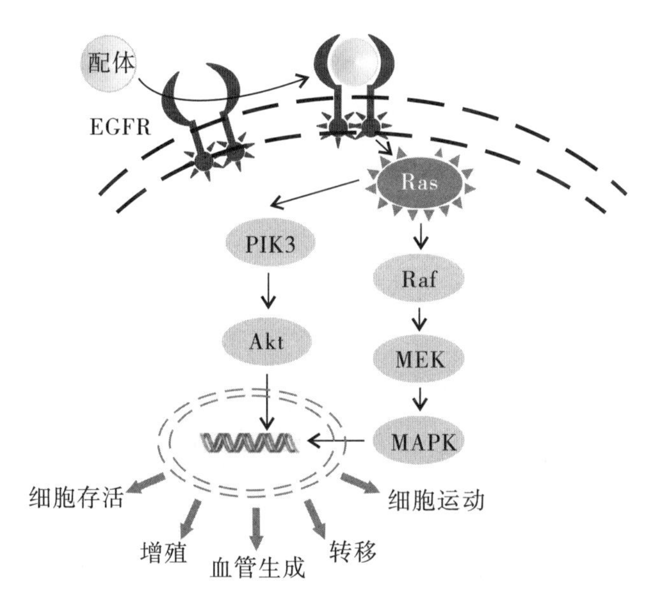

图 2－19 K-ras 信号通路示意

表 2－6 *K-ras* 基因突变临床意义

检测靶标	检测结果	临床意义
K-ras（第 12、13、61 位突变）	不突变	*K-ras* 基因正常，未引起原发性耐药，药物疗效较好
	突变	*K-ras* 基因突变，引起原发性耐药，降低药物疗效

目前克服化疗药物耐药的治疗策略，以同时靶向靶点相关的多条通路为主，通过多方面抑制，维持治疗效果。

参考文献

[1] JEMAL A，BRAY F，CENTER M M，et al. Global cancer statistics [J]. CA：a cancer journal for clinicians，2011，61 (2)：69－90.

[2] SUNG H ，FERLAY J ，SIEGEL R L ，et al. Global cancer statistics 2020：GLOBOCAN estimates of incidence and mortality worldwide for 36 cancers in 185 countries [J]. CA：a cancer journal for clinicians，2021，71 (3)：209－249.

[3] WEINBERG R. The biology of cancer [M]. 2nd ed. New York：Garland science，2014.

第三章　抗　生　素

第一节　微生物和疾病之间的关系

一、微生物的发现

微生物是人体难以用肉眼观察的一切微小生物的总称，包括细菌、真菌、病毒、放线菌、立克次体、支原体、衣原体、螺旋体等。微生物体型微小，通常要用光学显微镜和电子显微镜才能看清楚。距人类第一次发现微生物到现在，才不到400年，如今我们不光可以观察到微生物，还可以得到想要的微生物的全部遗传信息。

从进化上来看，微生物在地球上出现的时间远远早于人类，甚至可能是最早出现在地球上的生物。从古至今，微生物在人类的生活中几乎无处不在。在发明显微镜以前，人类并不清楚微生物作为生物个体的存在，但是却有意识地在生活生产中利用微生物。比如春秋战国时期，我国古代劳动人民就会利用谷物在微生物作用下发酵酿制醋和酒。不过，与人类关系密切的微生物既能造福于人类，又能给人类带来灾难。

《黄帝内经》中就有“五疫之至，皆向染易，无问大小，病症相似”的记载；东汉时期的《伤寒杂病论》也说到“建安纪年（公元196年）以来，犹未十稔，其死亡者，三分有二，伤寒十居其七”；2 000多年前的雅典，差点被一场瘟疫毁掉；中世纪的欧洲，一场“黑死病”在一个月的时间里带走了8 000多条鲜活的生命；天花几乎灭绝了印第安人，可谓史上规模最大的种族屠杀。长久以来，人们一直都不知道“瘟疫”到底是一种什么东西，它好像看不见摸不着，但就能置人于死地，短短几天造就一座空城，不知因何而起，更不知如何预防，剩下的，只有恐惧。当时的人们因还未认识到微生物的存在，更别提区分致病微生物，因此，人们在多次的感染和瘟疫中束手无策，甚至失去生命。直到 17 世纪中叶，荷兰人列文虎克（Antoni van Leeuwenhoek，1632—1723）用自制的简单显微镜观察并发现了许多微生物，人类从此打开了微生物世界的大门。

相关链接

列文虎克发现微生物

列文虎克于1632 年出生于荷兰一个贫困的家庭，16 岁辍学当了学徒工。他对事物怀有强烈的好奇心，在接触了磨制玻璃镜片的技术后经常自己拿着镜片捣鼓。

有一天，他磨制出一个镜片（类似于凸透镜），发现透过这个镜片看到的物体无论是蚂蚁腿还是绒毛都变粗大。发现特定镜片能将物体视觉放大后，列文虎克通过不断地尝试，逐渐掌握了磨制具有更高放大倍数的镜片的方法，并给镜片加上调节固定装置，制成了世界上最早的可以放大近 300 倍的金属结构的显微镜。他用自制的显微镜观察身边环境和自身。开始，列文虎克用显微镜观察干草浸剂，惊奇地发现一些从未见过的“小虫子”在不停地蠕动，他把这些“小虫子”叫作“微动物”，这就是首次被人类发现的微生物。列文虎克把他看到的微小生物仔细地画下来，并详细地记述了它们的特征和活动。1673 年，他将观察记录的材料整理成《列文虎克用自制的显微镜观察皮肤、肉类以及蜜蜂和其他虫类的若干记录》一文，寄给英国皇家学会。1677 年，他报告自己观察到了狗和人的精子；1680 年，他报告发现了酵母里含有球形的小颗粒（即酵母菌）。随着对细微生物的不断发现，更多人开始使用显微镜进行观察。

就这样，列文虎克发明的显微镜开启了人类世界对微生物的形态学观察。列文虎克和使用他发明的能放大 50 ～ 300 倍的显微镜的使用者们清楚地看见了一些细菌和原生动物，他们的发现和描述揭示了一个崭新的生物世界——微生物世界。随后的 200 年左右，不断有科学家通过不懈的努力来对微生物世界进行描述和分门别类。人们对微生物存在的认识越来越清晰。

二、病原微生物的发现和理论发展

继列文虎克发现微生物后，微生物的相关研究基本上停留在对微生物进行形态描述和分类。直到19世纪中期，以法国的巴斯德（Louis Pasteur，1822—1895）和德国的科赫（Heinrich Hermann Robert Koch，1843—1910）为代表的科学家才将微生物的研究从形态描述推进到生理学研究阶段，逐渐揭露了微生物是造成腐败发酵和人畜疾病的原因，并建立了分离、培养、接种和灭菌等一系列独特的微生物技术，从而奠定了微生物学的基础，同时开辟了医学和工业微生物学等分支学科。因此，巴斯德和科赫是微生物学的奠基人。

1. 巴氏消毒法

在19世纪中期的欧洲，法国的啤酒、葡萄酒工业欣欣向荣，但各酒厂都面临一个棘手的问题：本来整桶酒液香甜诱人，慢慢却变得酸涩刺鼻，只能白白倒掉，而且这种现象还经常发生，这使酒厂老板们叫苦不迭。有一天，里尔一家酿酒厂老板找到在当地大学就职的化学教授巴斯德，请他替他们找出葡萄酒变酸的原因，看看有没有办法防止葡萄酒变酸。

巴斯德接受了这个请求，开始研究葡萄酒变酸的原因。他在显微镜下分别观察了未变质的陈年葡萄酒和变酸了的葡萄酒。发现前者液体中有一种圆球状的细胞（酵母菌），而后者液体中有一种杆状细胞（乳酸杆菌）。就是这种杆状的“捣蛋分子”在营养丰富的葡萄酒里繁殖，使酒液变酸。巴斯德将封闭的酒瓶泡在水里加热到不同的温度，试图杀死酒里的乳酸杆菌，而又不破坏酒的风味，经过反复多次的试验，他终于找到了一个简便有效的方法：只要把酒放在63.5 ℃的环境里半小时，就可杀死酒里的乳酸杆菌，而又不破坏酒的风味。这就是著名的“巴斯德杀菌法”（又称低温灭菌法）。如今食品工业上给生产的牛奶进行消毒的“巴氏消毒法”就来源于此。

2. “自然发生论”的否定

继列文虎克发现微生物后，微生物可以自然发生的学说在十八九世纪成为主流。当时的学术界认为腐烂的肉会滋生蛆虫是肉变成蛆虫，脏袍子生虱子是自然发生的，而不是因为环境中或脏袍子本身含有的微生物的繁殖造成的。这种类型的自然发生被称为“自然发生论”。1688年，意大利宫廷医生弗朗切斯科·雷迪用实验证明腐肉生蛆是蝇类产卵的结果，首先对自然发生论提出异议。但由于他未能正确解释虫瘿与肠道蠕虫的来源，人们认为低等动物仍可自然发生。

1859 年，巴斯德做了一个著名的“鹅颈烧瓶实验”，他把肉汤灌进两个烧瓶里：第一个烧瓶是普通的烧瓶，瓶口竖直朝上；而第二个烧瓶是瓶颈弯曲成天鹅颈一样的曲颈瓶。然后把肉汤煮沸、冷却。两个烧瓶都是敞开的，外界的空气可以畅通无阻地与肉汤表面接触。他将两个烧瓶放置一边。过了三天，第一个烧瓶里就出现了微生物，第二个烧瓶里却没有。他把第二个烧瓶继续放下去：一个月，两个月，一年……曲颈瓶里的肉汤仍然清澈透明，没有变质和产生微生物。对此巴斯德解释说，因为第一个烧瓶是顶端开口的，悬浮在空气中的尘埃和微生物可以落入瓶颈直达液体，微生物在肉汤里得到充足的营养而生长繁殖，于是引起了肉汤的变质。第二个烧瓶瓶颈虽然也与空气相通，但瓶颈拉长弯曲，空气中的微生物仅仅落在弯曲的瓶颈上，而不会落入肉汤中生长繁殖引起腐败变质。这证明了肉汤腐败是由于空气中的微生物落入肉汤繁殖导致的，而不是因为肉汤自然会生成导致腐败的微生物。

巴斯德的“鹅颈烧瓶实验”证明：生物只能源于生物，非生命物质绝对不能随时自发地产生新生命。这一观点称为“生生论”。“生生论”推翻了“自然发生论”。另外，当时的医学技术很落后，施行外科手术时，患者常因败血症而死亡。有一位医生怀疑伤口化脓与空气中的微生物有关，于是他邀请巴斯德一同研究。巴斯德用实验证明传染病和化脓症的真正原因是微生物。他建议将外科手术器具放在火焰上烧灼，以杀灭微生物。但当时大多数医生仍不承认巴斯德的学说。

3. 治疗蚕微粒子病

19 世纪 60 年代，法国的养蚕业出现危机，许多蚕卵感染了疾病。病蚕的身上长满了棕黑色的斑点，这些斑点就像胡椒粉，法国人称这种病为“胡椒病”（图 3－1）。得了病的蚕，大部分在结茧前陆续死亡，极少数的蚕即使结成茧子，产生的下一代仍然是病蚕。当地的养蚕人想尽办法，仍然治不好蚕病。巴斯德受到他老师的安排去调查蚕病的情况。

巴斯德用显微镜观察蚕卵，发现是一种很小的、椭圆形的棕色微粒感染了蚕和桑叶。为了证明“胡椒病”的传染性，他把桑叶刷上这种致病的微粒，结果健康的蚕吃了这种桑叶，立刻染上病。这说明这种微生物正是导致蚕病的原因。巴斯德强调所有被感染的蚕及被污染的桑叶必须毁掉，必须用健康的蚕从头养起，从而遏止了这次蚕病的蔓延。

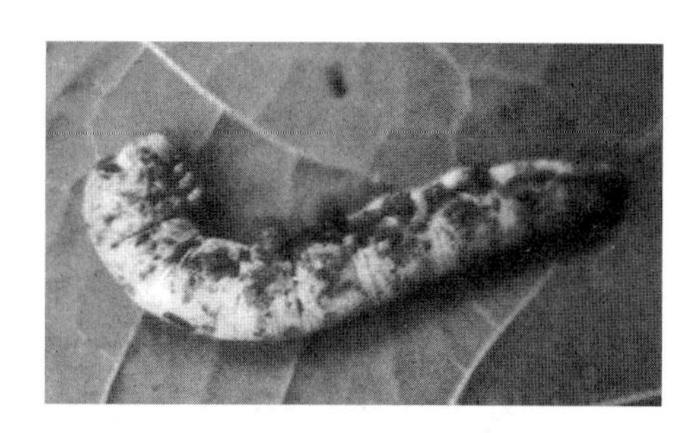

图 3 - 1 得蚕微粒子病的蚕

4. 炭疽病

1877 年，法国东部有一种传染病在蔓延。感染者的伤口上会呈现一块块无痛溃疡，中央有黑色坏死的焦痂，故这种传染病被称为炭疽病。当时巴斯德是索邦大学教授，他在调查鸡霍乱时，偶然发现与空气接触的旧培养菌的毒性会变弱。他敏锐地察觉到这种菌可能有免疫作用。

于是他在患炭疽病已死亡的动物身上抽出炭疽杆菌，且在试管培养这些细菌，使它们的毒性减弱。他尝试着把这些毒性减弱的细菌注射到健康动物的身上。过些时候，又把毒性强的炭疽杆菌注射到同一只动物身上，结果发现，这只动物居然没有得病。而跟这只动物同在一群的其他动物，却有不少得了炭疽病并死亡。这证明注射过毒性减弱的炭疽杆菌的那只动物得到了抵抗这种疾病的能力。

到这个时候，很多人还不相信牛、羊注射毒性弱的炭疽杆菌就不会得炭疽病这件事。为了证明自己是对的，巴斯德举行了一次公开实验，实验对象是 50 只健康的羊。他把毒性弱的炭疽杆菌注射到 25 只羊体内，2 周后又将毒性强的炭疽杆菌注射到全部的 50 只羊体内。他向大家预测说："起初注射毒性弱的炭疽杆菌的 25 只羊，不会生病，但另外那 25 只先前没注射毒性弱的炭疽杆菌的，会死掉。"2 天以后，一群人聚集在草原观看实验结果，结果有 25 只羊活得好好的，另外 25 只羊死了。巴斯德发明了预防注射的方法，成功地打败了炭疽病。

1880 年后，巴斯德成功地研制出鸡霍乱疫苗、炭疽杆菌疫苗、狂犬病疫苗等多种疫苗，其理论和免疫法引起医学实践的重大变革。巴斯德被认为是医学史上最重要的杰出人物之一，被称为"细菌学之祖"。

相关链接

微生物猎手——科赫

毕业于医学院的科赫成了一名小镇医生，在目睹小镇的牛大批患上了炭疽病后，出于医生的职业敏感，他用显微镜观察了患病牛的血液，发现满视野的杆状物。科赫怀疑就是这种杆状物导致了牛炭疽病。为了证明自己的猜想，他在豚鼠身上开了个小口，沾了一点病牛的血，然后把豚鼠关进单独的笼子。第二天，豚鼠已经死亡。他取出豚鼠一小片发黑的脾脏放在显微镜下观察，又发现了和前一天在牛血中所发现的一样的杆状物。这些杆状物，就是炭疽杆菌，是炭疽病的罪魁祸首。

1881 年，科赫创立了固体培养基划线分离纯培养的方法，此外还探索出细菌染色法、血清培养基等。应用这些研究方法，1882 年，他发现了引起肺结核的病原菌——结核分枝杆菌；1883 年，在印度发现了霍乱弧菌；1897 年以后，他又研究了鼠疫和昏睡病，发现这两种病的传播媒介，前者是虱子，而后者是一种采采蝇。他根据自己分离致病菌的经验，总结出了著名的“科赫法则”，为传染病的病原体鉴定制定了一套逻辑上完美的判定标准（共 4 条）：

（1）在每一病例中都出现相同的微生物，且在健康者体内不存在。

（2）要从宿主分离出这样的微生物并在培养基中得到纯培养。

（3）用这种微生物的纯培养接种健康而敏感的宿主，同样的疾病会重复发生。

（4）从实验发病的宿主中能再度分离培养出这种微生物来。

如果进行了上述 4 个步骤，并得到确实的证明，就可以确认该生物即为该病害的病原体。从此，对传染病的病原学研究被放置在更科学的基础之上，人类对传染病防治的研究进入快速发展期。在这个原则的指导下，19 世纪 70 年代到 20 世纪 20 年代成了发现病原菌的黄金时代。例如，1883 年和 1884 年两位科学家各自独立地发现了白喉杆菌，1884 年发现了伤寒杆菌，1894 年发现了鼠疫杆菌，1897 年发现了痢疾杆菌。在此期间先后发现了不下 100 种病原微生物，包括细菌、原生动物和放线菌等；不仅有动物病原菌，还有植物病原菌。100 多年来，大量事实证明，“科赫法则”有绝对化之嫌。科赫当年也已认识到，某些病原体确实引发了传染病，但它们并不完全满足该原则的所有条件。但必须承认科赫在病原体的确证方面做出了奠基性的贡献，另外，他创立的微生物学方法一直沿用至今，为微生物学作为生命科学中一门重要的独立分支学科奠定了坚实的基础。1905 年，62 岁的科赫获得诺贝尔生理学或医学奖，这是对他一生为之奋斗的医学和微生物学事业的最高褒奖。

第二节 青霉素的发现

一、染料与化学抗菌药

直到列文虎克从自制的显微镜中看到微生物的存在，巴斯德发现微生物和疾病息息相关，科赫等科学家逐渐找出瘟疫等疾病的元凶，人们才知道这种微小而简单的生物一直在影响着人类的生活。19 世纪末期到 20 世纪初，科学家们密切关注疾病的病因，许多病原菌陆续被发现。但是即使发现了病原体，想要杀灭它们却很难。感染者没有安全有效的药物可用，当时的医疗手段局限于用放血、高温，以及用一些天然有毒无机化学物“以毒攻毒”来治疗，感染者基本靠自身免疫力存活或死于败血症，感染者死亡率高。医学界迫切需要寻找既能杀灭病原菌，又对人体本身不造成大的伤害的药物。

1. **“606”**

19 世纪 70 年代，对微生物细胞的观察在德国进入黄金时代，由于拥有日益精良的显微镜，细胞学家们已经会用各种染料去染色细胞，同时试图使不同的细胞、细胞的不同结构被不同程度地染色，以便能在显微镜下将其区分开来。埃尔利希（Paul Ehrlich，1854—1915）是当时德国的一名科研人员，研究的是生物体内不同组织、细胞与不同染料的亲和力，包括试图通过染色在显微镜下分辨出入侵人体的病原体。逐渐地，根据染料能够特定地附着在病原体上使其染色，而不附着在人体细胞的现象，他产生了从染料中寻找药物的想法。他认为理想的“染料药物”只攻击病原体，而不攻击人体细胞，因此，或许其既能消灭人体内的病原体而又对人体没有副作用。继科赫发现昏睡病的传播媒介后，昏睡病的病原体被发现，这是一种锥体虫微生物。埃尔利希当时想要寻找针对锥体虫的药物。在不断筛选染料的过程中，埃尔利希了解到染料“阿托西耳”（氨基苯胂酸钠）能杀死锥体虫治疗昏睡病，但是阿托西耳有严重的副作用，会损害视神经导致失明。对此埃尔利希开始了新方向的探索：能不能对阿托西耳的分子结构加以修饰，保持其药性却又没有毒性呢？之后，埃希利尔和助手合成了千余种阿托西耳的化学衍生物，并一一在老鼠身上验证其抗锥体虫的效果。结果却几乎都不如人意，有的还有严重的毒副作用，只剩下两种似乎还有些潜力：编号“418”和“606”的衍生物，但是进一步的实验表明它们并没有效果。恰好在这时，梅毒的病原体梅毒螺旋体被发现，而且，日本细菌学家秦佐八郎找到了用梅毒螺旋体感染兔子的方法。埃尔利希邀请秦佐八郎到其实验室工作，让他试验“418”和“606”是否能用于治疗梅毒。1909 年，秦佐八郎发现“418”无效，而“606”能使感染梅毒的兔子康复。随后进行的临床试验结果也表明“606”是第一种能有效地治疗梅毒而毒副作用相对较小的药物，很快它被推向市场。

1910 年，“606”上市，这是第一种治疗梅毒的有机物，相对于当时应用的无机汞化合物是一大进步。这是第一次通过对先导化合物进行化学修饰，辅以药理实验以筛选出最佳生物活性化合物的尝试。作为第一种抗菌类化学药物的发明者，埃尔利希开创了化学治疗的先河。埃尔利希因此被公认为“化学疗法之父”。“606”尽管对梅毒有效，但因为其副作用相对之后发现的抗生素仍然较大，在后来新发现的抗生素上市之后，“606”逐渐退出市场。

2. 百浪多息

第一次世界大战期间，面对战争中的伤口感染及其他各种传染病时，因为没有有效的抗菌药物，医生们只能眼睁睁看着患者逐渐衰竭并死去。寻找有效的抗菌药物仍然是医学界的研究热点。

1932 年，德国化学家合成了一种名为“百浪多息”的红色染料，然而在当时的染料药物筛选实验中，它在试管内没有表现出明显的杀菌作用，因此没有引起医学界的重视。

德国研究员多马克（Gerhard Johannes Paul Domagk，1895—1964）认为只在试管里观察药物作用是不够的，还得在受感染的动物身上观察。他在小白鼠身上做了 3 年实验，直到 1932 年，他发现红色染料百浪多息对感染了溶血性链球菌的小白鼠有很好的治疗作用。接着，多马克又研究了百浪多息的毒性，结果表明实验动物对它耐受良好，过大的剂量也只引起呕吐，说明百浪多息毒性很小，是一个理想的染料抗菌药。自此，磺胺类药物开始进入医学界和大众的视野。第一种磺胺类药物百浪多息的发现和之后临床试验的成功，使得现代医学进入化学医疗的新时代。不久，巴斯德研究所工作人员揭开百浪多息在试管内无效而在活体中却可以发生作用之谜，即百浪多息在体内能分解得到对氨基苯磺酰胺（简称“磺胺”）。磺胺与细菌生长所需要的对氨基苯甲酸在化学结构上十分相似，被细菌吸收而又不起养料作用，细菌会死去。当药物的作用机制明确后，百浪多息逐渐被更廉价的磺胺类药物所取代，并沿用至今。1939 年，多马克被授予诺贝尔生理学或医学奖。

二、青霉素的发现和应用

在磺胺类药物被发现之前，1921 年，在英国伦敦大学圣玛丽医学院工作的弗莱明（Alexander Fleming）偶然在一个培养基中发现了细菌被溶解的现象，细究之下原来是鼻涕所致，由此发现了能够溶解细菌的溶菌酶。之后，弗莱明为了观察细菌长期培养后可能出现的变异菌落，其有意在实验室的细菌培养基被清洗之前先将其在室温下放置一段时间以做最后一次观察，然后再清洗。1928 年，弗莱明正在研究葡萄球菌，这是一种广泛存在且危害较大的细菌，是大多数情况下导致伤口感染化脓的元凶。休假一段时间后回到实验室的弗莱明发现，放置了一段时间尚未清洗的一个培养基上长了霉菌，在霉菌周围没有葡萄球菌生长，形成一个无菌圈，后来人们称这种现象为抑菌圈。在用显微镜观察这个培养基时，弗莱明发现，霉菌周围的葡萄球菌菌落已被溶解。此后的鉴定表明，上述霉菌为一种青霉菌。而后他有意识地在金黄色葡萄球菌和其他细菌平板上接种这种特异青霉菌，证实了特异青霉菌对多种葡萄球菌均有裂解作用。他通过进一步研究发现，不仅这种青霉菌具有强烈的杀菌作用，而且过滤除菌后的特异青霉菌培养液也有较好的杀菌能力。这意味着青霉菌的某种分泌物能抑制葡萄球菌，弗莱明将其分泌的抑菌物质称为青霉素（penicillin）（图 3 - 2）。1929 年，弗莱明因这个发现发表了相关的论文[1]，之后弗莱明尝试提取高纯度青霉素未能成功，并于 1934 年停止了对青霉素的研究，但是该霉菌菌株被一代代地培养保存了下来。在这期间，多马克因发现了百浪多息的抗菌效果而轰动一时，而弗莱明的这篇论文在当时并未引起重视。

青霉素真正被推广运用于临床治疗归功于 10 年后牛津大学病理学家弗洛里（Howard Walter Florey，1898—1968）和生物化学家钱恩（Emst Boris Chain，1906—1979）的工作。弗洛里对已知的由微生物产生的抗生物质进行了系统的研究，弗莱明发现的青霉素引起了他的注意。1939 年，他和钱恩决定对青霉菌培养物中的活性物质——青霉素进行提取和纯化，经过 18 个月的艰苦努力，他们采用冷冻干燥法利用乙醚终于提取得到了 100 mg 纯度可满足人体肌内注射的黄色粉末状的青霉素晶体。他们通过动物实验发现，加入 100 万倍溶剂配制成的青霉素溶液，可以阻止老鼠身上链球菌的生长。在接下来的几个月里，他们重复并扩展了实验，取得了满意的结果。1940 年，弗洛里和钱恩在 *Lancet* 上发表了文章，展示了青霉素的生产和纯化过程，以及青霉素的动物实验结果。

实验的成功使弗洛里意识到青霉素的潜在医学价值，当时正值第二次世界大战期间，尽早实现青霉素的大量生产对数以万计的伤员来说意义重大。但当时青霉素纯化产量非常低，难以满足实际需要，而英国的经济状况每况愈下，本土制药企业没有能力将青霉素投入大量生产。最后弗洛里将研究转入美国。之后美国的研究人员发现在培养基中添加玉米浆可以大大增加青霉素的产量，美国制药企业于 1942 年开始对青霉素进行大批量生产。1943 年，研究人员发现一种在甜瓜上生长的青霉菌，将这种青霉菌暴露在 X 射线下，产生的突变青霉菌菌株的青霉素产量提高了几万倍。于是，利用这种突变的青霉菌菌株，再加上科学家们改良的发酵工艺，1945 年，美国制药企业实现了青霉素的工业化生产。大量的青霉素被迅速应用到战场，于第二次世界大战期间挽救了成千上万名伤员的性命，因此，青霉素与雷达、原子弹一起被称为第二次世界大战期间军事上的三大发明。战后，青霉素更是得到了广泛的应用。

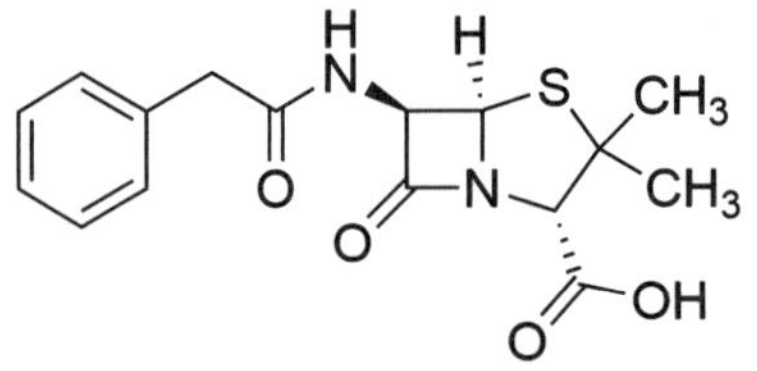

图 3－2　青霉素的结构式

青霉素的发现标志着化学治疗黄金时代的到来。青霉素得到大量应用以后，许多曾经的不治之症如猩红热、梅毒、淋病，以及各种结核病、败血病、肺炎、伤寒等，都得到了有效的控制。青霉素奇迹般的疗效，掀起世界各地科学家寻找发现新的抗菌物质的热潮。1943 年，出生于俄国的生化学家瓦克斯曼（Selman Abraham Waksman，1888—1973）发现了另一种有效的抗生素链霉素（图3－3）。这是一种由生长在土壤里的放线菌所产生的物质，它可以有效地治疗包括肺结核在内的一些疾病。随后他还陆续发现了灰链丝菌素、新霉素和其他数种抗生素。后来他建议把这些物质统一命名为抗生物质。此后的短短20余年内，人们又陆续地发现了氯霉素、金霉素等数十种各有功效的抗生素。抗生素的广泛应用，不仅充分地展示了它的神奇功效，同时，也尖锐地暴露出它的问题。在全世界应用青霉素总数超过亿剂后，出现了第一例由青霉素引发的死亡报告。后来，人们发现，多达10%的人对青霉素有过敏反应，而且某些细菌也逐渐对青霉素产生了耐药性。尽管如此，青霉素的发现和成功应用仍然具有划时代的成就，它为使用抗生素治疗传染病开辟了道路。弗莱明、弗洛里和钱恩因为“发现青霉素及其对各种传染病的疗效”而共同荣获1945年诺贝尔生理学或医学奖。

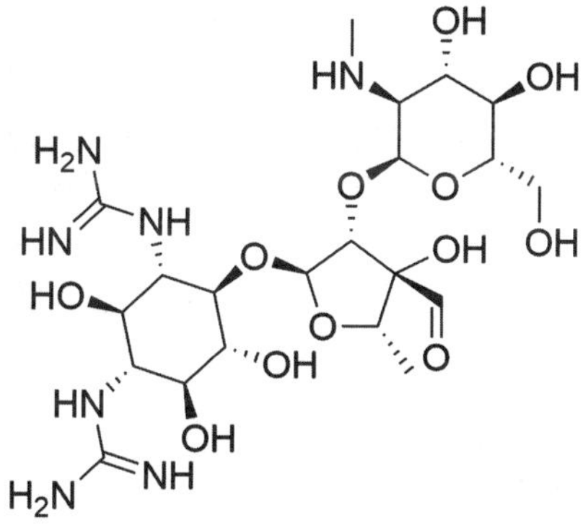

图3－3 链霉素的结构式

第三节 抗生素的开发和种类

在自然界中，有些生物在生活中互相依存，形成紧密互利的关系，这种现象叫作“共生”；相反地，也有些生物相遇就会互相斗争，一种生物可以产生某种物质来伤害另一种生物，这种现象叫作“拮抗”[2]。拮抗现象在微生物之间尤为普遍，抗生素的医疗作用就是利用了这种现象来防治微生物感染，如青霉素抑制葡萄球菌的生长。抗生素的现代定义是：由微生物（包括细菌、真菌、放线菌属）或高等动植物在生活过程中所产生的具有抗病原体或其他活性的一类次级代谢产物，能干扰其他活细胞发育功能的化学物质。

自第一种抗生素——青霉素被发现后，科学家们又从放线菌中发现和分离了一系列抗生素，抗生素的发展进入黄金时代。抗生素发展的黄金时代分为两个时期：传统抗生素的发展和半合成抗生素的发展。

传统抗生素的发展主要是不断在微生物中发现新的抗生素（图3－4）。

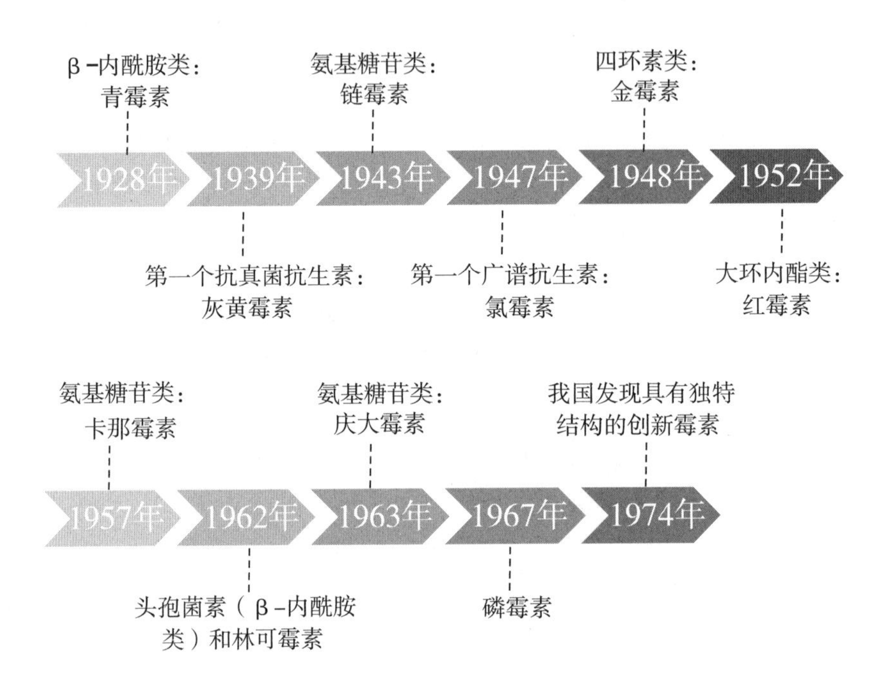

图3－4　传统抗生素的发展历史

半合成抗生素是指以微生物合成的抗生素为基础，对其进行结构改造后得到的新化合物。

1959年，英国Beecham研究组从青霉素发酵液中分离出了青霉素的母核6－氨基青霉烷酸（6-APA），并对其进行化学结构修饰获得了耐酸、可口服的丙匹西林，之后陆续半合成了耐青霉素酶的甲氧西林、苯唑西林、氯唑西林，广谱的氨苄西林、阿莫西林，对绿脓杆菌亦有效的羧苄西林、磺苄西林、哌拉西林和抗革兰氏阴性菌的美西林等多个系列有特色的半合成青霉素，有效地弥补了天然青霉素的缺陷。真正将半合成抗生素推向黄金时期的是20世纪60年代头孢菌素主核7－氨基头孢烷酸（7-ACA）的发现，在该结构基础上经化学修饰，头孢菌素由第一代发展到第三代，抗菌谱陆续扩展，抗革兰氏阴性菌活性不断增强，对 β－内酰胺酶的稳定性也不断提高，第四代头孢菌素的抗革兰氏阳性菌活性增强。其他类抗生素的结构修饰也取得了进展：阿米卡星、萘替米星、阿斯米星、地贝卡星等的问世，部分克服了氨基糖苷类抗生素的细菌耐药性问题。罗红霉素、阿奇霉素、克拉霉素、泰利霉素等的出现解决了大环内酯类对酸的不稳定问题。四环素、林可霉素、利福霉素等的结构修饰物多西环素、米诺环素、克林霉素、利福平等都大大改善了原抗生素的抗菌与药物动力学性能。20 世纪 70 年代，β－内酰胺类抗生素得到进一步发展，发现超广谱的碳青霉烯、青霉烯和结构特殊的氧青霉烷、单环 β－内酰胺类抗生素，经过结构修饰已陆续将亚胺培南、氨曲南、美洛培南、法洛培南、益他培南等推向临床应用。为了控制耐药菌感染，开发出 β－内酰胺酶抑制剂克拉维酸、舒巴坦、他唑巴坦与 β－内酰胺类抗生素的复合制剂（表 3－1）。

表 3－1 目前临床所用的抗生素（按结构和功能分类）[3]

抗生素类别	包含药物
β－内酰胺类	青霉素类和头孢菌素类、硫霉素类、单内酰环类、β－内酰胺酶抑制剂等
氨基糖苷类	链霉素、庆大霉素、卡那霉素、妥布霉素、阿米卡星、新霉素、核糖霉素、相模霉素、阿斯霉素等
四环素类	四环素、土霉素、金霉素及多西环素等
氯霉素类	氯霉素、甲砜霉素等
大环内酯类	红霉素、柱晶白霉素、依托红霉素、乙酰螺旋霉素、麦迪霉素、交沙霉素、阿奇霉素等
作用于革兰氏阳性菌的其他抗生素	林可霉素、克林霉素、万古霉素、杆菌肽等
作用于革兰氏阴性菌的其他抗生素	多黏菌素、磷霉素、卷霉素、环丝氨酸、利福平等
抗真菌抗生素	灰黄霉素
抗肿瘤抗生素	丝裂霉素、放线菌素 D、博莱霉素、阿霉素等
具有免疫抑制作用的抗生素	环孢霉素

表3－2　1945年以来重要抗生素的发现[4]

年份	抗生素	类别	年份	抗生素	类别
1947	氯霉素	广谱	1974	头孢替安	二代半合成头孢类
	多黏菌素	抗革兰氏阴性菌类		头孢美唑	二代半合成头孢类
1948	金霉素	四环素类广谱		头孢克洛	二代半合成头孢类
1949	新霉素	氨基糖苷类		哌拉西林	广谱半合成青霉素
1950	土霉素	四环素类广谱		克拉维酸	β－内酰胺酶抑制剂
1951	制霉菌素	抗真菌		甲砜霉素	碳青霉烯类
1952	红霉素	大环内酯类	1975	萘替米星	半合成氨基糖苷类
	甲砜霉素	氯霉素类	1976	头孢噻肟	三代半合成头孢类
1953	四环素	四环素类广谱		头孢唑肟	三代半合成头孢类
	青霉素V	耐酸青霉素		头孢米诺	三代半合成头孢类
1954	螺旋霉素	大环内酯类		头孢哌酮	三代半合成头孢类
1955	D－环丝氨酸	抗结核		拉氧头孢	氧头孢烯
	新生霉素	抗革兰氏阴性菌		诺卡菌素A	单环β－内酰胺类
1956	两性霉素B	抗真菌	1977	舒巴坦	β－内酰胺酶抑制剂
	万古霉素	糖肽类		头孢替坦	三代半合成头孢类
1957	卡那霉素	氨基糖苷类	1978	亚胺培南	碳青霉烯类
	去甲金霉素	四环素类广谱		头孢他啶	三代半合成头孢类
1959	巴龙霉素	氨基糖苷类		头孢曲松	三代半合成头孢类
1960	苯氧丙西林	耐酸半合成青霉素	1979	磺酰胺菌素	单环β－内酰胺类
	甲氧西林	耐酶半合成青霉素	1980	氨曲南	半合成单环β－内酰胺类
	美他环素	半合成四环素	1985	莫匹罗星	局部用抗生素
	多西环素	半合成四环素		阿斯米星	半合成氨基糖苷类

（续上表）

年份	抗生素	类别	年份	抗生素	类别
1961	苯唑西林	耐酶半合成青霉素	1986	氟氧头孢	氧头孢烯
	氯唑西林	耐酶半合成青霉素	1987	罗红霉素	二代大环内酯
	氨苄西林	广谱半合成青霉素		头孢克肟	三代半合成头孢类
	丙匹西林	耐酸半合成青霉素	1988	头孢拉姆酯	三代半合成头孢类
	米诺环素	半合成四环素		阿奇霉素	二代半合成大环内酯
	利福霉素 SV	安莎类		卡鲁莫南	半合成单环 β－内酰胺类
	大观霉素	氨基糖苷类		异帕米星	半合成氨基糖苷类
1962	头孢噻吩	一代半合成头孢类		替考拉林	糖肽类
	卷曲霉素	抗结核	1990	阿贝卡星	半合成氨基糖苷类
	林可霉素	抗革兰氏阳性菌类		克拉霉素	二代半合成大环内酯
	夫西地酸	抗革兰氏阳性菌类		头孢地秦	三代半合成头孢类
1963	庆大霉素	氨基糖苷类		头孢帕肟酯	三代半合成头孢类
1964	头孢噻啶	一代半合成头孢类	1991	头孢匹罗	四代半合成头孢类
	二氯西林	耐酶半合成青霉素		头孢地尼	三代半合成头孢类
	阿莫西林	广谱半合成青霉素	1992	头孢吡肟	四代半合成头孢类
1965	羧苄西林	广谱半合成青霉素		他唑巴坦	β－内酰胺酶抑制剂
	替卡西林	广谱半合成青霉素		头孢他美酯	三代半合成头孢类
1966	利福平	半合成安莎类		氯碳头孢	碳头孢烯
	克林霉素	半合成林可霉素	1993	地红霉素	二代半合成大环内酯
1967	妥布霉素	氨基糖苷类		头孢布烯	三代半合成头孢类
	头孢氨苄	一代半合成头孢类	1994	美洛培南	碳青霉烯类
1969	磷霉素	广谱		培尼培南	碳青霉烯类
	氟氯西林	耐酶半合成青霉素		头孢托仑酯	三代半合成头孢类
1970	头孢唑啉	一代半合成头孢类	1995	头孢唑兰	四代半合成头孢类
1971	头孢呋辛	二代半合成头孢类	1997	呋罗培南	青霉烯
	头孢孟多	二代半合成头孢类		头孢卡品酯	三代半合成头孢类
	头孢西丁	二代半合成头孢类	1998	头孢瑟利	四代半合成头孢类

（续上表）

年份	抗生素	类别	年份	抗生素	类别
1972	头孢羟氨苄	一代半合成头孢类	1999	Synercid	新链阳霉素
	头孢磺啶	抗绿脓杆菌头孢类	2001	益他培南	碳青霉烯类
	美西林	抗革兰氏阴性菌类		泰利霉素	三代半合成大环内酯
	阿米卡星	半合成氨基糖苷类		卡帕芬净	抗真菌

第四节　抗生素的耐药性

细菌耐药的发生发展过程与临床抗菌药物的过度使用密切相关，在青霉素还未正式应用于临床的1940年，亚伯拉罕（Abraham）和钱恩（Chain）首先在大肠埃希菌发现能水解青霉素β-内酰环从而导致青霉素对该细菌失效的青霉素酶。1956年，Newton与亚伯拉罕在蜡样芽孢杆菌发现具有类似作用的头孢菌素酶。细菌耐药问题逐渐引起重视，其后耐酶青霉素（如甲氧西林、苯唑西林等）应用于临床。但1960年便出现耐甲氧西林的金黄色葡萄球菌的超级细菌。20世纪50年代初期，青霉素能百分之百阻止葡萄球菌，可是，仅仅30年后，青霉素的有效率却降低到10%以下。20世纪40年代，每天1万单位青霉素，用4天就足以对付最严重的链球菌感染；到了1992年，治疗链球菌感染每天则需要2 400万单位的青霉素，并且仍然不能保证杀死全部细菌。21世纪初，美国首先报道了对万古霉素耐药的金黄色葡萄球菌的另一种超级细菌；革兰氏阴性菌耐药情况也是如此，迄今为止，细菌产生的β-内酰胺酶已从普通酶发展到广谱酶、超广谱酶、碳青霉烯酶、水解β-内酰胺酶抑制剂的酶等，细菌耐药已经成为全球严峻的公共卫生挑战。一种抗生素的开发、研制到临床使用和推广需要数十年的时间，而耐药菌的产生只需要很短的时间。人类逐渐进入后抗生素时代，即越来越多细菌对抗生素产生耐药性，严重威胁了人类的生命健康。面对细菌感染，人类似乎将要回到四百多年前没有抗生素可用的时代。

WHO在2011年提出“遏制耐药——今天不采取行动，明天就无药可用”的口号，呼吁全球关注抗生素使用和细菌耐药。在我国，全国细菌耐药监测网（Mohnarin）[5]是覆盖面最广的细菌耐药监测系统。为规范管控抗生素的使用，我国已建立抗菌药物分级管理制度。根据抗菌药物的安全性、疗效、细菌耐药性和价格等因素，抗菌药物分为非限制使用级、限制使用级与特殊使用级三级，对抗生素的处方进行分级管理。2016 年，国家卫生和计划生育委员会公布的近 5 年全国范围监测数据显示，我国抗菌药物临床使用率和平均费用呈下降趋势。2010—2015 年，全国住院患者平均抗菌药物使用率从 67.3% 下降到 39.1%；门诊患者抗菌药物使用率从 19.4% 下降到 9.4%。临床上应合理使用抗生素，即对临床抗生素的使用加以严格管理，尽早确定病原菌，按适应证选药，合理预防性用药，同时主张联合用药，以达到尽量避免细菌产生耐药的目的。

参考文献

[1] FLEMING A. On the antibacterial action of cultures of a penicillium, with special reference to their use in the isolation of B. influenzae [J]. British journal of experimental pathology, 1929, 10 (3): 226.

[2] AMINOV R I. A brief history of the antibiotic era: lessons learned and challenges for the future [J]. Frontiers in microbiology, 2010, 1: 134.

[3] 杨宝峰，陈建国. 药理学 [M]. 9 版. 北京：人民卫生出版社，2018：369－429.

[4] 张致平. 抗生素与抗菌药发展史 [J]. 首都医药，2004 (2)：14－16.

[5] 肖永红，沈萍，魏泽庆，等. Mohnarin 2011 年度全国细菌耐药监测 [J]. 中华医院感染学杂志，2012，22 (22)：4946－4952.

第四章　性 与 药 物

第一节　性传播疾病概述

性传播疾病（sexually transmitted diseases，STD）指的是各种通过性接触、类似性行为及间接接触传播的疾病。目前性传播疾病至少包括50种致病微生物感染所致的疾病，比如尖锐湿疣、丙型肝炎（简称“丙肝”）、艾滋病等。

2000年，WHO正式公布性传播疾病估计的患病人数，世界上每天有100多万人患病，每年约有4亿新增加患者。性传播疾病在世界范围内分布差异也比较大，南亚和东南亚是最严重的地区。在国内，患病人数沿海开放省市多于内地，经济发达地区多于经济落后区域。若以人群划分，性活跃人群较易感染性传播疾病，其次是流动人群和高收入者，而且男女比例差距正在逐渐缩小。对这种疾病，人群既无先天性免疫，也无法获得稳固的后天性免疫，可反复发作；而且这种疾病几乎没有年龄和性别上的区别。因此，我们有必要加强自身的防范意识，做好自身的防护，从而更有效地减少此类疾病的发生。

第二节　抗艾滋病药物的发展

一、艾滋病及艾滋病病毒的发现

1981年，美国纽约市8名同性恋青年被诊断出感染卡波西肉瘤（Kaposi sarcoma）。随后在旧金山和纽约也发现了同样的病例，这种疾病主要发生在男男同性恋和静脉吸毒者身上。1982 年，这类神秘的绝症被命名为获得性免疫缺陷综合征（acquired immune deficiency disease，AIDS）。1983 年，法国巴斯德研究所的蒙塔尼分离得到病毒并称之为淋巴腺病相关病毒。2008 年，两名法国科学家弗朗索瓦丝·巴尔－西诺西和吕克·蒙塔尼因发现艾滋病病毒而获得诺贝尔生理学或医学奖。

艾滋病病毒即人类免疫缺陷病毒（human immunodeficiency virus，HIV），直径 120 nm，呈球形。病毒最外层为包膜，表面有 72 个刺突状结构的糖蛋白 gp120 与 gp41，gp41 外端连接 gp120；紧贴着包膜脂双层内侧的是 p17 内膜（基质）蛋白，它是介于包膜脂双层与核衣壳之间的亚膜结构，具有支撑包膜维持病毒结构的作用，介导核衣壳与包膜糖蛋白之间的识别，在病毒以出芽方式释放时发挥作用；接着就是病毒核衣壳，为立体对称的二十面体，由 p24（25）蛋白构成；核衣壳里面是病毒核心，包括单链核糖核酸（RNA）、核衣壳蛋白（p9 及 p7）、蛋白酶（p10）、整合酶（p32）以及逆转录酶（p66/51）[1]。

HIV 的遗传物质为两条相同的正链 RNA，长 9.2～9.8 kb，2 条 RNA 链的 5′端借由氢键形成二聚体。HIV 的基因结构从 5′端到 3′端依次为 5′LTR-gag-pol-env-3′LTR，5′端有帽状结构 m7G5ppp5GmpNp，3′端有 polyA 序列。LTR 指的是长末端重复序列（long terminal repeats），含顺式调控序列，控制前病毒的表达。为了最大限度地使用有限的基因，HIV 基因编码区有很多重叠，LTR 之间至少包含 9 个基因，编码了多种蛋白，可以分为结构蛋白、调控蛋白、辅助蛋白。根据基因序列差异，HIV 可以分为 HIV-1 和 HIV-2，两者的核苷酸序列有 40%～60% 的同源性（图 4－1）。目前比较流行的是 HIV-1。

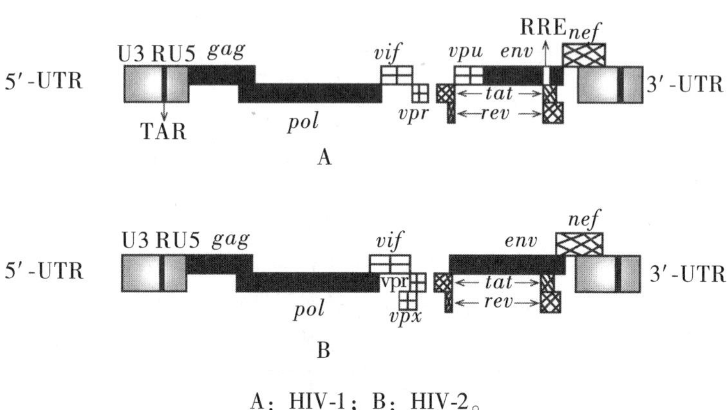

A：HIV-1；B：HIV-2。

图 4－1 HIV 的基因结构

表 4－1　HIV 基因与蛋白之间的联系

蛋白类型	基因	蛋白	基因亚型	功能
结构蛋白	*gag*	p17	HIV-1/2	豆蔻酰化内膜（基质）蛋白，稳定病毒颗粒
		p24（25）	HIV-1/2	衣壳结构蛋白
		p9	HIV-1/2	RNA 结合核衣壳蛋白，促进逆转录
		p7	HIV-1/2	RNA 结合核衣壳蛋白，促进逆转录，与 *vpr* 结合使 *vpr* 进入正在装配的颗粒；在病毒出芽过程中也有一定作用
	pol	p10	HIV-1/2	蛋白酶，切割前体病毒蛋白
		p66/51	HIV-1/2	逆转录酶，异二聚体，帮助病毒逆转录
		p32	HIV-1/2	整合酶，介导 HIV 的 DNA 整合到宿主基因组上
	env	gp120	HIV-1/2	表面的包膜糖蛋白，介导病毒毒粒与细胞表面的相互作用
		gp41	HIV-1/2	跨膜的包膜糖蛋白，介导病毒包膜与细胞膜的结合
调控蛋白	*tat*	p14	HIV-1/2	转录反式因子，与 HIV RNA 上的反式激活应答元件（TAR）结合使 HIV 的转录高达 1 000 倍以上
	rev	p19	HIV-1/2	病毒调节因子，与 HIV RNA 上的 *rev* 应答元件（RRE）的区域结合，促使病毒不完全剪切的 RNA 从核内运送到胞质
	nef	p27	HIV-1/2	多功能蛋白，下调 CD4 细胞和 MHC Ⅰ 分子；增强病毒感染性；也参与病毒和细胞转录的负调控，抑制病毒 LTR，干扰病毒的基因转录

（续上表）

蛋白类型	基因	蛋白	基因亚型	功能
辅助蛋白	*vif*	p23	HIV-1/2	病毒感染因子，一些研究表明此蛋白可以调节病毒复制、组装、复制、出芽等[2]
	vpr	p15	HIV-1/2	病毒蛋白 R，作为核定位信号，介导未整合的原病毒复合物进入细胞核，抑制细胞生长，反式作用于 HIV-1 LTR 结构中的启动子和细胞基因的启动子，激活细胞表达；诱导细胞周期 G2 期阻滞来阻止细胞分裂
	vpu	p16	HIV-1	病毒蛋白 U，整合膜蛋白，不存在于病毒粒子中。在病毒感染细胞中，病毒受体 CD4 与内质网上合成的病毒包膜蛋白形成 gp160-CD4 复合物，*vpu* 诱发 CD4 分子的泛素化降解，使病毒包膜蛋白游离出来，而且帮助 HIV 病毒释放。缺乏 *vpu* 的情况下，大量新合成的病毒颗粒会滞留在被感染细胞的表面
	vpx	p15	HIV-2	帮助病毒感染

HIV 病毒侵染人体主要是侵染表面有 CD4 分子的细胞，包括巨噬细胞、树突状细胞、$CD4^+$T 细胞，但巨噬细胞和树突状细胞占的比例较少。HIV 病毒侵染过程如下[3]。

（1）HIV 吸附靶细胞：病毒粒子首先黏附到细胞表面，gp120 的亚蛋白结构发生改变，暴露出 V3 可变区，趋化因子受体 CCR5 或者 CXCR4 的 N 端有二硫键的酪氨酸和酸性氨基酸黏附到 gp120 暴露出的 V3 可变区上，与 gp120/CD4 形成复合体，复合体在 gp41 区形成盘区结构，其构象改变导致与 gp41 分离，gp41 蛋白的 N 端疏水区朝细胞膜移动，囊膜蛋白（env）嵌入细胞膜造成膜融合，致使病毒核心导入细胞。

（2）HIV 外衣溶解，核心内容物释放：病毒核心进入细胞，p17 内膜蛋白暴露于细胞质基质，p24 核衣壳蛋白进入细胞质基质完成脱壳，病毒 RNA

及蛋白等都会进入宿主细胞中。

（3）病毒 RNA 复制与整合：病毒 RNA 在自身逆转录酶 p66/51 的作用下转录成单链 DNA，并由宿主细胞 DNA 聚合酶合成双链 DNA（前病毒），在整合酶 p32 介导下与宿主细胞染色体整合。

（4）病毒成分合成：宿主 RNA 聚合酶介导病毒 DNA 转录出病毒 mRNA，继而被剪切成较小的片段，因此，早期开始合成调控蛋白 tat、rev、nef，rev 逐渐积累会开始抑制 mRNA 剪切，全长的 mRNA 开始合成 gal、pol、env、vif、vpr 和 vpu 等蛋白，因为涉及细胞质定位和表达，其表达依赖于 rev。

（5）病毒装配及成熟病毒的释放：*env* 编码的前体外膜蛋白 gp160 穿过内质网转运至高尔基复合体，被蛋白酶裂解加工成 gp41 和 gp120，待这两种蛋白被转运至宿主细胞膜后，gp41 将 gp120 固定在感染细胞膜上。gag（p55）和 gag-pol（p160）多聚蛋白同样在细胞膜内表面与病毒 RNA、病毒子代 RNA 一起作为形成的毒粒开始从宿主细胞出芽。在它们通过宿主细胞膜出芽的时候，病毒颗粒获得含有 env 蛋白的脂质双层。在出芽过程中或者出芽以后，病毒的蛋白酶裂解 gag 和 gag-pol 前体蛋白，成为成熟蛋白，且具有传染性。

gag（p55）前体蛋白在 HIV 蛋白酶的作用下裂解成 p17、p24、p15 三个蛋白，p17 和 p24 分别参与构建 HIV 颗粒的内膜和内壳，p15 进一步裂解成与病毒 RNA 结合的核衣壳蛋白 p9 和 p7。*gag* 和 *pol* 基因重叠区内起始的一段序列为 *pro* 基因，编码 HIV 蛋白酶 p22，p22 在 HIV 蛋白前体裂解为成熟蛋白过程中起着主要作用。p22 成熟蛋白形式为 p10。gag-pol 前体蛋白裂解为 HIV 蛋白酶（p10）、逆转录酶（p66/51）、整合酶（p32）。

1985 年，北京协和医院发现第一例艾滋病患者。1989 年年底，云南省卫生防疫部门通过艾滋病血清学监测发现瑞丽县有 146 名 HIV 感染者，暴发了我国艾滋病第一次大流行。1995 年，在河南省的献血员中也暴发了艾滋病。截至 2005 年，我国共有 65 万艾滋病病例，且开始出现从高危人群向一般人群传播的趋势。2010 年，我国报告艾滋病发病病例数及死亡病例数在法定报告传染病中位居第一，已连续 3 年居于传染病死亡榜首。2018 年我国约有 125 万艾滋病病例，大约 95% 以性接触传播。因此，研究者们不断地找寻合适的抗艾滋病药物和治疗方案，希望能够攻克艾滋病难关。

二、抗艾滋病药物的发现和发展史

抗艾滋病药物的作用机制是通过影响 HIV 复制过程的某一环节，从而抑制病毒的复制和感染，主要可以分为四大类：进入抑制剂、逆转录酶抑制剂、整合酶抑制剂、蛋白酶抑制剂（表 4－2，图 4－2）。

表 4－2　抗艾滋病药物机制与分类

药物大类	分类	作用机制	代表药物
逆转录酶抑制剂	核苷类逆转录酶抑制剂	此类药物的作用部位为逆转录酶的底物结合区，结构为合成 DNA 的天然底物的衍生物，与底物产生竞争性抑制	齐多夫定、拉米夫定、司他夫定、去羟肌苷、扎西他滨、硫酸阿巴卡韦、恩曲他滨
	非核苷类逆转录酶抑制剂	此类药物可以结合于逆转录酶活性位点附近的疏水区，引起催化部位的结构变化，属于非竞争性抑制剂	奈韦拉平、依发韦仑、依非韦仑
蛋白酶抑制剂	—	此类药物是根据 HIV 蛋白酶裂解 HIV 前体多聚蛋白的位点序列，被设计成在个别位点突变的肽类，与 HIV 蛋白酶结合后，产生竞争性抑制作用	沙奎那韦、利托那韦、茚地那韦、奈非那韦、福沙那韦、达芦那韦、阿扎那韦、替拉那韦、洛匹那韦
进入抑制剂	吸附抑制剂	此类药物阻断 gp120 与 CD4 的连接从而阻断病毒对细胞的黏附	—
	融合抑制剂	此类药物以 HIV-1 跨膜糖蛋白 gp41 为靶点，抑制 gp41 介导膜融合功能性核心结构六螺旋体形成	恩夫韦肽
	辅助受体拮抗剂	此类药物通过阻滞 HIV 主要辅助受体来阻止病毒进入未感染的细胞	马拉维若

（续上表）

药物大类	分类	作用机制	代表药物
整合酶抑制剂	—	此类药物通过与底物竞争结合整合酶活性中心，从而阻断整合酶3′端加工和链转移等，达到抑制HIV复制的目的	拉替拉韦、埃替拉韦、多替拉韦

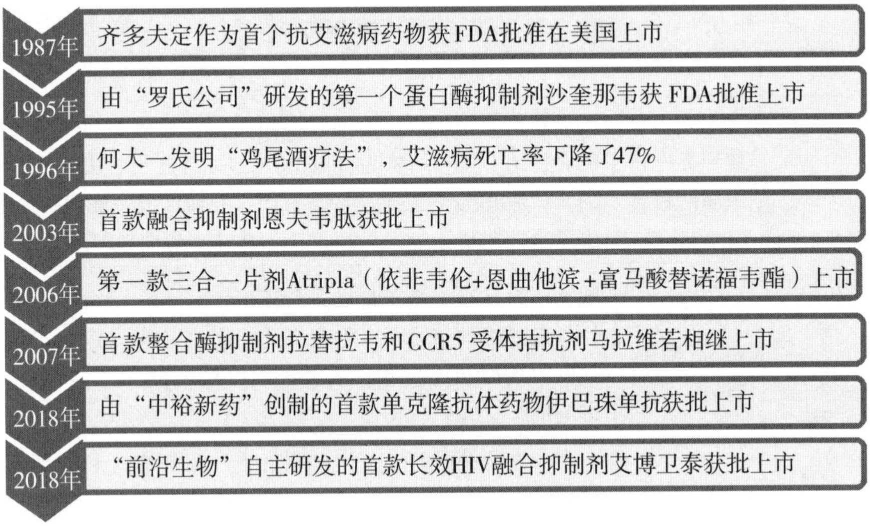

1987年 齐多夫定作为首个抗艾滋病药物获FDA批准在美国上市
1995年 由“罗氏公司”研发的第一个蛋白酶抑制剂沙奎那韦获FDA批准上市
1996年 何大一发明“鸡尾酒疗法”，艾滋病死亡率下降了47%
2003年 首款融合抑制剂恩夫韦肽获批上市
2006年 第一款三合一片剂Atripla（依非韦伦+恩曲他滨+富马酸替诺福韦酯）上市
2007年 首款整合酶抑制剂拉替拉韦和CCR5受体拮抗剂马拉维若相继上市
2018年 由“中裕新药”创制的首款单克隆抗体药物伊巴珠单抗获批上市
2018年 “前沿生物”自主研发的首款长效HIV融合抑制剂艾博卫泰获批上市

图4－2　主要抗艾滋病药物上市时间

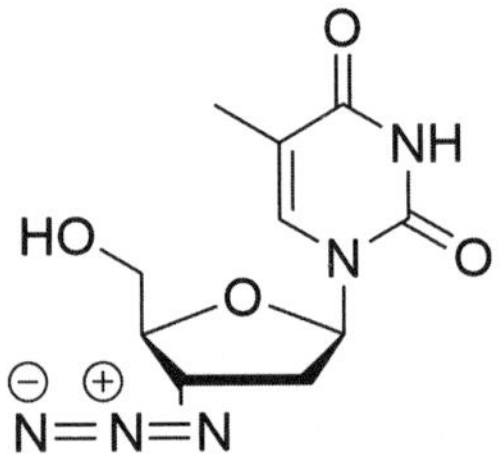

1964年，美国的杰罗姆·霍维茨首先合成齐多夫定（图4－3），最初定位为抗肿瘤药，但试验证明其对小鼠肿瘤无效后放弃。1985年，美国国家癌症研究所与宝威公司的研究人员通过不断地试验使其成为第一个抗HIV药物。1986年，美国FDA首先批准了齐多夫定用于治疗艾滋病患者，这是抗艾滋病的第一个药物，属于核苷类逆转录酶抑制剂。齐多夫定早在20世纪60年代初期就已经被合成出来，但1983年才被研究人员发现具有抗HIV活性。齐多夫定可以抑制病毒的繁殖和扩散，但无法消除病毒和逆转已被病毒破坏的细胞、减少病毒对免疫系统的破坏从而延长患者寿

图4－3　齐多夫定的结构式

命，同时其伴随着一定的骨骼肌和心肌毒性。这类药物还包括拉米夫定、司他夫定、去羟肌苷、扎西他滨、硫酸阿巴卡韦、恩曲他滨等。此外还有非核苷类逆转录酶抑制剂，包括奈韦拉平、依发韦仑、依非韦仑等。

20 世纪 90 年代，研究者们将工作重心转移到了蛋白酶抑制剂。这类药物可以与 HIV 蛋白酶的天然产物产生竞争性结合，使病毒装配时无法合成所需的结构蛋白等，HIV 无法成为成熟的病毒，从而抑制病毒的产生，疗效较长。1995 年，罗氏公司生产出了第一个 HIV 蛋白酶抑制剂沙奎那韦（图 4－4）。1996 年，FDA 批准利托那韦上市。同样在 1996 年，茚地那韦作为第三个 HIV 抑制剂上市。既有的研究促使学者不断地向前探索，后面又推出了多种蛋白酶抑制剂，比如奈非那韦、福沙那韦、达芦那韦、阿扎那韦、替拉那韦等。

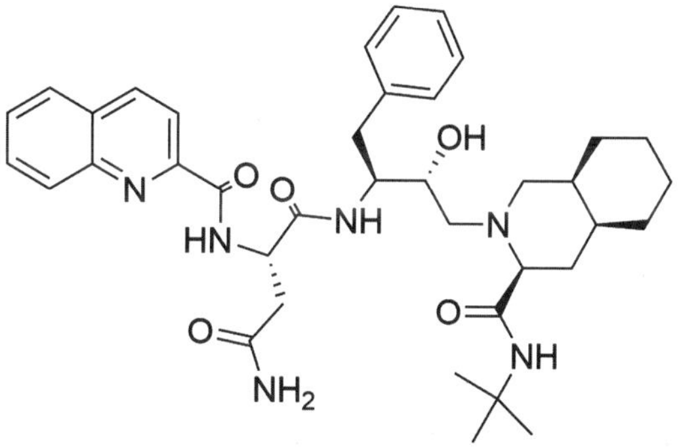

图 4－4　沙奎那韦的结构式

1996 年，何大一发明了著名的“鸡尾酒疗法”，即高效抗逆转录病毒治疗（highly active antiretroviral therapy，HAART）。这种疗法主要是采用三种或三种以上的药物，在艾滋病的不同环节，采用不同的疗法进行组合治疗。这样有效避免了单一用药带来的耐药性，延长了患者生命[4]，但其缺点是残留的病毒会潜伏在患者体内，选择适宜的时机繁殖。目前，临床上有 20 多种抗艾滋病药物，分别作用于 HIV 生活周期的不同阶段。艾滋病患者在合理用药的情况下，可以存活 20～30 年，但患者用药成本高且停药后会迅速反弹。现有药物可以有效杀死游离形式的 HIV，但对病毒储存库影响甚微。由于目前无法完全治愈艾滋病，患者需要终身服药。

葛兰素史克公司于 1997 年推出第一个组合疗法，即拉米夫定＋齐多夫定；2000 年，葛兰素史克公司又推出了三复方疗法，即拉米夫定＋齐多夫定

+阿巴卡韦；2000 年，艾伯维公司推出了第一个含蛋白酶抑制剂的组合疗法，即利托那韦+洛匹那韦；2006 年，吉利德公司推出了首个全方案鸡尾酒疗法 Atripla，即替诺福韦+依非韦伦+恩曲他滨（HIV 逆转录酶抑制剂），该疗法病毒抑制率高，不良反应较小。在众多鸡尾酒疗法的控制下，艾滋病成为一种可控制的慢性病[5]。

鸡尾酒疗法可以明显减少血浆中的病毒，但却无法清除树突状细胞、巨噬细胞的潜伏病毒库中的病毒，能全部或部分程度上恢复感染者被破坏的免疫功能，早期治疗可降低感染者体内病毒储存容量，提高临床疗效，但仍存在较大副作用，规范治疗下致死率可达 10%。鸡尾酒疗法应用于孕妇可有效预防母婴传播。另外，患者仍然需要终身服药来控制病情，高昂的药物费用会带给患者沉重的经济负担，且容易产生耐药，须经常调整药物组合，这些限制是鸡尾酒疗法面临的一项重大挑战[6]。

融合抑制剂可以阻止病毒与细胞之间的融合。融合抑制剂可以是多肽、蛋白、抗体等。2003 年，美国 FDA 宣布批准恩夫韦肽用于 6 岁以上儿童及成人的艾滋病治疗。恩夫韦肽作为第一个融合抑制剂，采用的是皮下注射的方式。当它与病毒包膜糖蛋白结合后，可以阻止病毒与细胞膜结合所需的构象变化，阻止病毒进入机体免疫细胞并能增加免疫细胞的生长，对目前产生抗药性的患者尤其有效，但是还需要更多实验验证。而且恩夫韦肽存在半衰期短和耐药性等问题，但艾博卫泰克服了这一点。

艾博卫泰是一种 3-马来酰亚胺-丙酸（MPA）修饰（第 13 个残基）的以肽为基础的新型长效 HIV-1 融合抑制剂，其作用靶点是 HIV-1 的包膜蛋白 gp41，被修饰后可以和血清白蛋白发生反应，这使它在人体内的半衰期延长至 11～12 天，表明它适用于每周一次或不太频繁的给药间隔。由于单药治疗两周以上易出现耐药病毒株等问题，研究人员又开发出了艾博卫泰与洛匹纳韦/利托纳韦的联合治疗方案，此方案更简便，安全性相对更高，药物相互作用更少。

艾博卫泰是中国第一个原创抗艾滋病新药，是全球第一个长效 HIV-1 融合抑制剂，为艾滋病患者提供了新的治疗选择。该药已于 2018 年 5 月在中国获批上市（表 4-3）。

表 4－3 艾博卫泰部分临床试验

开始时间	临床试验名称	分期	属性
2013 年 4 月 13 日	注射用艾博卫泰Ⅱ期临床研究	Ⅱ期	药代/药效
2014 年 1 月 21 日	注射用艾博卫泰联合克力芝治疗一线治疗失败的 HIV-1 感染者的有效性和安全性	Ⅲ期	干预性研究
2014 年 2 月 19 日	注射用艾博卫泰Ⅲ期临床研究	Ⅲ期	安全性和有效性

2007 年，辉瑞公司研制了第一个以口服方式给药的辅助受体抑制剂马拉维若（图 4－5）[7]，它通过阻止 gp120 与 CCR5 辅助受体的结合使 gp41 的 N 末端不能插入细胞膜，从而阻止病毒与细胞膜的融合。马拉维若适用于对其他抗艾滋病药物耐受，且以 CCR5 作为入侵靶细胞的辅助受体的病毒株感染，其副作用包括咳嗽、发烧、腹泻等。

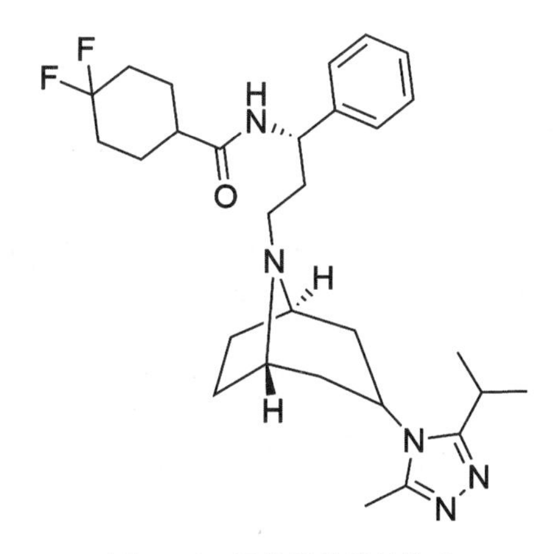

图 4－5 马拉维若的结构式

由于 HIV 的 DNA 复制缺乏保真性，易突变，所以容易引起耐药。整合酶作为 HIV 复制的基本酶之一，以单一的活性部位与病毒和宿主两种不同构象的 DNA 底物作用，可能限制 HIV 对整合酶抑制剂药物产生耐药性。此外，整合酶只存在于病毒中，哺乳动物均无对应酶，这证明整合酶非常适合作为一个新靶点，因此关于 HIV 整合酶抑制剂的研究也异常活跃。

HIV 整合酶的催化过程（图4－6）如下：整合酶与细胞质中病毒的双链DNA 结合，形成1 个整合前复合物（pre-integration complex，PIC），在3′末端切下2 个核苷酸，露出自由羟基3′-OH。PIC 运至细胞核后，整合酶交错切除宿主细胞 DNA 的5′端2 个氨基酸，产生间隔5 个碱基的交错切口，然后病毒DNA 的3′端带自由羟基的碱基与宿主 DNA 的5′端以共价键结合连接起来。最后宿主细胞的酶修补病毒 DNA 与宿主 DNA 的缝隙，病毒 DNA 和宿主 DNA 结合为一体。

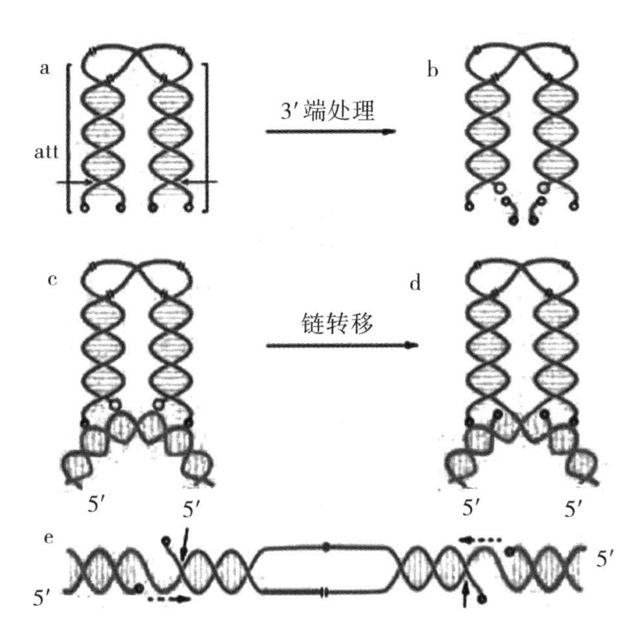

图4－6　HIV-1 整合酶催化病毒 DNA 整合进入宿主染色体的过程

目前已经上市的整合酶抑制剂主要是通过抑制链转移反应阻断 HIV 的复制过程，主要有拉替拉韦、埃替拉韦、多替拉韦等[8]。拉替拉韦由默沙东公司研发，是全球上市的首个 HIV 整合酶抑制剂，于2007 年10 月获 FDA 批准，该药是继“鸡尾酒疗法”出现10 年之后 HIV 治疗领域的又一个里程碑，对初治患者、已产生耐药的艾滋病患者均有显著疗效。2017 年，FDA 批准拉替拉韦联合其他抗逆转录病毒药物用于治疗 HIV-1 感染的成人患者及体重至少40 kg的儿童患者。FDA 批准此项联合治疗是基于一项关键性Ⅲ期临床研究ONCEMRK 的积极顶线数据，这是一项多中心、双盲、随机、活性药物、非劣效性对照研究。结果表明，初治 HIV-1 成人感染者接受拉替拉韦与替诺福韦酯和恩曲他滨联合用药48周之后，实现病毒学抑制比例达到88%；因不良事件导致的治疗中断率很低，因出现病毒突变导致的任何耐药率低于1%。

埃替拉韦是吉利德公司研发的首个喹诺酮类HIV整合酶抑制剂。2012年，吉利德公司的Stribild（恩曲他滨+富马酸替诺福韦酯+埃替拉韦+考比司他）获FDA批准；2013年，被欧盟批准上市，用于治疗HIV感染。考比司他为药代动力学增强剂，能抑制某些HIV药物代谢过程的一种酶，延长其效果。FDA药品评价和研究中心抗微生物药物办公室主任指出："通过持续的研究和开发，HIV感染者的治疗从需要服用多粒药丸进步到只需要服用单一药丸。像Stribild那种抗HIV新的组合药物有助于简化治疗。"2015年，吉利德公司又推出Genvoya（埃替拉韦+考比司他+恩曲他滨+替诺福韦艾拉酚胺富马酸），适用于从未服用过抗艾滋病药或病毒被抑制的HIV-1型患者，可以使90%以上的艾滋病患者血清中HIV RNA的拷贝数低于50/mL。这份配方中的替诺福韦艾拉酚胺富马酸是新合成的富马酸替诺福韦酯前药，是一种全新的核酸逆转录酶抑制剂，其血浆稳定性比富马酸替诺福韦酯好，进入感染细胞后仍能最大限度地保持完整性。此药已于2018年在中国上市，是中国首个通过审批用于治疗HIV的单一片剂方案。它具有长久的病毒抑制效果，使"多合一"用药成为可能，可以提供更好的用药依从性。

葛兰素史克公司也不甘落后，其研发的多替拉韦钠分别于2013年8月和2014年1月在美国和欧洲批准上市，于2016年在中国上市，用于治疗HIV感染的成人和年满12岁的儿童患者。WHO推荐以整合酶抑制剂多替拉韦钠为基础的抗逆转录病毒治疗作为低收入和中等收入国家所有成年人患者一线治疗的首选方案，因为该药效力高，副作用又少，不过此药也存在一定风险，如在受孕时或早孕时接触此药容易出现胎儿神经管缺陷的风险。因此，关于抗艾滋病药物的使用还需要一定的评估与监测。目前，全球15个主要的抗艾滋病药物研究机构见表4－4。

表4－4　全球15个主要的抗艾滋病药物研究机构[9]

排名	机构	所属国家	在研品种/种
1	美国国立卫生研究院	美国	63
2	美国国家癌症研究所	美国	42
3	美国国家变态反应与感染性疾病研究所	美国	30

（续上表）

排名	机构	所属国家	在研品种/种
4	吉利德公司	美国	19
5	葛兰素史克公司	英国	14
6	ViiV 医疗保健公司	英国	13
7	百时美施贵宝公司	美国	13
8	默克公司	美国	9
9	国际艾滋病疫苗行动组织	美国	9
10	爱尔兰 Janssen 研发公司	爱尔兰	9
11	日本烟草公司	日本	8
12	国际杀菌剂合作组织	美国	7
13	罗氏制药集团	瑞士	7
14	Inovio 制药公司	美国	6
15	耶鲁大学	美国	6

此外，艾滋病疫苗的研发尚未成功。疫苗预防疾病的前提是人在自然感染产生抗体后可以预防再感染，但是目前艾滋病疫苗尚无法做到这一点。原因主要有以下几点：一是 HIV 的亚型多，尚无哪种疫苗可以覆盖所有亚型，且 HIV 进入人体后，在复制过程中错误率高，变化形式多样；二是 HIV 可以整合到人体细胞和人共存，除非杀死人体细胞，否则无法治愈；三是疫苗缺乏合适的动物模型，因为艾滋病病毒只感染人类。目前全球开展的 HIV 疫苗试验相比于过去要多得多，但是目前显现出的效果不佳。2016 年，在南非开展的一项名为 HVTN 702 的 HIV 疫苗试验于 2020 年 2 月宣布停止。这种疫苗是改自 2009 年在泰国完成临床试验的艾滋病疫苗 RV144。此次临床试验总共招募了 5 400 名 18 ～ 35 岁感染风险高的 HIV 阴性的健康成年人，随机分配接种安慰剂或疫苗，希望能够获得比 RV144 更好的效果。但是在一项中期分析中发现，此疫苗并没有显示出预防艾滋病的功效，使得研究以失败告终。但是仍然有许多候选疫苗正在逐步被开发和探究，我们相信，在未来可以筛选出合适的艾滋病疫苗来帮助大家有效抵御多种 HIV 毒株的感染。

艾滋病难治的原因主要有以下几点：一是 HIV 靶向 $CD4^+$ T 细胞，这是人体用来对抗外来感染的主要细胞，一旦被攻陷，机体容易以非常快的速度遭受损伤；二是 HIV 有高突变频率，这也为药物的研发带来困难；三是 HIV 进入机体整合到宿主细胞基因组后，一般为潜伏感染，免疫系统有时不易发现。我们对于艾滋病的发病机制认识尚不全面，且缺乏合适的动物模型，因此，对艾滋病的探索可能还需要走很长的一段路程。

第三节 抗丙肝药物的发展

一、丙型肝炎病毒的发现

1989 年，美国科学家迈克尔·侯顿找到并克隆出了丙肝病毒，命名为丙型肝炎病毒（hepatitis C virus，HCV）。HCV 是黄病毒科中嗜肝病毒中的唯一成员，为带包膜单股正链的小 RNA 病毒，核衣壳外包绕着含脂质的囊膜，囊膜上有刺突，RNA 聚合酶保真度低且易变异。静脉吸毒与不安全性行为是感染 HCV 的高危行为，HCV 以血液感染和体液感染为主，55% ～ 85% 感染 HCV 的患者会转变为慢性肝炎，20 年内有转变为肝硬化的风险，还有可能转变为肝癌。

HCV[10] 的 RNA 有 9 500 ～ 10 000 bp，两端有 5′和 3′非编码区，即核糖体进入序列（IRES）和一个阅读框（ORF），基因组排列顺序为 5′-C-E1-E2-p7-NS2-NS3-NS4A-NS4B-NS5A-NS5B-3′，可以翻译为多聚蛋白前体，经酶作用后可裂解为 10 种蛋白，包括结构蛋白和非结构蛋白。结构蛋白包括核衣壳蛋白和 E1/E2 编码的 2 种糖蛋白，非结构蛋白则包括 NS1、NS2、NS3、NS4A、NS4B、NS5A、NS5B。NS1 编码的 p7 是离子通道的膜内在蛋白，促进病毒颗粒的释放。NS2、NS3 和 NS4A 编码蛋白参与病毒多聚蛋白前体的切割，具有蛋白酶活性；NS3 蛋白还参与解旋 RNA，帮助 RNA 复制。NS4B 可能促进 HCV 复制复合体形成。NS5A 作为一种磷酸蛋白，与多种宿主细胞蛋白相互作用，协助病毒的复制，也可能与病毒逃逸或 HCV 复合体形成有关。NS5B 带有 RNA 聚合酶活性，参与 HCV 基因组复制（图 4 －7）。

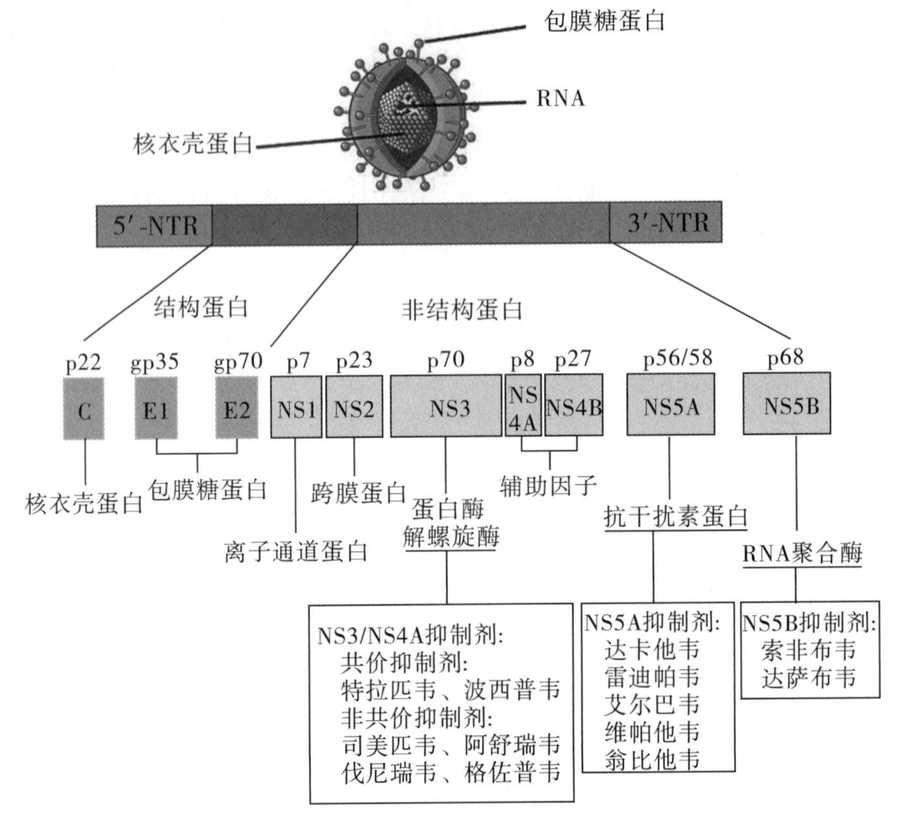

图4－7　HCV 的结构和抗丙肝药物分类

绘制者：刘晓燕。

参考文献：郭涤亮，刘冠男，周宇，等. HIV 整合酶抑制剂的研究进展［J］. 有机化学，2010，30（4）：9.

自 1991 年 Choo 等分离出 HCV 完整的病毒株后，世界各地陆续发现其他相关病毒株，发现其全基因组序列存在较明显的差异。不同研究者使用不同的分类方法，没有统一标准，致使命名混乱。后来在第二届 HCV 与相关病毒国际讨论会议上制定了统一的命名系统——Simmonds 系统，目前认为 HCV 主要有 6 种基因型，不同基因型之间的全基因组序列差异达 35%，各亚型的差异为 75%～86%。1a 和 1b 型在欧洲是常见的基因型，我国主要是 1b 和 2a 型。

HCV 的复制与释放过程（图 4－8）如下：病毒上的包膜蛋白识别肝细胞表面受体，介导病毒进入细胞，释放正链 RNA；在 NS5B 的介导下，病毒

RNA 开始进行复制；进入细胞和复制的 RNA 通过 IRES 介导翻译合成多聚蛋白，然后由 NS3/NS4A 蛋白酶水解成病毒蛋白；最后，新合成的病毒 RNA 与病毒蛋白装配，成熟后释放[11]。

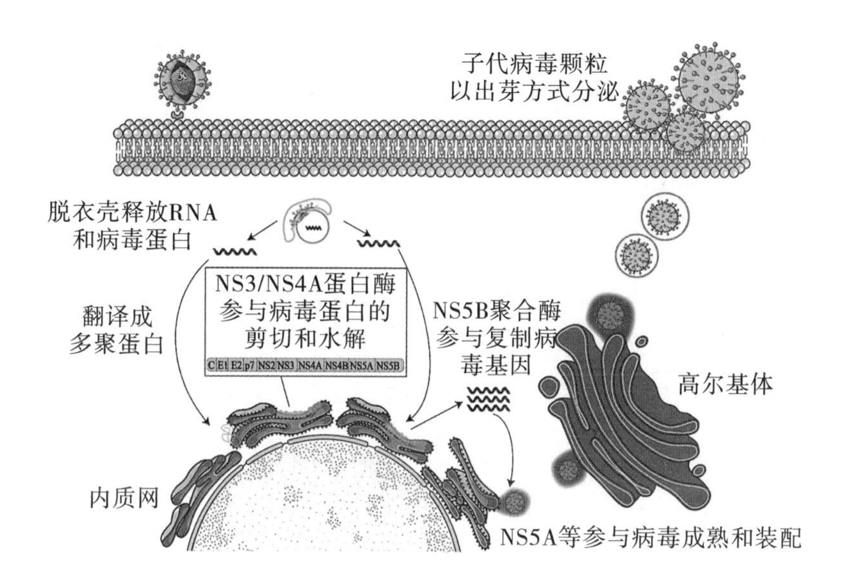

图 4－8 HCV 的复制与释放过程

绘制者：刘晓燕。

参考文献：LIM P J, CHATTERJI U, CORDEK D, et al. Correlation between NS5A dimerization and hepatitis C virus replication [J]. Journal of biological chemistry, 2012, 287 (36): 30861－30873.

二、抗丙肝药物的发现和发展

刚开始开发 HCV 相关的蛋白酶抑制剂的道路充满了荆棘，一是由于 HCV 生命周期尚未完全确定，二是由于缺乏合适的细胞评价模型和临床前药物评价动物模型。

1957 年，英国科学家在研究流行性感冒病毒时，发现其中生成了一种物质可以干扰流感病毒的感染，并将其命名为“interferon”，即干扰素。干扰素可以激活宿主细胞某些酶，降解病毒 mRNA，抑制蛋白的翻译。1989 年，人们开始用干扰素治疗丙肝，但是最初的治愈率不到 20%。1998 年，干扰素联合广谱抗病毒药利巴韦林（ribavirin，RBV）可以显著提高丙肝的治愈率至60%以上。

抗丙肝药物的研究在不断继续，但直到2011年，FDA批准第一个NS3/NS4A蛋白酶抑制剂之后（表4-5），直接对抗丙肝药物的研究才算真正意义上的开始。自此之后，蛋白酶抑制剂加干扰素/利巴韦林三联疗法被广泛使用。此类药物包括共价结合和非共价结合NS3/NS4A抑制剂[12]。共价抑制剂是线性α酮酰胺类衍生物，与丙肝NS3/NS4A蛋白酶催化三联体中活性位点的丝氨酸共价结合，可逆地抑制NS3/NS4A蛋白酶，如波西普韦和特拉匹韦，但该类药存在口服生物利用度差和毒性大等问题。

表4-5　已上市的NS3/NS4A抑制剂

药物	英文名	上市时间	抑制类别
波西普韦	Boceprevir	2011年	共价结合抑制剂
特拉匹韦	Telaprevir	2011年	共价结合抑制剂
司美匹韦	Simeprevir	2013年	非共价结合抑制剂
阿舒瑞韦	Asunaprevir	2014年	非共价结合抑制剂
伐尼瑞韦	Vaniprevir	2014年	非共价结合抑制剂
格佐普韦	Grazoprevir	2016年	非共价结合抑制剂

2013年，FDA批准司美匹韦上市，这是第一个上市的非共价结合NS3/NS4A抑制剂。司美匹韦不仅对NS3/NS4A蛋白酶有极高的抑制性，对多种基因型的HCV也有良好的抑制性，与干扰素/利巴韦林合用的三联疗法也体现了较高的治愈率。非共价结合NS3/NS4A抑制剂是线性或大环类羧肽类化合物，与NS3/NS4A催化位点上的氨基酸残基产生静电相互作用结合，即非共价结合。2014年后，百时美施贵宝公司和默沙东公司分别推出了自己的NS3/NS4A抑制剂。但无论是共价结合或者非共价结合的方式，NS3/NS4A抑制剂最大的问题是低耐药屏障（对耐药性产生的抵抗）与高交叉耐药性的问题，患者服用药物2周以上，会快速出现耐药突变和耐药突变的敏感性下降。

幸运的是，在当时针对NS5抑制剂的开发也不甘落后。NS5A和NS5B是HCV复制的关键酶，NS5抑制剂可以抑制HCV病毒复制，从而清除病毒。

NS5A共有477个氨基酸，是一种高度磷酸化的非结构蛋白，其丝氨酸残基可产生两种磷酸化程度不同的蛋白，在HCV生命周期中具有重要作用[15]，但它不具备酶催化活性[13]。NS5A 有Ⅰ、Ⅱ、Ⅲ共 3 个结构域，结构域Ⅰ由 1 个高度保守的 N 端两性 α 螺旋和 1 个疏水侧链及带电的侧链组成，NS5A 与内质网膜的结合依赖于此两性 α 螺旋，同时有 1 个包含 Cys39、Cys57、Cys59、Cys80 4 个半胱氨酸残基的锌结合区域，对蛋白稳定性起着重要的作用。结构域Ⅰ和Ⅱ共同参与 HCV 的复制；结构域Ⅲ主要参与 HCV 颗粒的装配。NS5A 既可以与 HCV RNA、NS5B 等组成复制复合体，完成 HCV 复制，也可以刺激 NS5B 合成负链 RNA（图 4－9）。

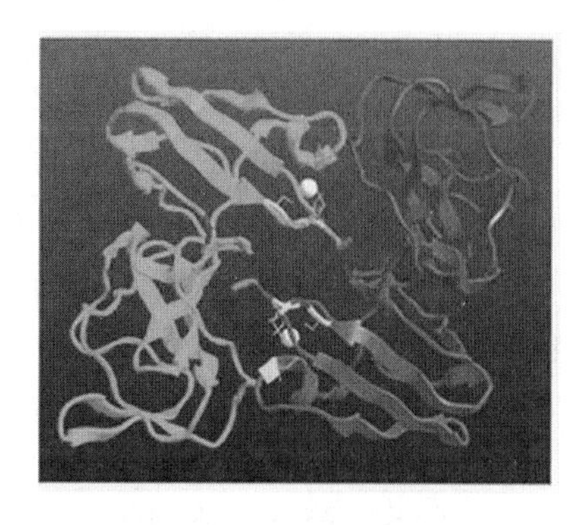

图 4－9　NS5A 结构

绘制者：刘晓燕。

参考文献：LIM P J, CHATTERJI U, CORDEK D, et al. Correlation between NS5A dimerization and hepatitis C virus replication [J]. Journal of biological chemistry, 2012, 287 (36): 30861－30873.

因此，对于 NS5A 抑制剂的研究主要有以下几点策略：①抑制 NS5A 高度磷酸化；②抑制 NS5A 两性 α 螺旋；③抑制 NS5A 相关结构域；④干扰 NS5A 从内质网向脂滴转移，导致 NS5A 不能装配到复制复合体中，抑制具有完整功能复合体的形成和 HCV 复制；⑤与 NS5A 形成的功能复合物结合，通过协同变构作用使整个功能复合物失效。

目前报道的 NS5A 抑制剂[14]绝大多数是通过细胞水平的高通量筛选发现的。例如，达卡他韦（daclatasvir）是基于高通量筛选技术研发得到的，于 2014 年被欧盟批准与其他抗病毒药联合用于基因 1～4 型慢性丙肝成人患者的治疗；2015 年 7 月，美国 FDA 批准其与索非布韦（sofosbuvir）联合用于慢性 HCV 基因 3 型感染的治疗。在当时，百时美施贵宝公司为了发现新型的抗 HCV 药物，用高通量筛选的方法先后筛选了近 100 万个化合物，在不停地验证中发现了全新的靶点 NS5A 蛋白，因为当时认知的靶点是 NS3A 和 NS5B。最后代号为 BMS-790052 的化合物进入临床研究，历经波折才诞生了第一个 NS5A 抑制剂达卡他韦。达卡他韦可以结合在 NS5A 结构域Ⅰ与 RNA 结合点相反的部位，使二聚体凹槽的空间发生轻微扭曲，影响 NS5A 二聚体与病毒 RNA 的精确结合，导致病毒复制终止。达卡他韦属于广谱的 HCV NS5A 抑制剂，对各种基因型的 HCV 感染都有作用。NS5A 抑制剂还包括雷迪帕韦（ledipasvir）等。

2016 年 1 月 28 日，NS3/NS4A 抑制剂格佐普韦（grazoprevir）与 NS5A 抑

制剂艾尔巴韦（elbasvir）的组合制剂获 FDA 批准用于治疗慢性丙肝基因 1 型和 4 型患者。

但是 NS5A 蛋白在 HCV 不同基因型中存在序列差异，易突变，因此，开发出广谱且足够抵抗耐药突变的 NS5A 抑制剂仍然任重道远。幸运的是，HCV 不同基因型的 NS5B 有高度一致的催化活性中心，因此，NS5B 抑制剂对不同基因型的 HCV 均有抗病毒活性。

NS5B 是膜相关蛋白，有 591 个氨基酸，C 端有一个由 21 个氨基酸构成的高度疏水性 α－螺旋膜锚定区，对功能性复合物在内质网上的组装发挥作用。此外，它具有聚合酶典型的右手结构，包括拇指（thumb）、手指（fingers）、手掌（palm）3 种结构域。手掌区形成核苷酸转移反应的催化中心，手指区与复制所需的三磷酸核苷酸相互作用，拇指区则在 RNA 复制起始和延伸过程中发挥作用。NS5B 包括 5 个变构位点，分别是 thumb Ⅰ、thumb Ⅱ、palm Ⅰ、palm Ⅱ和 palm Ⅲ，通过调节聚合酶的基本构象来保持催化的活性[16]。而且 NS5B 具有高度选择性，因为人体细胞中并无表达与 NS5B 高度相似的酶（图 4－10）。

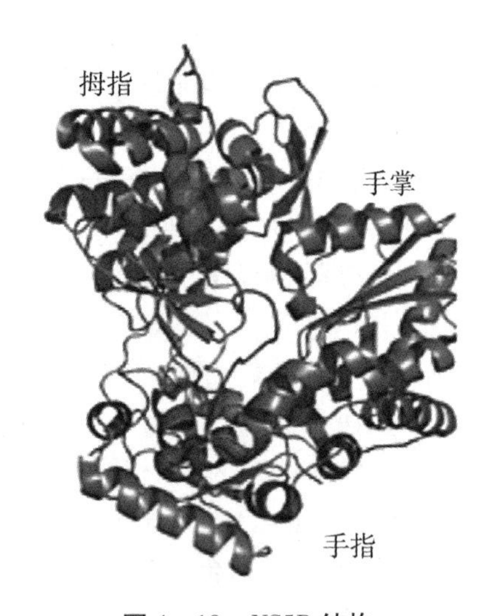

图 4－10　NS5B 结构

绘制者：刘晓燕。

参考文献：GUPTA G, SONG J. C-terminal auto-regulatory motif of hepatitis C virus NS5B interacts with human VAPB-MSP to form a dynamic replication complex [J]. PLOS one, 2016, 11 (1): e0147278.

药物的抑制策略主要有两种：①抑制剂直接结合于催化活性中心，与核糖核苷三磷酸产生竞争性结合，阻断 HCV RNA 复制；②抑制剂结合于变构位点，干扰催化活性。但同时要注意以下两点：①与 RNA 聚合酶脱靶造成的毒性大小；②化合物本身活性是否参与体内核酸代谢。

对于 NS5B 蛋白的认识也促使了 NS5B 抑制剂[17]的发展。目前的 NS5B 抑制剂主要包括核苷抑制剂索非布韦等和非核苷抑制剂达萨布韦（dasabuvir）等。

2013 年 12 月 6 日，FDA 批准吉利德公司的口服抗丙肝药物索非布韦（吉一代）在美国上市，这一药物将丙肝的治愈率提高到 95% 左右，可用于治疗基因 1～4 型丙肝，开启了抗丙肝领域的新时代。

索非布韦[18]是尿嘧啶核苷类似物的前药，其在进入体内后，在肝脏酯酶或羧肽酶的作用下，丙氨酸的异丙酯被水解，生成游离羧酸和异丙醇；在 pH 为 7.4 的情况下，羧基离解为负离子，自动地进攻磷酰基，苯氧基携带负电荷离去，磷酰氨基丙酸环合成“混酐”；水分子进攻磷酰基，磷酰胺环打开；H1NT1 催化水解磷酰胺键，释放丙氨酸，生成一磷酸尿苷类似物；一磷酸尿苷类似物经二磷酸化和三磷酸化活化，抑制 HCV RNA 聚合酶。McGuigan 研究组将核苷类化合物磷酰胺酯化技术称作 ProTide 方法。在研发索非布韦之前，许多核苷类药物应用 ProTide 方法制成前药，但却无法像索非布韦这样成功，索非布韦与 ProTide 化学元件的组装达到了完美的程度，也更加说明了索非布韦的成功。

2014 年，FDA 批准“吉二代”（索非布韦 + 雷迪帕韦）用于治疗基因 1 型丙肝患者，是第一个被批准用于治疗基因 1 型丙肝患者且不需要联合干扰素或利巴韦林的全口服抗丙肝方案。其在 2015 年 11 月获 FDA 批准扩大适应证，用于基因 1、4、6 型患者的治疗，对慢性丙肝患者治疗 12 周治愈率可达到 95%～98%；若是代偿期肝硬化患者疗程可延长至 24 周。

2016 年，吉利德公司研发的第三代抗丙肝药物“吉三代”（索非布韦 + 维帕他韦）也顺利上市，适用于所有丙肝基因型，治愈率将近 100%，治疗 12 周可基本清除患者体内的丙肝病毒，且几乎没有严重的副作用。“吉三代”将近 100% 的治愈率给予人们非常大的信心。随后短短一年内，吉利德公司又推出了第四代直接抗病毒药物“吉四代”（索非布韦 + 维帕他韦 + Voxilaprevir），用于治疗没有或轻微肝硬化的丙肝成年患者和曾接受过 NS5A 抑制剂治疗但失败的丙肝患者，同样，“吉四代”也适用于所有基因型。

非核苷抑制剂通过与酶表面的变构位点结合改变其空间构象，可以抑制 NS5B 的活性，如达萨布韦，但单独给药效果不显著。2014 年 12 月 19 日，艾伯维公司的复方制剂翁比他韦（ombitasvir）+帕利瑞韦（paritaprevir）+达萨布韦+利托那韦（ritonavir）获美国FDA批准上市，适应证为基因1型慢性HCV感染，包括晚期肝硬化。翁比他韦、帕利瑞韦、达萨布韦协同抑制HCV的增长，利托那韦用于增加帕利瑞韦的血液水平。

可以看到关于丙肝的治疗是一路向好的趋势，对于一些较为难治的人群，不同的抗丙肝病毒疗法都可以解决或基本解决问题。

第四节 男性药物保列治、保法止、"伟哥"的发明

一、保列治、保法止的发现和发展

5α还原酶可以将睾酮转化为双氢睾酮（dihydrotestosterone，DHT）。20世纪60年代，默沙东公司启动了治疗青春期粉刺的研究，设计合成了很多高效低毒的新型5α还原酶抑制剂，但因没有合适市场而终止了此项研究。1974年，一篇报道指出，有部分生育缺陷的人无法合成5α还原酶和DHT，而且这些人的前列腺发展得非常缓慢甚至没有发育。默沙东公司的研发人员注意到了这一点，猜想抑制DHT可能可以抑制前列腺增生，因此，非那雄胺作为合成甾体类5α还原酶特异性抑制剂应运而生。此药可以有效降低DHT浓度，治疗前列腺增生，改善排尿困难等症状。1994年，默沙东公司研发的非那雄胺（保列治）[19]被批准在中国上市。但是非那雄胺不可避免地会引起性欲降低、精子活性降低等副作用。不过令人意外的是，非那雄胺还有促进生发的作用。默沙东公司很快地注意到了这点，进行了关于这方面的临床试验，不久后FDA批准非那雄胺可以用于治疗脱发。这次非那雄胺被命名为保法止，顾名思义即是抑制脱发。男性脱发患者往往5α还原酶含量高，导致DHT含量高，促使头发毛囊萎缩，导致头发容易脱落，而保法止可以降低DHT浓度从而逆转该过程（图4-11）。

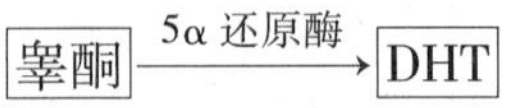

睾酮 —5α还原酶→ DHT

图4-11 睾酮与DHT

二、“伟哥”的发现和发展

在生物系统里，环鸟苷酸（cyclic guanosine monophosphate，cGMP）的浓度是由鸟苷酸环化酶（guanylate cyclase，GC）与磷酸二酯酶（phosphodiesterases，PDEs）共同调控的，GC 可以分解鸟苷三磷酸（GTP）从而产生 cGMP，PDEs 催化 cGMP 转化成鸟苷一磷酸（GMP）从而降低 cGMP 浓度。cGMP 及其同系物可以作为离子通道的配体直接参与细胞功能的调控，也可以激活 cGMP 依赖性蛋白激酶 G（cGMP dependent protein kinase，PKG）发挥作用。PKG 是广泛存在于真核细胞内的一种丝氨酸/苏氨酸蛋白激酶，活化后的 PKG 通过磷酸化来改变靶蛋白的分子活性。抑制 PDEs 后，细胞内 cGMP 水平升高，使得钙离子冲出细胞或阻止它进入细胞，细胞内游离钙离子数目减少，血管肌放松，起到降血压的作用，同时增加流向心脏肌肉的血液流量，因此，抑制 PDEs 活性可以治疗心绞痛（图 4－12）。

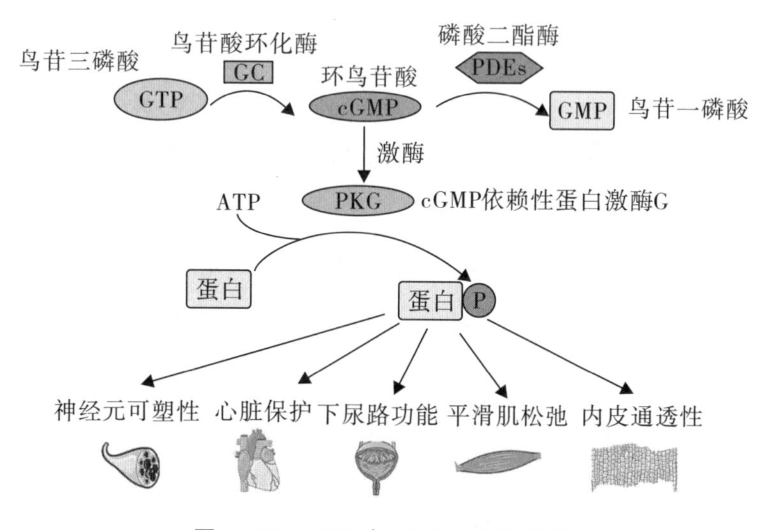

图 4－12　cGMP 与 PDEs 之间的关系

化学家尼克·特莱特试着寻找抑制 PDEs 活性的分子作为治疗高血压的药物。1988 年，特莱特等合成了活性较强的 PDE5 抑制剂，后来的生物实验发现，PDE5 抑制剂比较适合用于治疗心绞痛。但在Ⅰ期临床试验中发现，血压、心率、心输出量变化等数据让人非常沮丧。但令人奇怪的是，不少试药患者不愿意归还此药，这才发现了此药的另一方面的功用，即可以促成阴茎勃起。勃起功能障碍可能是因为性刺激使阴茎神经释放的一氧化氮不够，致使 cGMP 水平不足，阴茎血管肌肉无法足够放松。此药可使细胞内 cGMP 水平升高，肌肉放松，血管充分舒张，血流量增多，导致阴茎勃起。从 1992 年到 1994 年，辉瑞公司一直在评估这种药物的销售市场。在 1994 年 5 月的先期研究中，发现有的患者反映在服药一次后就可以改善勃起的问题。1994 年，奥斯特罗让此项药物的测试在家庭背景中进行，他让患者用日记的方式记录勃起效果、药物对性欲望和性高潮的作用，以及伴侣的满意程度等，伴侣也同时记录下相似的日记，结果有 88% 的患者表示此药可以使自己有更好的勃起功能，这无疑为此药在另一方面的应用奠定了坚实的基础。于是辉瑞公司决定改弦易道，于 20 世纪 90 年代将此药物投放市场，将其命名为“伟哥”（枸橼酸西地那非片）[20]。值得注意的是，“伟哥”并不是壮阳药，并不能够用来引发或者提高性欲，只有在出现性欲冲动后才有效果[21]。同时“伟哥”是一种处方药，其原因在于“伟哥”虽然无较大的副作用，但仍存在着一定的风险，比如头痛头晕、视觉模糊、听力损伤等。此外，“伟哥”容易与其他药物发生相互作用，严重时可致低血压甚至危及生命。

这些药物的发现启示我们药物的治疗作用和副作用有的时候可以相互转化。在现代药物开发的过程中，我们需要耐心地观察事件之间的联系和因果，分析逻辑关系，才能更好地去研究疾病的形成机理和药物靶标的生化性质。

第五节　女性口服避孕药的发现和发展

一、口服避孕药的作用机制

口服避孕药主要有两种作用机制：一种是中枢性抑制作用，通过干扰下丘脑 - 垂体系统抑制排卵；另一种是通过对生殖器官（卵巢、子宫内膜及宫颈等）的直接作用防止妊娠或着床。具体来说可以分为以下几方面：①抑制卵巢排卵。下丘脑下部分泌促性腺激素释放激素，作用于脑垂体使其分泌促卵泡素和促黄体生成素，使卵巢中的卵泡发育成熟后排出卵子，并分泌雌激素和孕激素，这两种性激素对下丘脑和垂体有负反馈调节作用，因此，口服避孕药可作为外源性性激素通过负反馈调节作用抑制卵泡的成熟和排卵。②使宫颈黏液变黏稠。子宫颈腺体黏液的分泌会受到女性激素调节。当女性接近排卵期时，体内雌激素达到高峰，宫颈黏液多，稀薄透明，有利于精子通过；排卵后机体分泌孕激素，使得宫颈黏液变黏稠，不利于精子的通过。避孕药可以增加外源性孕激素水平，使得宫颈黏液变得黏稠。③改变子宫内膜形态。雌激素可以使子宫内膜的腺体增殖，而孕激素可以使已增殖的腺体分泌，为孕卵着床做准备。避孕药可以抑制女性激素的分泌，使子宫内膜无法像正常月经周期一样分泌相关激素，无法接受受精卵着床从而达到避孕的效果。这一般是速效避孕药的机制。④改变输卵管的正常蠕动。避孕药中的雌激素可以加速输卵管的运动，孕激素对输卵管上皮的纤毛及分泌细胞有影响，使受精卵加快在输卵管中的运行，与子宫内膜发育速度不一致，不利于着床。⑤影响精子获能。避孕药影响了宫颈、输卵管等的功能，精子获能自然也会受到影响。[22]（图 4－13）

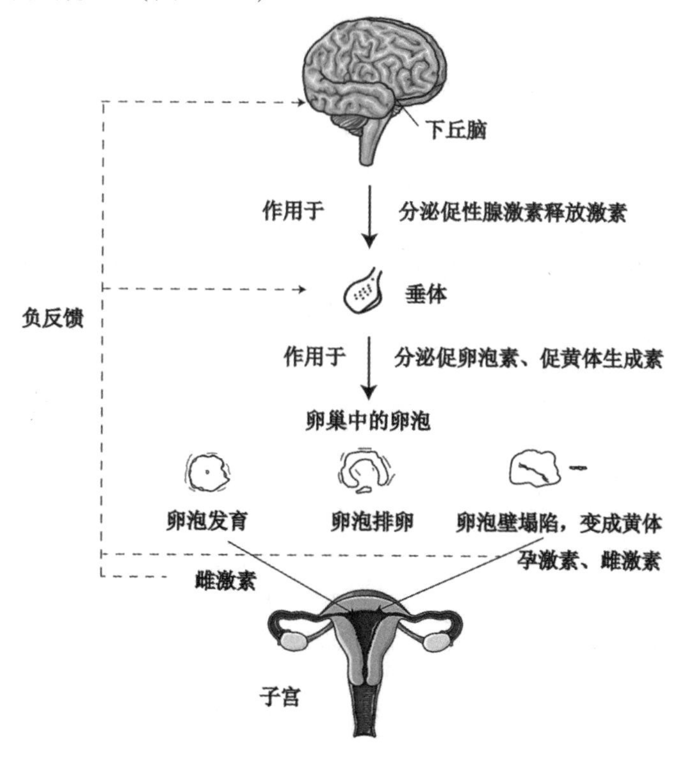

图 4－13 雌激素、孕激素对下丘脑、垂体的负反馈调节

目前，避孕药主要包括雌激素和孕激素两大类。雌激素类药物包括甾体类和非甾体类药物，甾体类药物主要包括雌二醇、炔雌醇、炔雌醚等，非甾体类包括己烯雌酚等。孕激素类药物包括醋酸甲羟孕酮、醋酸甲地孕酮、醋酸氯地孕酮、炔诺酮、左炔诺孕酮等。孕酮是天然孕激素。此外，抗孕激素类药物如米非司酮可以用于终止早期妊娠。

按照作用时间分类，避孕药可分为短效、长效和速效三类避孕药。短效避孕药作用机理是抑制排卵，增加宫颈黏稠度不利于精子穿透，导致子宫内膜腺体发育较差，抑制孕卵着床，比如含炔诺酮和炔雌醇的口服避孕片。长效避孕药的作用机制为抑制和改变孕卵运行速度，通常由长效雌激素和人工合成的孕激素配伍制成，胃肠道吸收长效炔雌醚后，储存于脂肪组织内缓慢释放从而达到长效避孕的作用，适用于长期同居的夫妇。速效口服避孕药又称探亲避孕药，主要通过影响子宫内膜腺体的发育和分泌，影响精子穿透，不利于孕卵着床。速效避孕药虽然使用方便，但副作用较多，因此只能短期使用（表4－6）。

表4－6　口服避孕药的分类（根据作用时间分类）

分类	作用机制	目前已有品种
短效避孕药	抑制排卵，增加宫颈黏稠度不利于精子穿透，导致子宫内膜腺体发育较差，抑制孕卵着床	复方炔诺酮片、复方甲地孕酮片、复方炔雌醇片、复方左炔诺孕酮片、去氧孕烯炔雌醇片、炔雌醇环丙孕酮片、屈螺酮炔雌醇片、复方孕二烯酮片、左炔诺孕酮三相片
长效避孕药	抑制和改变孕卵运行速度	左炔诺孕酮炔雌醚片、复方18甲基炔诺酮片、复方16次甲基氯地孕酮、复方炔雌醚氯地孕酮18甲基炔诺酮月服片
速效避孕药（紧急、探亲避孕药）	影响子宫内膜腺体的发育和分泌，影响精子穿透，不利于孕卵着床	甲地孕酮片、炔诺酮片、左炔诺孕酮片、左炔诺孕酮肠溶胶囊、左炔诺孕酮肠溶片、米非司酮片
长效避孕针	—	复方己酸孕酮避孕针、醋炔诺醇环戊丙酸酯、甲羟孕酮

二、口服避孕药的发现和发展

据《圣经》和《古兰经》记载，古埃及女子戴着的混有棉花、枣子、蜂蜜和金合欢的头巾具有杀精子的作用。考古学家发现在 4 000 多年前，古埃及女子已经会用葡萄籽来避孕，因为葡萄籽内的天然雌激素可以抑制排卵。但是真正用现代科学技术研发出避孕药要追溯到 20 世纪，在当时避孕药被称为 20 世纪最伟大的发明，并且被认为是 20 世纪 60 年代以来女性工资增长三分之一的原因之一。

20 世纪 30 年代末，美国宾夕法尼亚州立大学的马克斯教授收集了 10 t 薯蓣植物合成了 2 000 g 的黄体酮。1937 年，马克斯证明纯化的孕酮可以抑制家兔的排卵，但因其价格昂贵未能推广。1938 年，德国科学家由天然雌激素雌二醇合成出炔雌醇和炔雌醇甲酯，于 1940 年首次用于治疗痛经时的排卵抑制。

1951 年，平卡斯和华裔科学家张明觉等对炔诺酮、异炔诺酮和其他甾体类化合物做抑制排卵实验，结果发现炔诺酮和异炔诺酮这两种甾体类化合物是两种活性相当强的抑制剂。由于在生产过程中异炔诺酮被混入炔雌醇甲醚，人们发现加入雌激素能更好地控制月经周期。因此，复方避孕药得到最广泛的使用。1954 年，炔诺酮和异炔诺酮成为第一种孕激素与炔雌醇甲酯联合作为口服避孕药进行临床试验。1960 年 5 月，FDA 批准异炔诺酮上市，第一个口服避孕药诞生。1962 年，以炔雌醇和炔雌醇甲酯作为复合成分的口服避孕药在美国上市。黄鸣龙等选择性地合成了炔诺酮、甲地孕酮、氯地孕酮等药物，同时积极改进甾体类口服避孕药的结构，以期获得具有更高疗效的化合物。1963 年，我国的科研队伍成功合成了炔诺酮、甲地孕酮、氯地孕酮等药物，并进行了多次减量临床试验。1967 年，复方炔诺酮片和复方甲地孕酮通过了国家鉴定，从此，中国可以独立生产口服避孕药。孕激素在增强自身活性的同时，也易提高内在的雄激素活性。为了克服这一缺点，可以选择减少避孕药中总的孕激素含量或者增加孕激素活性的同时降低雄激素的活性。因此，除了第一代的炔诺酮和甲地孕酮外，后来又发展出第二代的左炔诺孕酮，20 世纪 80 年代又发展出第三代孕激素去氧孕烯、孕二烯酮、炔诺酮肟酯，这一代的孕激素与孕激素受体的亲和力高，抑制排卵作用更强。

避孕药除了有避孕作用之外，还可以改善月经不调、减轻痤疮、减少卵巢上皮癌和子宫内膜癌的患病风险及急性盆腔炎的发生，也可用于治疗多囊卵巢综合征。但口服避孕药也存在风险，比如对糖代谢和脂代谢的影响，甚至有增加心血管疾病的风险。20 世纪 70 年代的流行病学调查显示口服避孕药有增加心血管疾病的风险。1995 年 10 月，英国药物安全委员会公布，第三代口服避孕药相比之前的口服避孕药有较高的静脉血栓栓塞危险性。因此，必须结合自身情况，在医师指导下合理、正确使用避孕药[23]。

参考文献

[1] GELDERBLOM H, ÖZEL M, PAULI G. Morphogenesis and morphology of HIV structure-function relations [J]. Archives of virology, 1989, 106 (1): 1 -13.

[2] 李震宇，刘新泳. HIV-1 辅助蛋白 Vif 的结构与功能 [J]. 生命的化学, 2008, 28 (6): 691 -695.

[3] GOODSELL D S. Illustrations of the HIV life cycle [J]. The Future of HIV-1 therapeutics, 2015, 389: 243 -252.

[4] 陈曦. 艾滋病人的“鸡尾酒疗法”[J]. 健康必读, 2003 (4): 2.

[5] 黄宝珊. 新的 AIDS 治疗方法带来新的希望：来自 2006 年加拿大多伦多全球艾滋病大会 [J]. 关爱女孩行动, 2007 (8): 39.

[6] 贾小芳，谭智汨，张丽军. 鸡尾酒疗法治疗艾滋病药物副作用的研究进展 [J]. 中国生物制品学杂志, 2019 (8): 5.

[7] 郭宗儒. 活性与成药性多维优化的马拉韦罗 [J]. 药学学报, 2015, 50 (6): 793 -796.

[8] 郭涤亮，刘冠男，周宇，等. HIV 整合酶抑制剂的研究进展 [J]. 有机化学, 2010, 30 (4): 477 -485.

[9] 毕晴. 全球抗 HIV 药物研发进展报告 [J]. 药学进展, 2016, 40 (5): 389 -394.

[10] BUDKOWSKA A. Intriguing structure of the HCV particle [J]. Gut, 2017, 66 (8): 1351 -1352.

[11] SUZUKI T. Hepatitis C virus replication [J]. Organelle contact sites, 2017, 997: 199 -209.

[12] 戴明佳，颜学兵. 丙型肝炎病毒 NS3/4A 蛋白酶抑制剂的研究进展 [J]. 国际流行病学传染病学杂志, 2014, 41 (3): 196 -200.

[13] 周帆，袁剑峰. HCV NS5A 蛋白结构及生物学功能的研究进展 [J]. 激光生物学报, 2019, 28 (5): 410 -414.

[14] 姜心贝，李艳萍，李卓荣. HCV NS5A 抑制剂研究进展 [J]. 药学学报, 2016, 51 (9): 1378 -1387.

[15] LIM P J, CHATTERJI U, CORDEK D, et al. Correlation between NS5A dimerization and hepatitis C virus replication [J]. Journal of biological chemistry, 2012, 287 (36): 30861 -

30873.
[16] GUPTA G, SONG J. C-terminal auto-regulatory motif of hepatitis C virus NS5B interacts with human VAPB - MSP to form a dynamic replication complex [J]. PLOS one, 2016, 11 (1): e0147278.
[17] 聂爱华. 丙型肝炎病毒 NS5B RNA 聚合酶抑制剂研究进展 [J]. 国际药学研究杂志, 2012, 39 (2): 89 - 103.
[18] 郭颖, 郭宗儒. 从索非布韦的成功谈新药创制 [J]. 中国新药杂志, 2015, 24 (17): 1921 - 1924.
[19] 姚旭东, 唐孝达, 夏术阶, 等. 保列治治疗良性前列腺增生 3 年疗效观察 [J]. 临床泌尿外科杂志, 2003, 18 (9): 528 - 530.
[20] 刘辉光. 辉瑞 震惊世界的伟哥 [J]. 知识经济, 2006 (11): 23.
[21] 寿南山. 万艾可是"壮阳药"吗 [J]. 东方药膳, 2010 (6): 47.
[22] 朱云芬. 女性口服避孕药作用机制分析 [J]. 中国实用医药, 2011, 6 (21): 161 - 162.
[23] 左连东, 吴伟雄. 口服避孕药研究与应用进展 [J]. 中国处方药, 2005 (9): 57 - 58.

第五章　精 神 药 物

第一节　精神疾病的病因

一、精神疾病现状

精神疾病又称精神病，是指在各种生物学、心理学及社会环境因素影响下，大脑功能失调，导致认知、情感、意志等心理和行为活动出现不同程度障碍的疾病。

近十年来，全球精神疾病的发病率日益增加，全球至少有 3.5 亿名抑郁症患者，国内估算约有 9 000 万名抑郁症患者。据文献报道，美国每年约有 4% 的成年人和约 21% 的青少年受严重精神疾病的困扰[1]。2019 年，*Lancet* 上发表的一篇文献指出，中国大约有 1.73 亿人有精神疾病，包括焦虑症、抑郁症和强迫症等，其中 1.58 亿人从未接受过专业治疗。

2013 年 5 月 1 日，《中华人民共和国精神卫生法》开始实施，此外我国还制定了《全国精神卫生工作规划（2015—2020 年）》，切实重视我国精神卫生工作的开展。

二、精神疾病的病因

精神疾病的病因包括生物学因素、心理因素和社会因素。常见病因如下。

1. 遗传因素/基因

对比同卵/异卵双生子，研究显示遗传因素在抑郁症病因中占比达 30%，表明遗传因素在精神疾病中的确有不可忽视的作用。

2. **神经递质**

5-羟色胺（5-hydroxytryptamine，5-HT）、去甲肾上腺素（norepinephrine，NE）、γ-氨基丁酸（γ-aminobutyric acid，GABA）、谷氨酸等神经递质，在合成、转运、发生生物效应等一系列相关过程中，都与精神障碍密切相关。

神经递质的作用可通过两个途径中止：①再回收抑制。将突触间隙中多余的神经递质回收至突触前神经元，并储存于突触前神经元的囊泡中。②酵解。被摄取细胞中的酶降解失活。以多巴胺（dopamine，DA）为例，多巴胺经由位于线粒体的单胺氧化酶（monoamine oxidase，MAO）和位于细胞质的儿茶酚胺邻位甲基转移酶（COMT）降解后，被代谢失活（图5-1）。

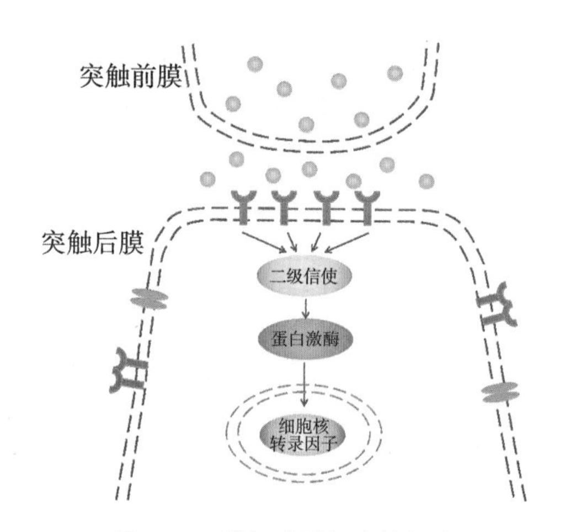

图5-1 神经递质与突触间隙

绘制者：王凌璐。

3. **下丘脑-垂体-肾上腺轴**

下丘脑-垂体-肾上腺轴（the hypothalamic-pituitary-adrenal axis ，HPA axis，简称“HPA 轴”）是一个直接作用和反馈互动的复杂集合，包括下丘脑、垂体和肾上腺。HPA 轴是神经内分泌系统的重要组成部分，参与控制应激反应，并调节许多身体活动，如消化、免疫、心情和情绪、性行为，以及能量贮存和消耗。它协调腺体、激素和部分中脑相互作用。HPA 轴的失调，常与精神疾病的发生有密切关系（图5-2）。

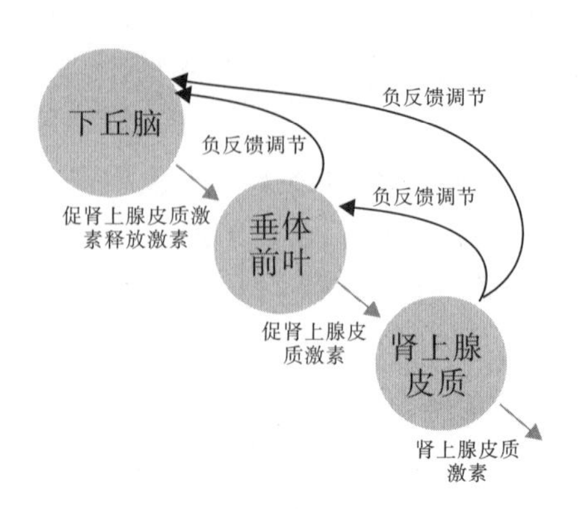

图 5－2　下丘脑－垂体－肾上腺轴

4. 细胞组织层面

脑源性神经生长因子（brain-derived neurotrophic factor，BDNF）是一种脑提取液，对神经元的存活具有比神经生长因子（nerve growth factor，NGF）还大的作用，其广泛存在于脑的各个部位。它能促进运动神经元和多巴胺能神经元等神经元的存活，刺激神经细胞突起的生长和长芽，诱导合成神经元表型的蛋白质，增加神经递质的合成，改变细胞膜上离子通道活性。BDNF 对于神经细胞的发生、发育、神经可塑性至关重要，BDNF 的异常可能是精神疾病发生的原因之一。

5. 脑

神经胶质细胞变化、突触变化能导致能量消耗和活动度发生改变，可能与精神疾病的发生相关。

6. 心理因素

个体某些性格特质，可能也是精神疾病的易感因素。

7. 社会因素

家庭环境、经济条件、性别等因素的影响，可能也是精神疾病发生的原因。

第二节 抗抑郁药物的发现和发展

一、抑郁症的单胺假说

抑郁障碍是精神障碍致残的首要因素，抗抑郁药治疗是目前抑郁障碍最常用的治疗方法。

单胺类神经递质是一类人体内广泛存在的神经递质。兴奋性单胺类神经递质有肾上腺素、去甲肾上腺素（NE）、DA、组胺、谷氨酸和苯乙胺；抑制性单胺类神经递质有5-HT、GABA、血清素、牛磺酸和甘氨酸。

NE、DA和5-HT（图5－3至图5－5）是目前研究较多的情绪相关单胺类神经递质。NE具有维持觉醒、参与学习记忆机制、参与情绪反应，以及调节镇痛和内分泌活动等作用；DA具有调控精神活动、参与调节药物滥用导致的精神症状、调整锥体外系活动功能、调节脑垂体激素分泌和心血管活动的作用；5-HT则具有调控情绪变化、调节躯体运动与睡眠、参与中枢镇痛的作用，并参与下丘脑对内分泌和自主神经活动的调节。因此，单胺类神经递质和精神疾病的发生可能存在密切的关系。

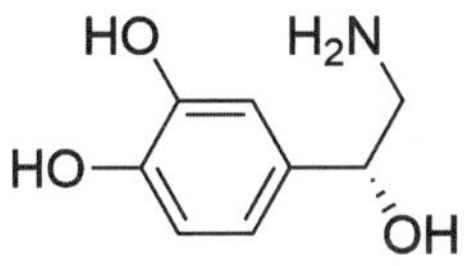

图5－3 NE

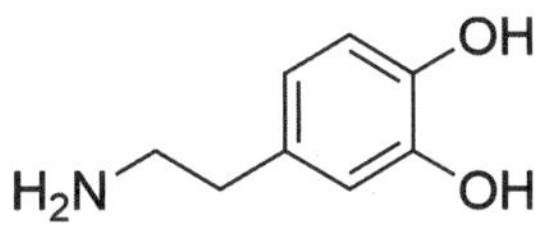

图5－4 DA

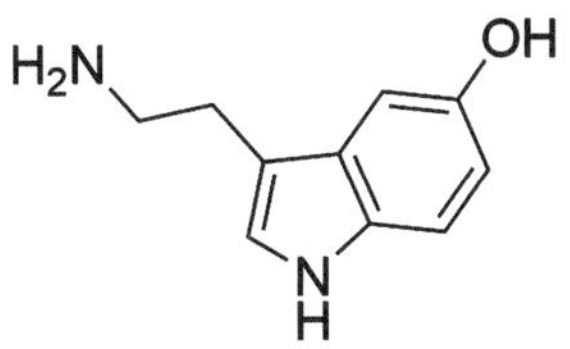

图5－5 5-HT的结构式

单胺类神经递质假说指持续压力或大脑功能紊乱使单胺类神经递质浓度

和活性降低，导致抑郁。单胺类神经递质假说（图5－6）是目前学术界较为认可的抑郁症发生学说。几乎所有的抗抑郁药都是基于此学说开发的。该假说的基本内容主要有：

（1）NE、DA和5-HT功能下降将导致抑郁。

（2）NE、DA功能增强将导致躁狂。

（3）单胺类神经递质的功能改变可能是因为合成或储存障碍、降解增加或受体功能改变。

（4）耗竭单胺类神经递质或影响其合成的药物，将引起抑郁。

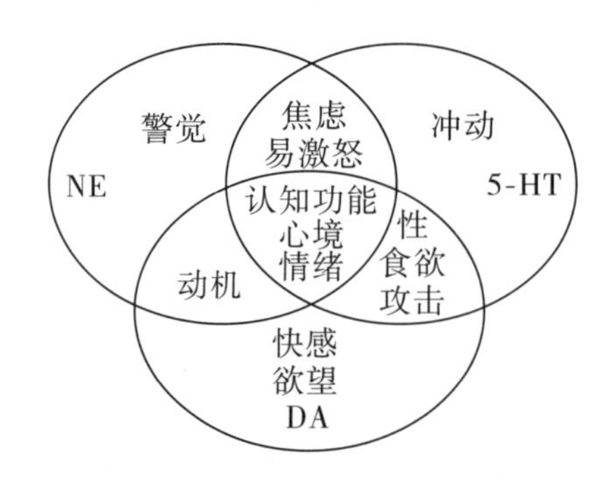

图5－6　心境/抑郁与单胺类神经递质关系的假设

二、抗抑郁药物的发展史

1. 从抗结核病药物到单胺氧化酶抑制剂

MAO是能特异氧化单胺并使其失活的酶，在体内分布极广，除红细胞外，几乎所有细胞都含有MAO，在细胞中多与线粒体外膜结合。抑制MAO活性，可以抑制体内单胺类神经递质的降解，这是最早的抗抑郁治疗思路。

事实上，单胺氧化酶抑制剂（monoamine oxidase inhibitors，MAOIs）在抗抑郁治疗中的应用，源于抗结核病药物异烟肼。20世纪50年代，临床使用异烟肼治疗结核病时，发现患者心境、食欲及幸福感显著提升，因此认为异烟肼可能具有抗抑郁作用。实际上，异烟肼是一种MAOIs，通过抑制细胞内MAO，进而提高神经元内NE、DA和5-HT水平，改善患者抑郁的症状。

以异烟肼为出发点，MAOIs代表药物还有苯乙肼、异唑肼、异丙肼和苯环丙胺等。MAOIs作为最早的抗抑郁药物，曾应用很广，但后来发现其副作用大且疗效不明显，现已很少用到。

2. **从利血平、氯丙嗪到三环类抗抑郁剂**

利血平（图5－7）是一种提取自萝芙木属植物的吲哚型生物碱，可直接且不可逆地抑制囊泡单胺转运体，使游离态NE、DA和5-HT无法转运至突触前神经末梢，进而容易被酶降解，从而导致抑郁，但其可以改善躁狂性精神病。1952年，精神病学家开展一项长达两年的利血平抗抑郁临床试验；1954年，利血平正式被当作治疗精神分裂药推广使用。

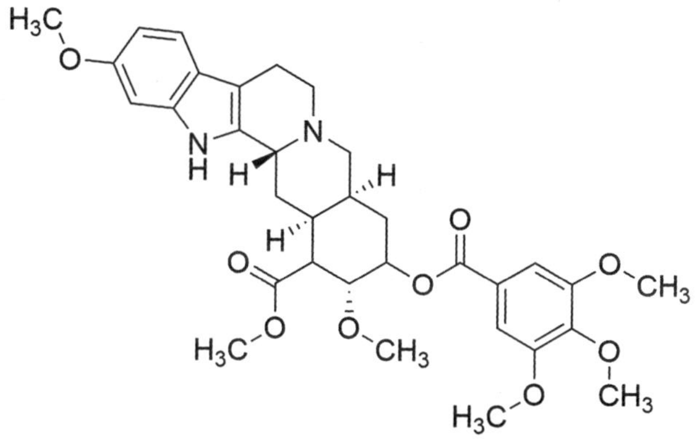

图5－7 利血平的结构式

1950年，法国一个实验室在研究抗组胺类药物时合成了氯丙嗪（图5－8）；1952年，临床医生发现，手术患者使用氯丙嗪后，可以使用更少的麻醉剂，并能产生人工冬眠，因此，临床医生萌生了使用氯丙嗪治疗精神病的猜想。经过临床试验后，1954年，氯丙嗪被批准用于治疗有躁狂症状的精神病。

丙咪嗪（图5－9）是氯丙嗪结构改造的产物，具有三环类结构。1961年，Julius Axelrod发现丙咪嗪可在猫体内抑制NE再摄取，其因此获得1970年诺贝尔生理学或医学奖。作为第一代三环类抗抑郁剂（tricyclic antidepressants，TCAs），丙咪嗪可抑制突触间隙中NE和5-HT的再摄取，增加突触间隙中单胺类神经递质的浓度；但在临床使用中，三环类抗抑郁剂因为同时增加5-HT和乙酰胆碱的水平，常导致严重的不良反应。

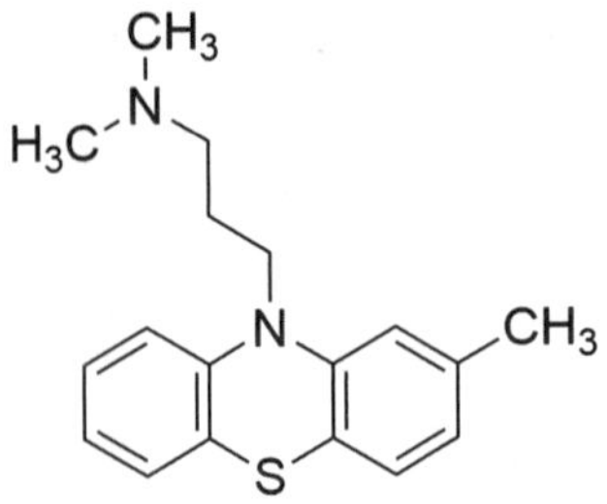

图 5－8　氯丙嗪的结构式

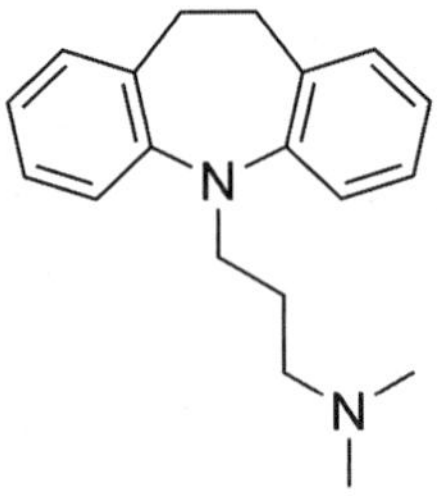

图 5－9　丙咪嗪的结构式

3. 选择性 5-HT 再摄取抑制剂氟西汀的发现

在第一代三环类抗抑郁剂的研究中，科学家认为5-HT 再摄取抑制剂是提升抗抑郁药物药效的主要因素，但第一代三环类抗抑郁药的毒副作用较为明显，因此，科学家对三环结构进行改造，以寻找毒性更小的 5-HT 再摄取抑制剂。

1970 年，研究人员发现苯海拉明和其他一些抗组胺药物能够增强 NE、5-HT再摄取活性，通过结构上微小的变化，筛选出选择性 5-HT 再摄取抑制剂氟西汀（图 5－10）。至今，氟西汀依然是一线抗抑郁药物，占据抗抑郁药物市场的巨大份额。

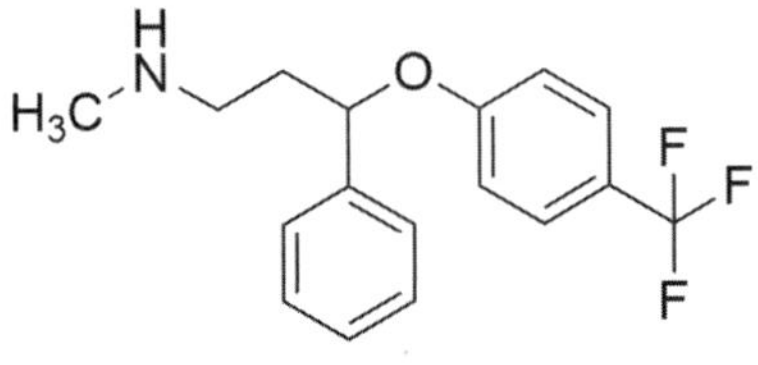

图 5－10　氟西汀的结构式

第三节　抗焦虑药苯二氮䓬类药物的发现和发展

一、苯二氮䓬类药物的研发史

20 世纪 50 年代，随着神经科学和精神病学的快速发展，许多药企开始关注精神药物。1954 年，罗氏公司开始大力研发非巴比妥类镇静药，经过 5 年的研究，Leo Sternbach 团队意外发现了 1，4 - 苯二氮䓬类药物氯氮䓬（chlordiazepoxide）（图 5 - 11）。20 世纪 60 年代初，氯氮䓬在临床上首先应用于治疗失眠。由于氯氮䓬的不良反应比巴比妥类药物低，安全范围大，在世界范围内上市后，销量节节攀升。

但由于氯氮䓬的味道相当苦，为克服这一缺点，科学家对其进行结构修饰，经结构简化后得到地西泮（diazepam）（图 5 - 12）。

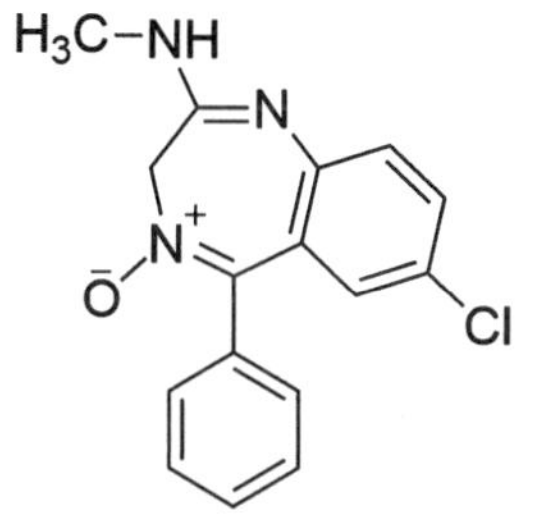

图 5 - 11 氯氮䓬的结构式

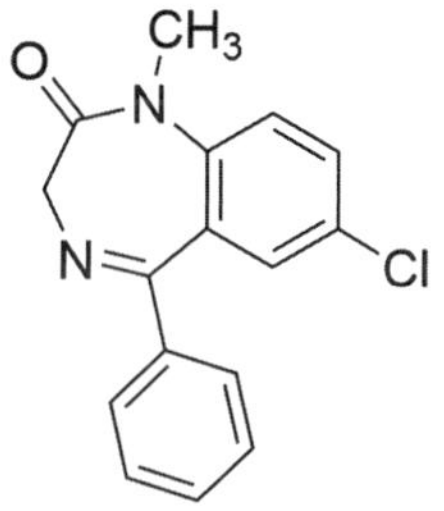

图 5 - 12 地西泮的结构式

经结构改造后得到的地西泮，具有以下几个特点：

（1）抗焦虑作用选择性高，对各种焦虑症均有明显疗效。

（2）镇静催眠效果好，明显缩短入睡时间，显著延长睡眠持续时间，产生近似生理性睡眠。

（3）抗惊厥和抗癫痫作用强，是癫痫持续状态治疗首选药物。

（4）在发挥中枢性肌肉松弛作用的同时，不影响正常活动。

地西泮至今仍为一线镇静催眠药，在临床上使用广泛。

二、苯二氮䓬类药物的作用机制

GABA 是中枢神经系统抑制性递质，作用于 $GABA_A$ 受体，使 Cl^- 通道开放，Cl^- 流向细胞内，引起神经细胞膜超极化而产生抑制效应。

当苯二氮䓬类药物与苯二氮䓬受体结合时，可促进 GABA 与 $GABA_A$ 受体结合，Cl^- 通道开放的频率增加，更多的 Cl^- 内流，产生超级化，从而增强 GABA 的抑制效应。

第四节 抗精神病药物的发现和发展

一、精神分裂症的病因与特征

精神分裂症是一组常见的病因未明的严重精神疾病，人群发病率约为1%。尽管目前对其病因的认识尚不明确，但个体心理的易感素质和外部社会环境的不良因素对疾病发生发展的作用已被大家所共同认可。无论是个体心理的易感素质还是外部不良因素都可能通过内在生物学因素共同作用而导致疾病的发生，不同患者其发病的因素可能以某一方面较为明确。

表5－1 精神分裂症与其他4种精神障碍的临床症状对比

项目	精神分裂症	双相障碍	分裂情感性障碍	自闭症	注意缺陷多动障碍
核心特征	妄想、幻觉、意志减退、情绪表达减少、社交退缩	躁狂、抑郁心境发作	妄想、幻觉、心境发作（抑郁、躁狂或混合）	社交及交流困难，受限的、重复的行为	注意力不集中、多动、冲动
附加特征	认知受损、心境发作	妄想、幻觉	认知受损	认知受损、妄想、幻觉	认知受损
遗传度	约80%	约85%	约85%	约58%	约75%
发病年龄	16～30岁	18～40岁	25～35岁	＜3岁	7～12岁
药物治疗	抗精神病药	抗抑郁药及心境稳定剂	抗精神病药、抗抑郁药、心境稳定剂	无推荐药物治疗，按需治疗合并症	兴奋剂

2004年，缪瑟（Mueser）和麦古克（McGurk）将精神分裂症症状分为三类：

（1）阳性症状：妄想，如总觉得有人要迫害自己；幻觉，如幻听。

（2）阴性症状：缺乏情绪反应，语言贫乏，极度情感淡漠。

（3）认知症状：抽象思维能力低下，学习与记忆缺陷。

其中，阴性症状与认知症状非精神分裂症特有，在大脑损伤，尤其大脑额叶损伤的病例中也常见。阳性症状则被认为和多巴胺在某些神经回路中的过度活跃有关。

二、精神分裂症的神经递质假说

精神分裂症的多种神经递质假说中影响最大的是多巴胺假说。脑内多巴胺受体四条通路分别与幻觉、妄想，阴性症状群抑郁，锥体外系反应，泌乳素有关。阻断第一、第二条通路可以达到抗幻觉、妄想和激活的“正作用”。而阻断第三、第四条通路就会带来锥体外系反应，如静坐不能、口唇震颤等，以及泌乳素增高导致的发胖、胸部增大等副作用。近年来，谷氨酸假说、GABA假说和5－羟色胺假说也受到广泛的关注和重视。

1. 精神分裂症代表性分子机制：多巴胺假说

多巴胺假说认为，精神分裂症患者脑内多巴胺量的失衡及多巴胺受体活性的失调是引起精神分裂症的原因之一。精神分裂症的多巴胺假说中，关系到一切基本活动的是黑质－纹状体系统。现今发现的多巴胺受体有D1、D2、D3、D4、D5五种，其中D1、D5为D1样受体，D2、D3、D4为D2样受体。

多巴胺假说的提出，基于以下三个临床现象：①多巴胺受体激动剂苯丙胺可以产生精神分裂症症状；②精神分裂症患者体内有效多巴胺受体活性异常升高；③抗精神病药的药理作用都与阻断多巴胺受体有关。

进一步对多巴胺通路影响精神分裂症的分子机制进行研究，发现主要通过两种途径进行（图5－13）：

（1）原发性前额叶多巴胺功能低下→多巴胺D1样受体激动不足→阴性症状、认知损害。

（2）继发性皮质下多巴胺功能亢进→多巴胺D2样受体过度激动→阳性症状。

可以发现，由于多巴胺D1样及D2样受体的激动或沉默导致的症状不完全一致，我们很难调节和维持一个合适的多巴胺浓度水平。因此，单纯地提高或降低体内多巴胺的水平并不是缓解精神分裂症的最佳选择，对于抗精神病药物的开发，应集中在对多巴胺两型受体的激动剂和抑制剂上。

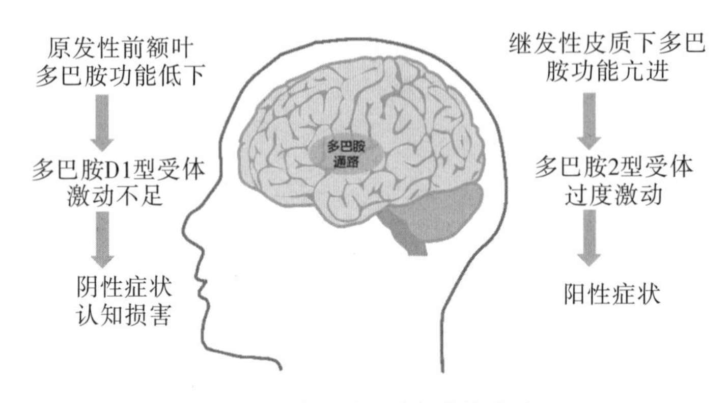

图 5－13　多巴胺通路与精神分裂症

2. 精神分裂症病理机制：大脑皮层神经胶质细胞相互作用和突触功能维持

精神分裂症的形成主要有以下四种机制：

（1）突触功能的维持依赖于大量分子通路，受到多种环境因素的影响。

（2）炎症、氧化应激等过程也可影响突触的形成与维持。

（3）在脑中介导免疫反应的小胶质细胞，参与突触修饰，特别是在青春期参与突触的修剪与清除。

（4）主要组织相容性复合体（major histocompatibility complex，MHC）Ⅰ类分子及补体系统与突触可塑性相关。

三、抗精神病药物的发展

1. 典型抗精神病药物

20 世纪初期及以往，精神分裂症的治疗方法残酷过激，无效且不符合人道。1949 年，约翰·凯德（John Cade）发现并确定碳酸锂可以治疗躁狂、双相精神障碍。1954 年，利血平被正式用于治疗精神分裂症，一度被推广使用。1954 年，氯丙嗪被 FDA 批准用于治疗躁狂性精神病。

1958 年，保罗·杰森（Paul Janssen）所在的一家比利时公司上市了新药氟哌啶醇（图 5－14）上市。事实上，杰森一开始打算通过合成哌替啶结构类似物以得到一种新的麻醉剂，在动物实验中，一个编号为 R1625 的化合物非但没有表现出止痛作用，反而有着和氯丙嗪相似的作用。于是杰森通过进一步的研究，把它开发成了一个治疗精神病的药物，即氟哌啶醇。

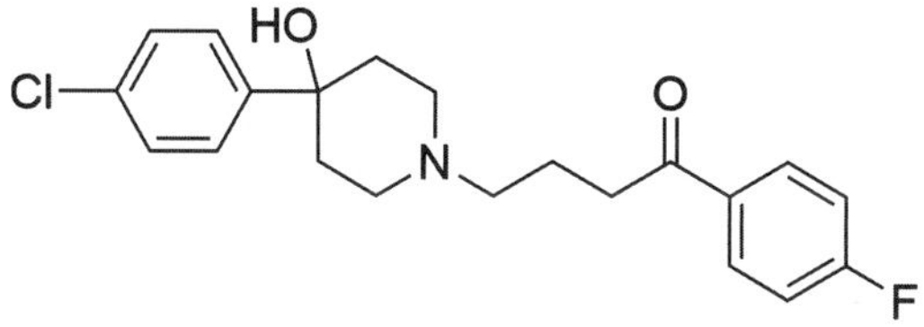

图 5－14　氟哌啶醇的结构式

2. **非典型广谱抗精神病药物**

氯氮平（clozapine）（图 5－15）是非典型抗精神病药的代表，同时具有多巴胺 D2 受体和 5-HT2A 受体拮抗效应。

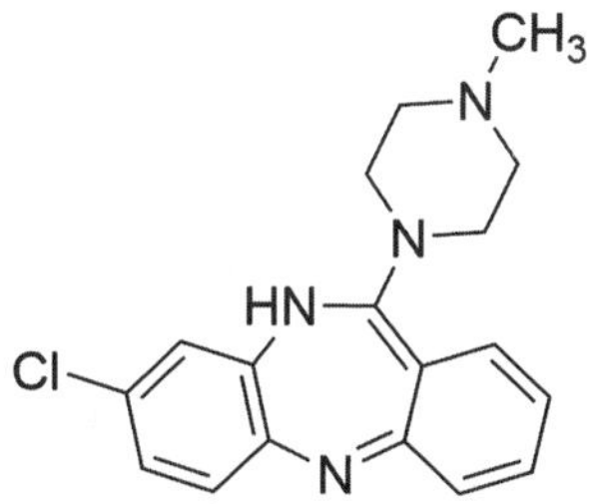

图 5－15　氯氮平的结构式

氯氮平拮抗多巴胺 D2 受体可阻止过多的多巴胺与突触后膜受体的结合，使多巴胺能神经元兴奋性降低并恢复正常，缓解阳性症状；拮抗 5-HT2A 受体可减弱 5-HT 对多巴胺释放的抑制作用，促进多巴胺的释放，代偿患者脑皮质通路多巴胺的功能低下，从而改善患者情感认知和阴性症状。新一代抗精神病药物布南色林对多巴胺 D2、D3 受体和 5-HT2A 受体均具有高选择性，但与多巴胺 D2 受体结合力强于与 5-HT2A 受体结合力。2018 年 2 月，氯氮平在我国上市。(图 5－16)

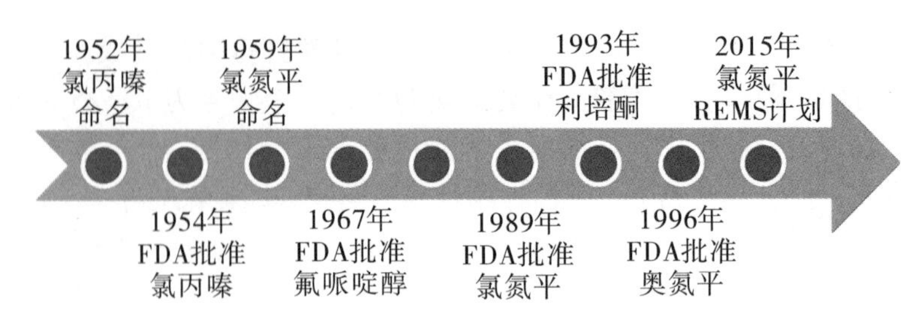

图5－16　氯氮平发展60年记

1958年，德国万德公司（Wander）的研究人员参照丙咪嗪的三环化学结构，寻找作用更强的抗抑郁药，在合成一系列具有七元环的三环类物质的过程中，合成出氯氮平。研究人员本以为氯氮平应该是一个强效的抗抑郁药物，但临床试验结果却显示，氯氮平并不具有良好的抗抑郁作用，更像是一个抗精神病药物，而且并不像其他抗精神病药物一样表现出明显的锥体外系反应。

1966年，格罗斯（Gross）和兰纳（Langner）开展的临床试验验证了上述测试结果，但由于氯氮平并没有表现出典型抗精神病药物应有的锥体外系副反应，万德公司仍对氯氮平研究的推进犹豫不决。直到1971年，完成了一项2 200名患者参与的临床试验，氯氮平才于1972年在瑞士和澳大利亚被批准上市。但在该阶段，因为氯氮平没有明显的锥体外系副反应，其抗精神病的作用甚至不被承认。

1975年，*Lancet*上发表的芬兰的研究结果将氯氮平完全拉入谷底。该研究结果显示，18名使用氯氮平治疗的患者发生血液系统方面的不良反应，其中9名死于中性粒细胞缺乏症。尽管对既往研究结果重新分析后显示，氯丙嗪等吩噻嗪类抗精神病药物同样会引起中性粒细胞减少，但除芬兰的研究结果外，其他临床研究未表明氯丙嗪中性粒细胞缺乏的发生率会高于氯氮平。因此，收购了万德公司的瑞士山德士公司（Sandoz）为避免面临更大困境，决定将氯氮平从各国撤市。

直到20世纪70年代末，随着更多典型抗精神病药物进入市场，精神病科医生开始重视如何避免锥体外系反应以提高患者治疗质量。氯氮平既往表现出的良好临床疗效，特别是不易产生锥体外系反应的特性，被越来越多临床医生关注。

1982年，在精神科医生的支持下，山德士公司开启了氯氮平重新上市所需的临床研究工作。新的临床研究证实了氯氮平对于特别严重患者的治疗作用优于典型抗精神病药氯丙嗪，也证实了氯氮平在改善患者阴性症状方面存在明显的优势。1989 年，氯氮平被 FDA 重新批准上市。在其重新上市后的 10 年间，氯氮平在抗精神病方面的治疗优势，使其成了抗精神病药物的“金标准”。

第五节　阿片类药物的发现和发展

疼痛是直接作用于身体的伤害性刺激在脑内的反应，是一种保护性警觉功能，同时也是多种疾病的常见症状之一。剧烈疼痛会引起血压下降、呼吸衰竭，甚至导致休克，危及生命[2]。现常用于镇痛的药物有两大类，一类是解热镇痛非甾体抗炎药，另一类是作用于阿片受体的麻醉性镇痛药（narcotic analgesics），简称镇痛药。

镇痛药是指作用于中枢神经系统，选择性地抑制痛觉但并不影响意识，也不干扰神经冲动传导的药物。大多数镇痛药属于阿片类生物碱及其人工合成代用品，总称为阿片类药物（opioids）[2]。

镇痛药物的镇痛作用强，但长期使用会产生成瘾性、耐受性和呼吸抑制等，停药会出现戒断症状，对身心危害严重[2]。

1. 吗啡及其衍生物

阿片生物碱是最早应用的镇痛药，是从罂粟或白花罂粟未成熟果实的乳汁中提取所得。1805 年，德国药师从鸦片中分离得到吗啡（图 5 - 17）。1827 年，吗啡首次由默克公司出售，从此，吗啡开始以各种给药方式，从口服到静脉注射，包括患者自控镇痛等，被广泛用于急性和慢性疼痛控制。

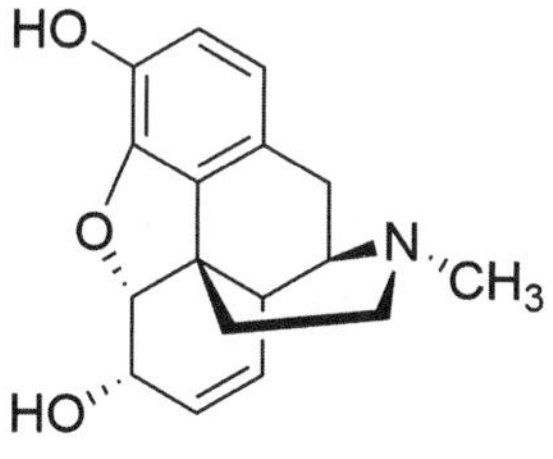

图 5 - 17　吗啡的结构式

吗啡镇痛作用虽然优良，但副作用比较严重，成瘾性强，容易抑制呼吸中枢，同时对其进行化学全合成困难。因此，自 1833 年吗啡应用于临床后，对其进行结构修饰，以及寻找有效母核结构、对吗啡结构进行简化以实现全合成，成为科学家的努力目标。

2. **芬太尼及其衍生物**

1960 年，巴伦·杰森（Baron Janssen）首次合成了合成阿片类药物、哌啶类镇痛药芬太尼（fentanyl），以芬太尼为基础，后续有一系列太尼类药物被开发，如阿芬太尼（alfentanil）、舒芬太尼（sufentanil）和瑞芬太尼（remifentanil）等，其中舒芬太尼的治疗指数最高、安全性好，镇痛作用强度是吗啡的 600 ~ 800 倍[2]。芬太尼及其衍生物也被开发成了多种剂型的药品。

3. **阿片类药物的滥用**

阿片类药物滥用已成为当今世界最迅速升级的公共卫生事件。美国阿片类药物滥用由来已久，仅 2016 年，美国就有 35 000 多人因阿片类药物滥用死亡，已被列为公共紧急事件；此外，从医疗保险开销、成瘾后戒毒治疗、刑事司法调查等方面考量，美国每年因阿片类药物滥用造成的经济损失高达 800 亿美元。

尽管过度使用和滥用确实是令人非常担忧的问题，但由于其在临床上治疗疼痛的不可取代性，阿片类药物仍是必要的疼痛治疗工具。

第六节 药 物 滥 用

药物滥用（drug abuse）是指背离医疗、预防和保健目的，间断或不间断地自行过度使用具有依赖性药物的行为。药物滥用是一种非医疗目的的反复用药行为，对用药个体的精神和身体有巨大伤害，对社会秩序的稳定同样具有严重危害。

1. **酒精**

酒精滥用后，患者会出现说话含糊、欣快、头痛、恶心、昏迷、心率加快、缺氧、平滑肌松弛、血压降低和血管扩张等症状，导致判断力和感知失常。过量饮酒可导致麻醉，甚至有生命危险。

2. **咖啡因**

咖啡因是从茶叶、咖啡果中提炼出来的一种生物碱，具有兴奋中枢神经系统的作用。适度使用有驱除疲劳、兴奋神经的作用，大剂量或长期使用会对人体造成危害。咖啡因有一定成瘾性，有精神萎靡、浑身困乏疲软等戒断症状。

3. 苯基乙丙胺

苯基乙丙胺又名安非他命。过度使用时，常见过度兴奋、不安、失眠、震颤、紧张和烦躁等症状。耐受性出现快，因此，长期服用者服用量必须越来越多。戒断后可能出现抑郁症状。大剂量服用可能导致严重的毒性神经病。

4. 摇头丸

摇头丸即亚甲基二氧基甲基苯丙胺。1912 年，由默克公司在寻找减肥秘方时研制而成，是苯丙胺类毒品，有中枢兴奋作用，具有较强的成瘾性，并有致幻作用。服用后使人极度亢奋，摇头不止，可造成行为失控，引发社会治安问题。

5. 海洛因

海洛因又名二乙酰吗啡。1874 年，英国化学家在吗啡中加入冰醋酸等物质，首次提炼出镇痛效果更强的半合成化衍生物。海洛因曾被用于戒除吗啡毒瘾，后发现其具有比吗啡更强的药物依赖性。

6. 大麻类药物

大麻类药物包括大麻和大麻酚，是世界上广为滥用的毒品之一。大麻有毒品型和纤维型两种，人们滥用的大麻是毒品型大麻。

第七节 精神药物的“三个时代”

1. 精神药物 1.0 时代：1952—1987 年

以吩噻嗪类、噻吨类、丁酰苯类、二苯并氮䓬类、二氢吲哚酮类和二苯氧氮平类药物为代表，此外，还包括治疗抑郁的单胺氧化酶抑制剂和三环类抗抑郁药，以及用于治疗双相躁狂症的锂盐。

2. 精神药物 2.0 时代：1988—2012 年

以选择性 5-HT 再摄取抑制剂氟西汀、抗精神病药氯氮平、多巴胺受体部分激动剂和多种杂环类抗抑郁药为代表。

3. 精神药物 3.0 时代：2013 年至今

（1）匹莫范色林（pimavanserin）：5-HT_{2A}受体反向激动剂。

（2）Valbenazine 和 deutetrabenazine：首次获批治疗迟发性运动障碍的药物，通过抑制囊泡单胺转运体 -2，改善多巴胺超敏反应。

（3）快速起效的抗抑郁药：静脉注射氯胺酮可在数小时内改善严重难治性抑郁及自杀冲动。

（4）新型抗抑郁药：N－甲基－D－天冬氨酸（N-methyl-D-aspartic，NMDA）受体拮抗剂，GABA 受体正性变构调节剂。

参考文献

[1] Serious mental illness: lifespan approach to care [J]. Perspectives in psychiatric care, 2019, 55 (1): 5.
[2] 尤启冬，孙铁民，郭丽．药物化学［M］．8 版．北京：人民卫生出版社，2016.

第六章　糖尿病药物

第一节　糖尿病的发病机制和药物简介

一、糖尿病简介

糖尿病是一种长期存在高血糖的代谢性疾病。国际糖尿病联盟（International Diabetes Federation，IDF）曾在2010年预测：2025年全球糖尿病患者数会达到4.38亿。但2019年，全球糖尿病患者数已达到4.63亿。根据IDF的最新预测，2030年全球糖尿病患者数预计会达到5.78亿，2045年预计会达到7亿左右。因此，我们有必要充分了解糖尿病的发病机制，继续探索糖尿病的治疗方案。

2018年，美国糖尿病协会（American Diabetes Association，ADA）将空腹血糖（fasting plasma glucose，FPG）、餐后2小时血糖（2 hours plasma glucose，2hPG）和糖化血红蛋白（glycosylated hemoglobin A1c，HbA1c）作为诊断糖尿病和糖尿病前期的三大指标（图6－1）：

（1）FPG≥7.0 mmol/L。至少8小时未摄入热量则可定义为空腹。如果FPG≥7.0 mmol/L，可诊断为糖尿病。

（2）2hPG≥11.1 mmol/L。患者须进行糖耐量试验（oral glucose tolerance test，OGTT），将75 g无水葡萄糖溶于200 mL水中让患者服下，从第一口开始计时，在2小时的时间点抽血，如果此时血糖浓度超过11.1 mmol/L，可诊断为糖尿病。

（3）HbA1c≥6.5%。糖化血红蛋白是红细胞中血红蛋白β末端的缬氨酸与血液中的葡萄糖发生不可逆糖基化反应得到的产物。它分为HbA1a、

HbA1b、HbA1c 3 种，HbA1c 占较大比例，约为 70%。2010 年，美国糖尿病协会才正式确定 HbA1c ≥6.5% 为糖尿病的诊断标准。HbAlc 不随时间、患者是否空腹或者运动等的影响，因此其可作为检测糖尿病患者 1 ～2 个月血糖控制的有力指标。(图 6 -1)

糖尿病诊断标准
- 空腹血糖≥7.0 mmol/L，至少 8 小时未摄入热量
- 餐后 2 小时血糖≥11.1 mmol/L，进行糖耐量试验
- 糖化血红蛋白≥6.5%，血红蛋白与血清中的糖类相结合的产物

图 6 -1　糖尿病诊断标准

二、糖尿病发病机制

胰腺在人体血糖调节中扮演着非常重要的角色，分为外分泌腺和内分泌腺。内、外分泌腺的主要区别在于有没有导管。外分泌腺通过导管分泌胰液到十二指肠，胰液中的碳酸氢钠和淀粉酶等可以消化蛋白质、脂肪和糖等。内分泌腺则散在分布着成团聚集的细胞团，也称为胰岛。胰岛主要由 4 种细胞组成：胰岛 A（或 α）细胞、胰岛 B（或 β）细胞、胰岛 D（或 δ）细胞、胰岛 PP 细胞。胰岛 α 细胞分泌胰高血糖素，其有很强的促糖原分解和糖异生作用，能升高血糖水平。胰岛 β 细胞分泌胰岛素，其能促使血糖进入细胞合成糖原，加速肝脏、肌肉、脂肪组织摄取利用葡萄糖，降低血液中葡萄糖水平。胰岛 δ 细胞分泌生长抑素，其能抑制生长激素的分泌，以旁分泌的方式抑制胰岛 α、β 细胞的分泌。胰岛 PP 细胞数量较少，分布于胰岛周边或者散在分布于外分泌部，分泌胰多肽，其能促进胃酸和胃蛋白酶分泌，抑制胃肠运动、胰液分泌和胆囊收缩。

糖尿病可以分为 1 型和 2 型糖尿病（图 6 -2）。1 型糖尿病是胰岛 β 细胞被破坏或者出现功能障碍，使体内出现胰岛素绝对不足，导致高血糖。1 型糖尿病多发于青少年时期，患者体内胰岛素分泌严重不足，必须依赖胰岛素治疗。2 型糖尿病多见于 35 岁以上中老年人，占全部糖尿病患者 90% 以上，患者体内可见胰岛 β 细胞不同程度的胰岛素分泌障碍或者胰岛素抵抗。

2 型糖尿病患者前期体内胰岛素分泌量不低甚至可能偏高，但是由于胰岛素受体对胰岛素敏感度降低，从而抑制血糖的降低。部分 2 型糖尿病患者到

了后期，胰岛不停分泌胰岛素，导致胰岛衰竭从而胰岛素分泌不足。此外，患者肌肉或者其他组织容易产生胰岛素抵抗，导致葡萄糖摄取和利用能力下降，肠促胰岛素效应减弱，甚至引发神经递质功能紊乱等。

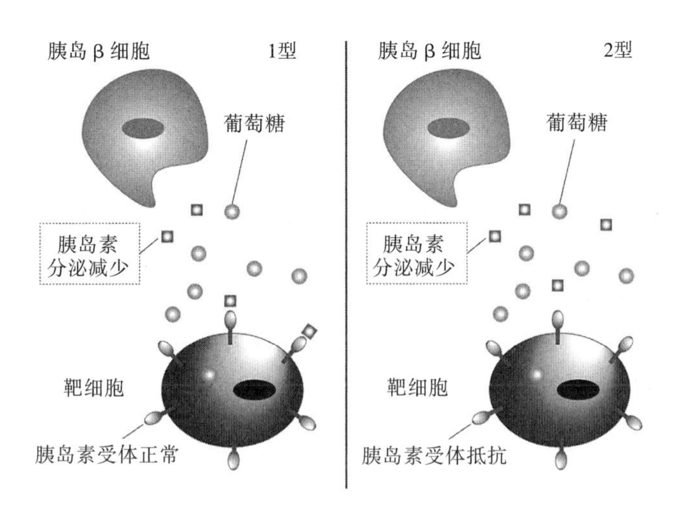

图6－2 糖尿病的分类

绘制者：刘晓燕。

三、抗糖尿病药物简介

目前临床上已应用的抗糖尿病药物根据作用机理主要分为糖调节剂、胰岛素促泌剂、胰岛素增敏剂、肠促胰岛素增强剂和胰淀素类似物（表6－1）。

表6－1 抗糖尿病药物分类

分类	抗糖尿病药物
糖调节剂	α－糖苷酶抑制剂
胰岛素促泌剂	磺酰脲类和格列奈类
胰岛素增敏剂	双胍类和 PPARγ 激动剂
肠促胰岛素增强剂	GLP-1 类似物和 DPP-4 抑制剂
胰淀素类似物	普兰林肽等

PPARγ：peroxisome proliferator-activated receptor，过氧化物酶体增殖物激活受体；GLP-1：glucagon-like peptide 1，胰高血糖素样肽－1；DPP-4：dipeptidyl peptidase-4，二肽基肽酶－4。

第二节　胰岛素的发现和发展

一、胰岛素的发现

历史学家布莱斯说过："胰岛素的发现是现代医学研究史上第一次，科学家真正制造出一种东西能够治疗一种疾病——当然，科学家们也发明了麻醉药、阿司匹林，但真正能够治疗一种具体的疾病，一夜之间把一种致命的疾病变成一种可控制的慢性疾病，却是前所未有的。" 1923 年 10 月，瑞典皇家科学院共同授予班廷和麦克劳德诺贝尔生理学或医学奖，表彰他们为发现胰岛素所做的贡献。32 岁的班廷成了迄今为止最年轻的诺贝尔生理学或医学奖获得者。

胰岛素的发现可谓是抗糖尿病领域的里程碑，激励着研究者们不停地向前探索，真正改变了医疗的面貌和医生的角色。

二、胰岛素的发展历史

胰岛素的发现改变了全球数百万人的生活，挽救了几代人的生命，回顾人类历史上这一伟大成就，了解胰岛素的百年历史具有重要意义（表 6 –2）。

表 6 –2　胰岛素发展历史

时间/年	项目
1921	发现并提纯胰岛素
1922	胰岛素应用于糖尿病治疗
1923	胰岛素作为商品上市
1925	发明"胰岛素专用注射器"
1936	首个长效胰岛素鱼精蛋白锌胰岛素问世

（续上表）

时间/年	项目
1946	性质更为稳定的中性鱼精蛋白锌胰岛素问世
1949	生产标准化的胰岛素注射器
1955	Sanger 完成了世界上第一个蛋白质（胰岛素）的一级结构测定，荣获 1958 年诺贝尔化学奖，为人工合成胰岛素奠定了基础
1963—1966	中国、德国、美国三国科学家致力于化学合成胰岛素的研究。中国学者于 1965 年首次用化学方法人工合成具有全部生物活性的“结晶牛胰岛素”
1969	X 线衍射确定了胰岛素的三级结构
1978	通过重组 DNA 技术，人胰岛素首次在大肠杆菌中合成
1982	重组人胰岛素在美国上市
1985	首支胰岛素注射笔问世
1989	预充型胰岛素注射笔问世
1996	首个重组人胰岛素类似物赖脯胰岛素（赖氨酸－脯氨酸类似物）上市
1999	唯一用于妊娠糖尿病患者和 2 岁以上儿童糖尿病患者的速效人胰岛素类似物问世
2004	首个长效重组人胰岛素类似物甘精胰岛素上市
2005	预混人胰岛素类似物问世

第三节　双胍类降糖药的发现和发展

一、二甲双胍发现历史

疗效不低于二甲双胍的疗效是目前开发新的口服降糖药物的参照标准，可见二甲双胍已成为糖尿病治疗的基石。但是，二甲双胍的发现和上市历经波折。20 世纪 20 年代，德国科学家唐累特注意到山羊吃了山羊豆后，产奶量增高的同时会引发低血糖，他从山羊豆中提取出山羊豆碱，即异戊烯胍，其有明显的降糖作用。但由于其严重的毒性，科学家们开始改造该化合物，合成了多种双胍类化合物，包括十烷基双胍、十二烷基双胍、癸烷双胍、二甲双胍等（图 6－3）。其中癸烷双胍可以有效治疗糖尿病，但在 20 世纪 40 年代因其肝毒性大而退市。

同一时期的胰岛素的发现使二甲双胍的临床研究未能继续，当时医生认为患者身体只需要补充足够胰岛素就可以控制血糖。到 20 世纪 50 年代，人们才逐渐意识到胰岛素的局限性，长期使用胰岛素可能会增加低血糖、高血脂、胰岛素抵抗等风险。1957 年，让 · 斯特恩（Jean Sterne）发表了二甲双胍的临床研究结果，证实其有优异的降血糖效果。他为二甲双胍起名“glucophage”，意为葡萄糖吞噬者。同年，二甲双胍作为一类双胍类降糖药上市。同期上市的还有苯乙双胍等降糖药，使得二甲双胍即使上市也未受到重视。但苯乙双胍于在 20 世纪 70 年代因乳酸中毒而退市。

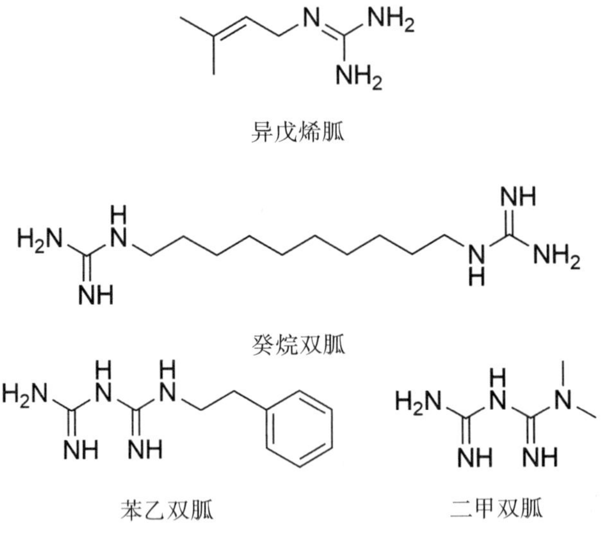

异戊烯胍

癸烷双胍

苯乙双胍　　二甲双胍

图 6－3　异戊烯胍与双胍类药物的结构式

1977—1997 年，百时美施贵宝公司坚持进行高风险研究，这就是糖尿病研究历史上著名的“UKPDS 研究”（United Kingdom Prospective Diabetes Study，英国糖尿病前瞻性研究）。这项研究开始于 1977 年，结束于 1997 年，随访10年，总共历时30年。正是这项研究使得二甲双胍成为治疗2型糖尿病的一线药物。不得不说，这项研究是糖尿病治疗领域发展史上划时代的里程碑，对糖尿病的防治规范和指南的制定具有深远的意义。

1994年12月29日，二甲双胍获得美国FDA的上市批准。随着UKPDS研究成果的发布，二甲双胍销售额迅速上升。2001年，二甲双胍销售额达到27亿美元，增幅达到42%，其处方量超过口服降糖药总处方量的三分之一，成为当时口服降糖药的首选药物。目前，二甲双胍仍是世界上处方量最多的降糖药。2010年，美国开出了4 800万个二甲双胍仿制药处方。

除了具有降血糖作用之外，二甲双胍在其他疾病领域也有不俗的表现。二甲双胍可以降低糖尿病患者结核菌感染和高血压等风险。在抗肿瘤领域，二甲双胍被证实在神经胶质瘤、胃癌、皮肤相关癌症、甲状腺癌等癌症中有降低风险或者延长生存期的作用。一项基于德国雷根斯堡市1998—2013年的临床癌症数据库的研究结果表明，使用二甲双胍可以显著提高3级神经胶质瘤患者的整体生存期和无进展生存期[1]。还有一项来自意大利的回顾性研究纳入了1999—2015年间24家医疗中心445例晚期胰腺神经内分泌肿瘤患者的临床资料，结果发现二甲双胍或有助于提高胰腺神经内分泌肿瘤患者的无进展生存期，甚至与患者更长的无进展生存期独立相关，不涉及血糖水平[2]。

二、二甲双胍作用机制

二甲双胍作为治疗2型糖尿病的一线药物，通过抑制肝脏中的葡萄糖产生来降低血糖水平，还可改善肌肉组织中的葡萄糖摄取和使用，但是机制尚不明确。

芬兰赫尔辛基大学的研究团队[3]在细胞培养物和动物模型中揭示了二甲双胍可能的作用机制，即二甲双胍通过直接结合到脂质磷酸酶SHIP2上降低其活性。之前已有动物模型证实患有糖尿病个体的SHIP2活性在肾脏、肌肉和脂肪组织中高于对照组，SHIP2能降低组织对胰岛素信号的反应并降低其摄取葡萄糖的能力。因此，二甲双胍可通过降低SHIP2活性，增加肌肉细胞对葡萄糖的摄取，并减少足细胞或肾小球上皮细胞的死亡。

第四节　磺酰脲类药物的发现和发展

一、磺酰脲类药物的发现和发展

1935 年，德国的多马克发现磺胺类抗生素百浪多息后，全球掀起磺胺类抗生素的研究热潮。百浪多息在体内能分解产生磺胺，即对氨基苯磺酰胺（图6－4）。磺胺与细菌生长所需要的对氨基苯甲酸在化学结构上十分相似，被细菌吸收而又不起养料作用，可导致细菌死亡。

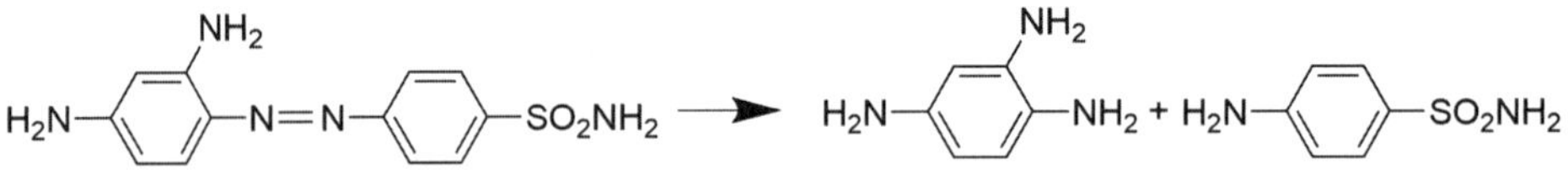

百浪多息　　对氨基苯磺酰胺

图 6－4　百浪多息体内分解过程

1941 年，法国科学家合成了一系列磺胺类化合物，其中异丙基噻二唑对伤寒杆菌有轻度的抑制作用。1942 年，有医师给伤寒患者服用异丙基噻二唑后，患者出现震颤、神经失调等症状。注射葡萄糖后，患者又恢复正常。1944 年，卢巴蒂埃（Loubatieres）发现这类磺胺类药物可以通过调节胰岛功能来降低血糖，因此，推荐其作为降糖药在临床使用。但是当时处于二战期间，并且该类药物的副作用大，这一成果未引起较大关注。

1952 年，德国医生在临床实践中发现磺胺类药氨磺丁脲在治疗各种细菌感染时能降低患者血糖，患者同时出现震颤、出汗等低血糖反应。研究发现，氨磺丁脲能有效降低不依赖胰岛素治疗的糖尿病患者的血糖和尿糖。在此基础上，科学家们还合成了甲苯磺丁脲和氯磺丙脲，这两种药物在美国的使用更为普遍。1955—1966 年，大量第一代磺酰脲类降糖药经研制被用于临床，包括甲苯磺丁脲、氯磺丙脲、妥拉磺脲、醋磺己脲等（图 6－5）。但因第一代磺酰脲类药物毒性反应大，已经不再推荐将其用于临床。

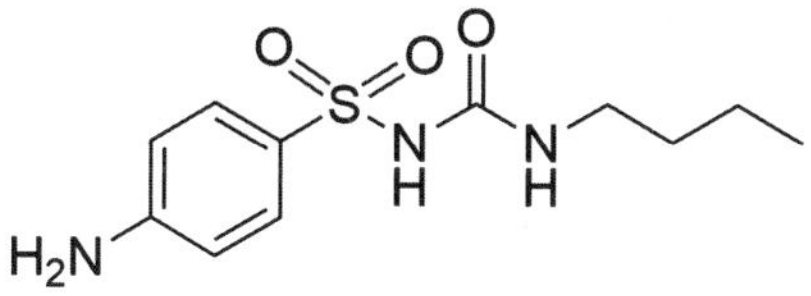

氨磺丁脲

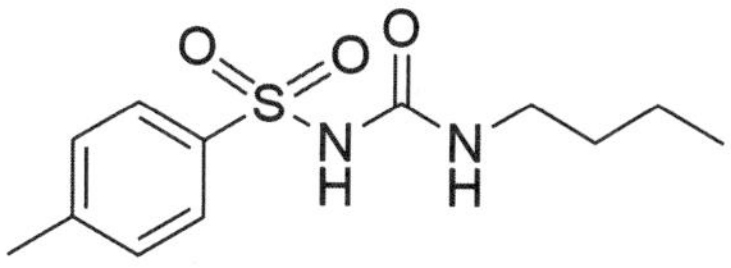

甲苯磺丁脲

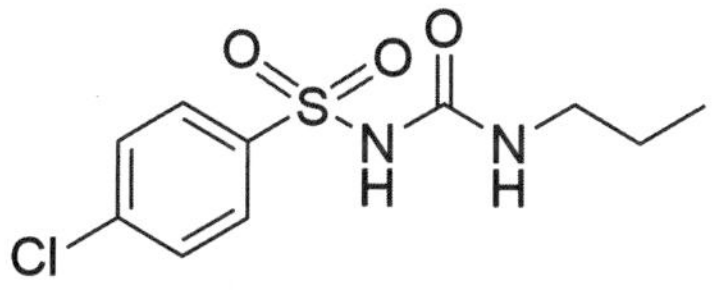

氯磺丙脲

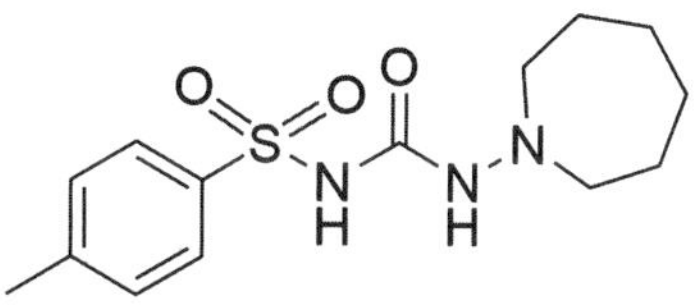

妥拉磺脲

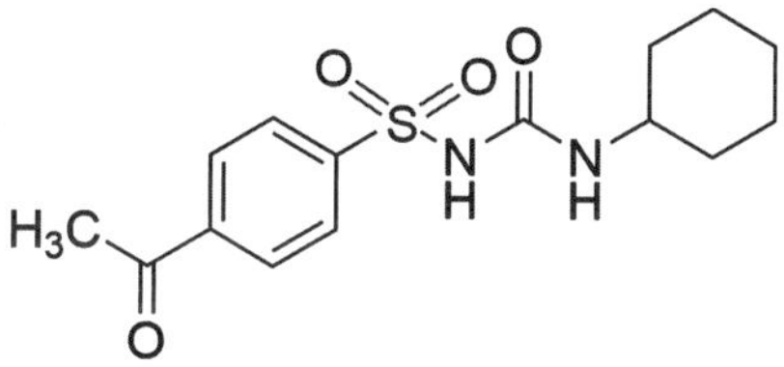

醋磺己脲

图6－5 第一代磺酰脲类药物的结构式

磺酰脲类降糖药主要通过促进内源性胰岛素的分泌来降低血糖，起效快。目前临床应用较多的是第二代磺酰脲类降糖药，包括格列吡嗪、格列齐特、格列本脲、格列喹酮等，但其也容易引起低血糖和体重增加等副作用，因此，患者需要根据自己的血糖控制情况合理选用降糖药。

1996年，法国安万特公司开发并上市了第三代磺酰脲类降糖药格列美脲。格列美脲适用于饮食平衡、运动疗法及减轻体重均不能充分控制血糖的2型糖尿病患者，可能引起低血糖和代谢紊乱等副作用。作为长效降糖药，格列美脲与胰岛β细胞表面的磺酰脲受体结合后，促使ATP敏感的K^+通道（KATP）关闭，引起细胞膜去极化，电压依赖性Ca^{2+}通道开放后，Ca^{2+}内流，胰岛素分泌增加，起到降血糖作用。此外，格列美脲对心血管KATP通道的作用较弱，所以心血管的不良反应较少。从2004年开始，格列美脲的销售额呈现逐步上升的趋势。目前看来，磺酰脲类降糖药的市场前景依然向好。（表6－3）

表6－3 磺酰脲类降糖药

磺酰脲类降糖药	代表药物
第一代	甲苯磺丁脲、氯磺丙脲、妥拉磺脲、醋磺己脲
第二代	格列吡嗪、格列齐特、格列本脲、格列喹酮
第三代	格列美脲

二、非磺酰脲类药物

除磺酰脲类降糖药外，还有一类较新的非磺酰脲类胰岛素促泌剂，即格列奈类降糖药，如瑞格列奈和那格列奈。此类药物作用机制与磺酰脲类降糖药作用机制相似，但起效更加迅速，作用时间更短，因此，在控制餐后高血糖方面更具优势。因其在空腹和两餐间不促进胰岛素分泌，格列奈类药物可以餐前服用，服用时间非常灵活，被称为“餐时血糖调节剂”，是老年糖尿病和轻度肾病患者的首选药物。

第五节　α－葡萄糖苷酶抑制剂的发现和发展

一、碳水化合物的消化

碳水化合物，即糖类，是指多羟基的醛、酮及其衍生物的总称。碳水化合物进入口腔后，由唾液淀粉酶开始消化；经过胃后进入小肠，被胰腺分泌的胰淀粉酶消化成可直接被吸收的单糖或稍复杂的二糖；然后到小肠黏膜上皮细胞表面被彻底消化（图6－6）；小肠绒毛利用微绒毛捕捉二糖并分泌α－葡萄糖苷酶这类双糖酶将二糖分解成单糖（图6－7）；最后单糖穿过小肠上皮细胞进入血液。可以看出，α－葡萄糖苷酶分解二糖是人体吸收葡萄糖的最后一道工序，从这一环节进行控制可以有效抑制葡萄糖升高。

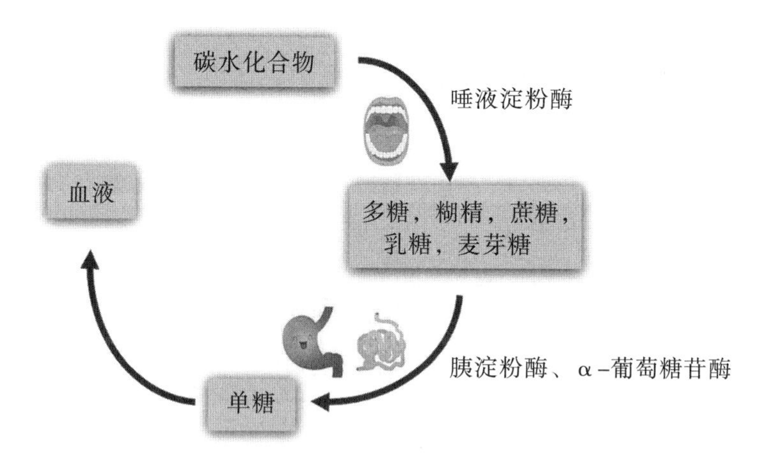

图6－6 碳水化合物消化过程

$$麦芽糖 \xrightarrow{麦芽糖酶} 葡萄糖 + 葡萄糖$$

$$蔗糖 \xrightarrow{蔗糖酶} 葡萄糖 + 果糖$$

$$乳糖 \xrightarrow{乳糖酶} 葡萄糖 + 半乳糖$$

图6－7 二糖水解为单糖

二、α－葡萄糖苷酶抑制剂的发现

α－葡萄糖苷酶抑制剂是一类新型的口服降糖药，作用机理是抑制小肠上段的α－葡萄糖苷酶，阻止碳水化合物分解为单糖，未分解的碳水化合物到达小肠的中下段后，再被缓慢吸收到血液中。因此，此类药物不会促进胰岛素分泌，延缓糖类吸收的同时不会急剧增加血糖，能有效地改善餐后血糖的高峰，特别适合以餐后血糖升高为主的2型糖尿病患者（图6－8）。

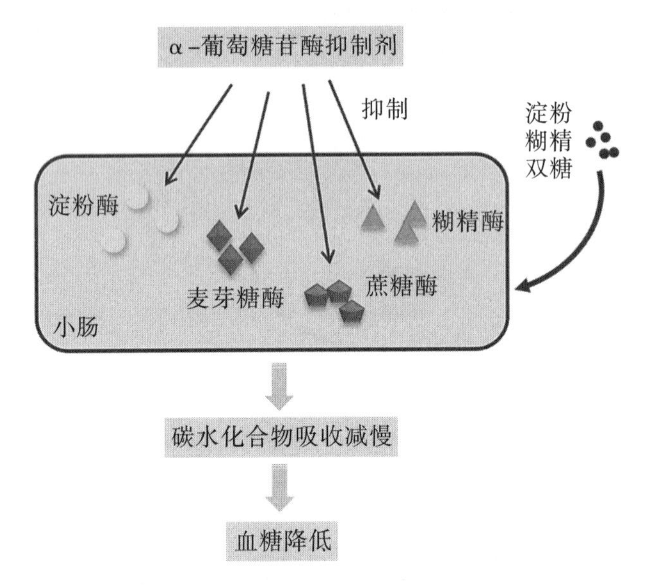

图 6-8　α-葡萄糖苷酶抑制剂作用机制

α-葡萄糖苷酶抑制剂作为中国糖尿病防治指南中 2 型糖尿病治疗的一线药物，目前主要有 3 种药物，分别是阿卡波糖、伏格列波糖和米格列醇。1970 年，帕拉斯（Palus）等最早从微生物代谢产物中分离到一系列 α-葡萄糖苷酶抑制剂。1977 年，德国拜耳公司从放线菌培养液中分离得到一种抑制 α-葡萄糖苷酶的寡糖阿卡波糖。1981 年，日本武田制药公司从另一种放线菌培养液中提取到一种疑似胺糖的变形胺，经过进一步改造得到伏格列波糖。米格列醇是从杆菌肉汤培养基中发现的一种新型 α-葡萄糖苷酶抑制剂，于 1997 年上市。如今，米格列醇已成为治疗控制饮食无效的 2 型糖尿病的一线药物，同时也是磺酰脲类药物治疗无效时的辅助治疗药物。临床研究表明，长期服用米格列醇几乎不会引起患者泌尿系统、心血管系统、呼吸系统等的变化。所以老年患者或者肝肾功能不全的患者不需要调整此药剂量。

此类药物抑制小肠上皮细胞的 α-葡萄糖苷酶 4～6 小时，此后酶活性可恢复，因此，单独使用此类药物时不会引起低血糖。同时这类药物只影响碳水化合物的吸收而不影响蛋白质和脂肪的吸收，一般不引起营养吸收障碍。另外，α-葡萄糖苷酶抑制剂几乎不引起肝肾副作用和蓄积作用，因为其不需要肝肾参与代谢与排泄。还有研究表明，α-葡萄糖苷酶抑制剂有调节肠道菌群的作用。

α－葡萄糖苷酶抑制剂会延缓碳水化合物在小肠的吸收，因此，未被消化的碳水化合物到达结肠后，在肠道细菌的作用下被进一步酵解，产生氢气、二氧化碳等气体，会使患者感到肚子胀，不消化。故该药物禁用于肠胀气、肠梗阻患者。一般来说大部分患者使用该药物一段时间后此症状可减轻，但也有极少数人不能耐受而被迫停药。

第六节 钠依赖性葡萄糖协同转运蛋白抑制剂的发现和发展

钠依赖性葡萄糖协同转运蛋白（sodium-dependent glucose transporter，SGLT）是在小肠的肠黏膜和肾单位的近端小管中发现的葡萄糖转运蛋白家族，最著名的两个蛋白是 SGLT1 和 SGLT2。这类蛋白与葡萄糖的重吸收有着密切联系。肾脏每天要滤过 160～180 g 葡萄糖，90% 的葡萄糖由肾脏近端小管的 SGLT2 重吸收，其余的葡萄糖由 SGLT1 转运体重吸收（图 6－9）。SGLT2 抑制剂可以抑制肾脏对葡萄糖的重吸收，使过量葡萄糖从尿液排出，有效降低血糖。因此，SGLT2 抑制剂可用于治疗 2 型糖尿病。

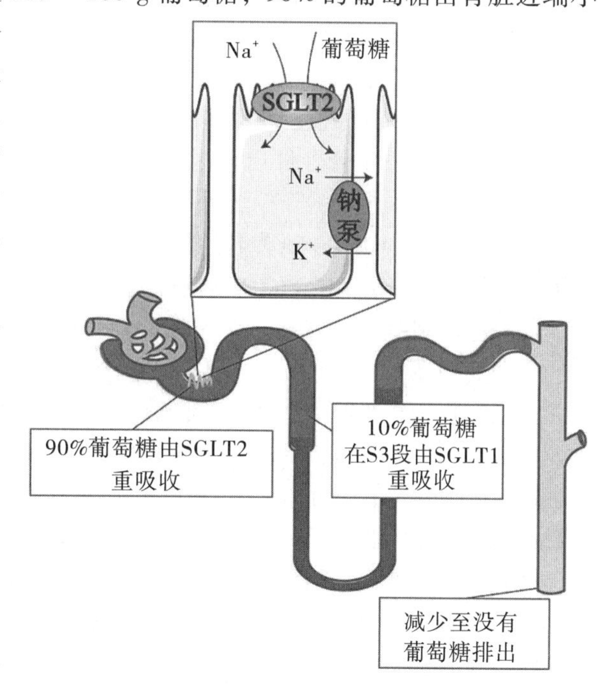

图 6－9 葡萄糖重吸收机制

绘制者：刘晓燕。

目前全球共有 6 种 SGLT2 抑制剂上市，分别为卡格列净、达格列净、恩格列净、依格列净、鲁格列净、托格列净。其中，中国有 3 个药品上市，分别是达格列净、恩格列净、卡格列净。SGLT2 抑制剂的发现可追溯至 19 世纪。

1835 年，法国化学家发现从苹果树皮中提取的根皮苷有促尿糖和减轻体重的作用。而后人们发现根皮苷有抑制肾脏近曲小管重吸收葡萄糖的作用。二十世纪八九十年代，科学家们发现了钠依赖性葡萄糖协同转运蛋白家族与糖尿病之间的联系。但天然化合物根皮苷不适合口服的特性促使科学家们继续开发适合口服的降糖药。2012 年 11 月，百时美施贵宝公司和阿斯利康公司共同研发的 SGLT2 抑制剂达格列净于欧洲上市，2014 年 1 月，其被美国 FDA 批准上市。在一系列临床研究当中，达格列净无论是单一用药还是联合用药，都能有效降低 HbA1c 和空腹血糖水平。在一项达格列净与二甲双胍的联合治疗中发现，联合应用能持久地降低 HbA1c 水平、空腹血糖水平和体质量，且不会导致低血糖[4]。

SGLT2 抑制剂在血糖超过肾糖阈时才发挥降糖作用，因此不会引发低血糖风险。另外，此类药物可以有效保护肾脏，因为肾小管尿糖浓度升高后会产生渗透性利尿作用，促进钠离子输送到远曲小管，使肾小球滤过率降低后恢复正常，减少肾脏损伤。此类药物还有降低血压、保护心脏、降尿酸等作用，但同时也有增加尿路及生殖道感染的风险。2015 年 5 月，FDA 警告 SGLT2 抑制剂可能增加 2 型糖尿病患者酮症酸中毒风险。2018 年 8 月，FDA 发布了使用 SGLT2 抑制剂的糖尿病患者患上会阴坏死性筋膜炎，即福尼尔坏疽（Fournier's gangrene，FG）的安全警告。

另外，降低心血管事件风险是糖尿病综合管理的核心部分。但是此前未有相关研究能有力地证明降糖药可以降低心血管事件风险。2015 年，欧洲糖尿病协会的年会上公布了一项著名的降糖治疗试验 EMPA-REG OUTCOME 的研究结果。该研究纳入了 7 020 例 2 型糖尿病心血管事件高危患者，按1：1：1的比例随机分为恩格列净（10 mg/25 mg）组和安慰剂组。结果显示，伴心血管疾病的糖尿病患者在常规治疗的基础上接受 SGLT2 抑制剂恩格列净治疗后，可显著降低心血管事件死亡率和全因死亡率。此研究首次揭示了降糖药物可以有效降低心血管事件风险，成为继 UKPDS 研究以来最具划时代意义的降糖药物试验研究。值得注意的是，心血管获益不能完全由恩格列净的降糖作用来解释，因为恩格列净组与安慰剂组相比，糖化血红蛋白差异仅有 0.4%。因此，SGLT2 抑制剂也有可能存在其他未被认识的机制。

作为一类新型药物，SGLT2 抑制剂不依赖胰岛素分泌，且不受胰岛素抵抗和胰岛 β 细胞功能减退的影响，适用于糖尿病各个阶段。

第七节 GLP-1受体激动剂和DPP-4抑制剂的发现和发展

一、GLP-1受体激动剂和DPP-4抑制剂的作用机制

1932年，研究者发现了一种来自肠道的调节进食后胰岛素分泌的物质，称为“肠促胰岛素”。1964—1967年，研究发现口服葡萄糖较静脉滴注葡萄糖引起的胰岛素分泌更多，被称为“肠促胰岛素效应”。1971年和1985年，分别发现了两种肠促胰岛素：抑胃肽（gastric inhibitory peptide，GIP）和胰高血糖素样肽－1（GLP-1）。1992—1994年，研究发现GLP-1可以降低2型糖尿病患者血糖水平，但GIP没有该作用。GLP-1是肠黏膜内分泌L细胞受营养素刺激而分泌的多肽类激素，有GLP-1（7－37）和GLP-1（7－36）酰胺2种活性形式。这两者仅有一个氨基酸序列不同，GLP-1约80%的循环活性来自GLP-1（7－36）酰胺。

正常人进餐后，血糖浓度升高，GLP-1与细胞膜受体结合后刺激cAMP产生，通过下游通路促使胰岛β细胞囊泡内储存的胰岛素分泌入血。可以看出，GLP-1是以葡萄糖浓度依赖性的方式促进胰岛素分泌的。此外，GLP-1还能减少胰岛α细胞分泌胰高血糖素，减少餐后血糖波动；抑制肠道分泌脂蛋白，因此可能具有心脏保护作用。GLP-1在体内发挥作用后又被二肽基肽酶－4（DPP-4）迅速降解。针对这一过程主要有两类药物，分别是肠促胰岛素类似物和DPP-4抑制剂。GLP-1类似物可替代生理性GLP-1激活GLP-1受体发挥作用，DPP-4抑制剂通过抑制DPP-4活性减少天然GLP-1的降解，这2种方式都可使GLP-1浓度达到药理水平，从而发挥降糖作用（图6－10）。

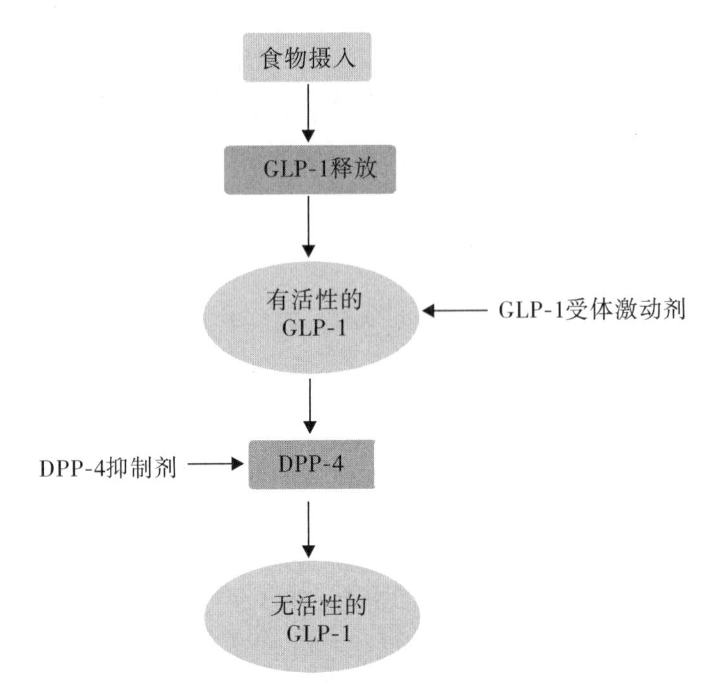

图 6－10　GLP-1 受体激动剂和 DPP-4 抑制剂的作用机制

二、GLP-1受体激动剂的发现和发展

GLP-1 受体激动剂包括艾塞那肽、利拉鲁肽、利西拉肽、阿必鲁肽和度拉鲁肽等。艾塞那肽是从希拉巨蜥唾液中提取出来的 GLP-1 类似物，与人的 GLP-1 有 53% 的同源性，对 GLP-1 受体激活作用与 GLP-1 相似，同时能抵抗 DPP-4 的降解作用。2005 年 4 月，其获得 FDA 批准上市；2007 年，其在欧洲多国上市；2009 年 8 月，其在中国获批上市。研究显示，艾塞那肽可以有效降低 2 型糖尿病患者的 HbA1c 的水平和餐后血糖浓度。

1996 年，利拉鲁肽由 诺和诺德公司（Novo Nordisk）研发，2009 年于丹麦上市。与天然 GLP-1 相比，利拉鲁肽是将天然 GLP-1 的 34 位赖氨酸取代成精氨酸，在 26 位的赖氨酸上接入一个十六碳棕榈酰脂肪酸侧链，与天然 GLP-1 拥有 97% 的同源性。利拉鲁肽可以选择性抑制胰岛 α 细胞的钙通道和胰高血糖素的胞外分泌；直接激活胰岛 β 细胞上 GLP-1 受体，促使胰岛 β 细胞增生；降低调高的血糖和游离脂肪酸及糖毒性、脂毒性进而间接保护胰岛 β 细胞；作用于胰岛 δ 细胞，使其增加生长抑素的分泌等。作为肠促胰岛素类似物，利拉鲁肽在营养物质如碳水化合物刺激下才会开始释放入血，可以按照体内葡萄糖水平的高低来调节胰岛素分泌，能够有效地降低血糖，而且不会有低血糖风险。但其会有恶心呕吐和胰腺炎等不良反应。

在一项为期 52 周的双盲双模拟和随机平行的实验中，研究者选择通过控制饮食或者运动治疗的 2 型糖尿病患者和不少于两个月口服降糖药的 2 型糖尿病患者，来比较利拉鲁肽（1.2 mg 和 1.8 mg）组与格列美脲（8 mg）组之间的疗效和安全性差异。结果表明，利拉鲁肽组较格列美脲组可以更明显降低血糖，体重也明显减轻。鉴于此药有减轻体重效果，诺和诺德公司以控制肥胖为新适应证向 FDA 提交上市申请，FDA 于 2014 年 9 月 11 日批准了利拉鲁肽皮下注射用于治疗肥胖及合并糖尿病、高血压、高血糖等疾病。

GLP-1 受体激动剂作为一种多肽药物，在肠胃中容易被胃酸或者酶破坏。为提高生物利用度，很多公司开发了此类药物的多种剂型，比如肠溶片、缓释微球等。如今已有多种 GLP-1 受体激动剂上市，并且显示出了良好的效果，相信在未来其也会是研究的热点和新的增长点。

三、DPP-4抑制剂的发现和发展

DPP-4 被称为 T 细胞表面抗原 CD26，是一种细胞表面的丝氨酸蛋白酶。它在肠中高表达，在肝脏、胰腺等也有部分表达，主要通过剪切的方式去掉氨基末端第 2 个氨基酸为丙氨酸或脯氨酸的寡肽的氨基末端的前两个氨基酸，从而分解体内蛋白质如 GLP-1。因此，抑制 DPP-4，可以有效防止 GLP-1 降解，从而促进胰岛素分泌，降低血糖。列汀类药物可以竞争性结合 DPP-4 从而改善血糖控制。目前已知的列汀类药物有西格列汀、维格列汀、沙格列汀、阿格列汀、利格列汀、吉格列汀、替格列汀等。2000 年前后，默沙东公司通过分析已发表文献中的 DPP-4 抑制剂结构和高通量筛选现有化合物库的方式寻找新的 DPP-4 抑制剂，很快便筛选并合成了西格列汀。在临床研究阶段，默沙东公司大胆地启用了Ⅰ/Ⅱ期临床试验齐头并进的策略，只用了两年零三个月便证实了单用西格列汀或者联合二甲双胍等降糖药可以有效改善血糖控制。2006 年 10 月，西格列汀作为全球第一个列汀类药物在美国上市，同时获得了 2007 年度的“爱迪生发明奖”和“盖伦（新药发明）奖”。

2007 年 4 月，西格列汀和二甲双胍的复方制剂在美国和欧盟上市。时间和事实证明这种复方制剂具有确切的降糖作用和更高的安全性，成为降糖药物中出色的新星。关于西格列汀是否会增加心血管事件风险的问题，杜克大学临床研究中心和牛津大学糖尿病研究中心合作进行了一项多中心、随机、双盲、安慰剂对照研究，简称 TECOS 研究，旨在评价 2 型糖尿病患者在常规治疗的基础上加用西格列汀后对心血管预后的影响。这项研究结果证明西格列汀不增加心血管事件风险，同时也不增加心力衰竭住院的风险。但用于治疗 2 型糖尿病的其他 DPP-4 抑制剂如沙格列汀和阿格列汀有可能会增加心力衰竭的风险。

总的来说，DPP-4 抑制剂即列汀类药物仅在人体血糖高于正常水平时才会增加胰岛素的分泌，因此，其不会造成低血糖的风险。但是 DPP-4 抑制剂服用后可能会出现恶心、呕吐等症状，甚至引发严重的出血性或坏死性胰腺炎，另外还有可能引起急性肾损伤、超敏反应、关节痛等。目前有相关研究证明 DPP-4 抑制剂与其他降糖药的联合应用显示出了更好的效果，但同时也有可能增加其他隐患。因此，联合治疗可能是 DPP-4 抑制剂研究的一个未来方向，但同时也需要有更多的临床研究结果来验证 DPP-4 抑制剂的安全性。

第八节　胰岛移植和干细胞治疗

一、胰岛移植

治疗糖尿病除了用药物治疗之外，还可以使用外科手术。1893 年，威廉姆斯（Williams）等将羊胰腺移植到一位 15 岁糖尿病儿童皮下组织中，自此拉开胰腺移植的序幕。1966 年，密里苏达大学的研究人员首次施行全胰腺器官移植，取得了糖尿病治疗史上里程碑式的成功。而且糖尿病患者大部分伴随着肾功能衰竭，因此，胰肾联合移植在胰腺移植案例中约占 85%。但是供体来源少和免疫排斥等问题促使科学家们探索并衍生出了胰岛移植。与胰腺移植不同，胰岛移植只移植胰腺的内分泌部分，属于细胞移植的范畴。早在 1902 年便有人提出可以移植分泌降糖物质的部分。2000 年 7 月，*The New England Journal of Medicine* 报道了著名的胰岛移植的埃德蒙顿（Edmonton）方案（图 6 – 11）。7 例有严重糖尿病史及代谢不稳定史的 2 型糖尿病患者经门静脉移植人胰岛细胞后获得稳定血糖水平，且移植后实现胰岛素自给，糖化血红蛋白水平和糖耐量试验正常，血清 C 肽上升。这一项鼓舞人心的研究成果也成为胰岛移植历史上的里程碑。

2002 年，临床医生又使用此方案治疗 17 例糖尿病患者，80% 的病例 1 年后仍可脱离外源性胰岛素治疗。2005 年，多个国际胰岛移植中心研究报道表明，采用埃德蒙顿方案进行胰岛移植后，术后 3 年内脱离外源性胰岛素治疗的患者达 53%。2014 年，大部分国际胰岛移植中心的胰岛移植术后 5 年无须使用外源性胰岛素治疗的患者已超过 50%。在观察指标中，移植成功者糖化血红蛋白显著改善，低血糖分数和血糖波动指数明显好转，且提高了对胰高血糖素的反应性。

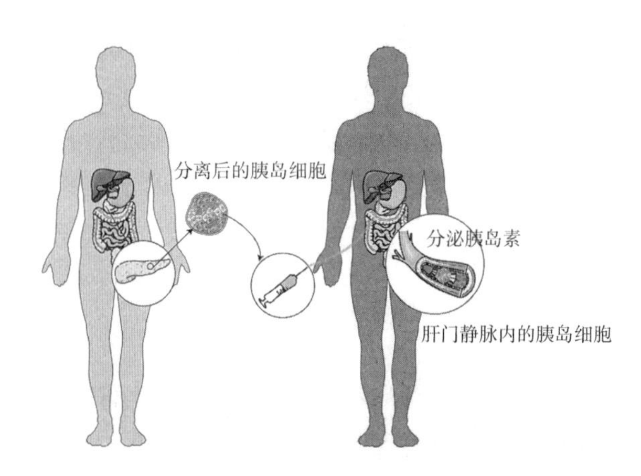

图 6 – 11　埃德蒙顿方案

绘制者：刘晓燕。

胰岛移植有其独特的优势，但却没有在临床普及，原因如下。

1. **胰岛供体不足**

胰腺中大量的外分泌腺细胞对冷缺血的耐受性较差，超过 8 小时冷缺血的供体不适合分离；供体 C 肽、糖化血红蛋白正常才适合作为胰岛移植的供体；供体胰岛的分离纯化技术不完善，国内尚无统一的标准。

2. **免疫排斥反应**

移植早期高达 60% 的胰岛细胞会因为缺氧、炎症反应和排斥反应等坏死和凋亡。胰岛移植后的最佳药物治疗应当是诱导受者产生仅针对移植胰岛的特异性免疫耐受，埃德蒙顿方案中多使用无糖皮质激素的新型低毒高效免疫抑制剂，但其也有可能对胰岛细胞有直接毒性作用，因此，我们需要不停地优化免疫抑制剂的方案。另外，还衍生出了微囊化隔离技术，即应用拥有半透膜功能的生物多聚体胶囊包裹胰岛后进行同种或者异种移植。这种技术主要通过微囊化的免疫隔离作用来抑制受体对移植物的免疫攻击从而延长移植物的存活时间，有效降低免疫排斥，优化治疗。

3. 移植部位的选择

体内可供移植的部位较多，如腹腔、网膜囊、肝、脾脏、肾包膜下、脑、睾丸、胸腺等，门静脉肝内移植曾被认为是较为理想的部位，但有胰岛细胞随门静脉血流丢失和不纯胰岛致肝内静脉栓塞的风险。胸腺、肝动脉或者骨髓腔也是值得考虑的移植部位。

总而言之，胰岛移植已经呈现一定的临床效果，但同时也面临着一定的挑战。胰岛移植对于 1 型糖尿病及已行肾移植手术的糖尿病肾病患者来说，具有重要的临床治疗价值。其也是终末期 2 型糖尿病并发其他器官损伤患者现阶段的终极治疗手段。在未来发展道路上，我们需要不断克服挑战，让胰岛移植技术发展得更成熟。

二、干细胞治疗

干细胞是具有自我更新和多向分化潜能的细胞，分为胚胎干细胞（embryonic stem cell，ESC）和成体干细胞（adult stem cell，ASC）。胰岛干细胞是指未达终末分化状态，能分化增殖为胰岛组织，或起源于胰腺，具有自我更新能力的细胞。糖尿病患者的胰岛干细胞来源主要有两种：胚胎干细胞向胰岛 β 细胞的分化和成体干细胞向胰岛干细胞的分化。2000 年年初，有研究者从小鼠胚胎干细胞中诱导分化出胰岛 β 样细胞，并将其移植到糖尿病小鼠体内，使糖尿病治愈达 1 年以上。成体干细胞又可分为间充质干细胞、外周血干细胞、脐带血干细胞、胰腺或肝脏干细胞等。2006 年，青岛大学附属医院将自体骨髓干细胞经胰腺血管插管移植到糖尿病患者体内，总共移植 100 例，多数患者 2 周起效，且有低血糖表现，胰岛功能改善及血糖改善好转率达到 63% 左右。2008 年 3 月至 2010 年 3 月，中国、美国、意大利、阿根廷、哥伦比亚 5 国的医疗机构建立合作关系，利用自体骨髓间充质细胞和骨髓干细胞进行高压氧治疗胰动脉介入，治疗 25 例糖尿病患者达到了初步预期的效果。

这项干细胞治疗在不依赖口服降糖药等前提下，明显改善了患者的血糖控制，为干细胞治疗打了一剂强心剂。

2011 年，韩忠朝及其科研团队选择 10 名不同程度胰岛细胞功能衰竭、胰岛素应用剂量大而血糖控制不佳的 2 型糖尿病患者，视情况静脉注射不同剂量的胎盘间充质干细胞进行治疗。结果显示，10 名患者血糖得到明显控制且大大降低了胰岛素用量，没有出现发烧、发冷、肝损伤等，肾脏、心脏功能得到明显改善。

全球糖尿病患者中，15%～20% 的患者可能发生足溃疡。2019 年 2 月 19 日，汉氏联合集团自主研发的一类新药"人胎盘间充质干细胞凝胶"被许可用于治疗糖尿病足溃疡。这是国内第 2 项干细胞新药研究性新药（investigational new drug，IND）申请获得受理，也是受批的第一项细胞凝胶剂。

干细胞治疗于近代兴起，在糖尿病领域显示出了不俗的实力，但同时伴随着挑战。我们希望干细胞治疗糖尿病的技术会随着时间推移，变得更加完善成熟，惠及更多糖尿病患者。

参考文献

[1] SELIGER C，LUBER C，GERKEN M，et al. Use of metformin and survival of patients with high-grade glioma [J]. International journal of cancer，2019，144 (2)：273 -280.

[2] PUSCEDDU S，VERNIERI C，DI MAIO M，et al. Metformin use is associated with longer progression-free survival of patients with diabetes and pancreatic neuroendocrine tumors receiving everolimus and/or somatostatin analogues [J]. Gastroenterology，2018，155 (2)：479 -489. e7.

[3] POLIANSKYTE-PRAUSE Z，TOLVANEN T A，LINDFORS S，et al. Metformin increases glucose uptake and acts renoprotectively by reducing SHIP2 activity [J]. The FASEB journal，2019，33 (2)：2858 -2869.

[4] BAILEY C J，GROSS J L，HENNICKEN D，et al. Dapagliflozin add-on to metformin in type 2 diabetes inadequately controlled with metformin：a randomized，double-blind，placebo-controlled 102-week trial [J]. BMC medicine，2013，11 (1)：1 -10.

第七章　抗衰老药物

第一节　衰老的概念和学说

一、衰老的概念

从生物学上来讲，衰老是生物随着时间的推移自发的必然过程，伴随着结构的退行性病变、适应性和抵抗力衰变等，是从受精卵开始一直到老年的一部个体发育史。从病理学上讲，衰老是应激劳损、损伤感染、营养失调、滥用药物积累的结果。从实质上讲，衰老是机体从构成物质、组织结构到生理功能的丧失和退化，趋向死亡的过程。

衰老是生物体内所有细胞、组织、器官普遍存在的现象，具有时间依赖性。衰老主要表现为细胞数量逐渐减少，组织和器官中相关细胞数量减少会导致其萎缩和重量减轻等，以及外形上的变化，如白头发、老年斑、耳聋、眼花等。此外，机体中诸多系统的衰退也是衰老的表征，如心血管系统功能的衰退导致心肌纤维逐渐萎缩、心肌细胞内老年色素沉积、心瓣膜肥厚硬化等。而呼吸系统衰退主要体现为肺容量降低、呼吸功能明显减退、代偿能力降低等。消化系统衰退主要表现为口腔、胃肠功能减弱，牙龈、牙齿发生萎缩性变化等。此外，老年人的肌肉骨骼运动系统也有一定程度的衰退，如肌纤维变细、弹性降低、收缩力减弱；骨骼中有机成分减少、无机盐增多，骨韧性降低易骨折等。神经系统衰退则表现为脑细胞的某种程度的丧失，致使老年人动作迟缓、反应灵活性减弱等。

二、衰老学说

关于衰老，国际上已经提出一系列衰老相关的学说，为揭开衰老机制和开发抗衰老药物奠定坚实的基础，如遗传程序学说、染色体突变学说、免疫学说、内分泌学说等，在这里主要介绍以下4种衰老学说（图7－1）。

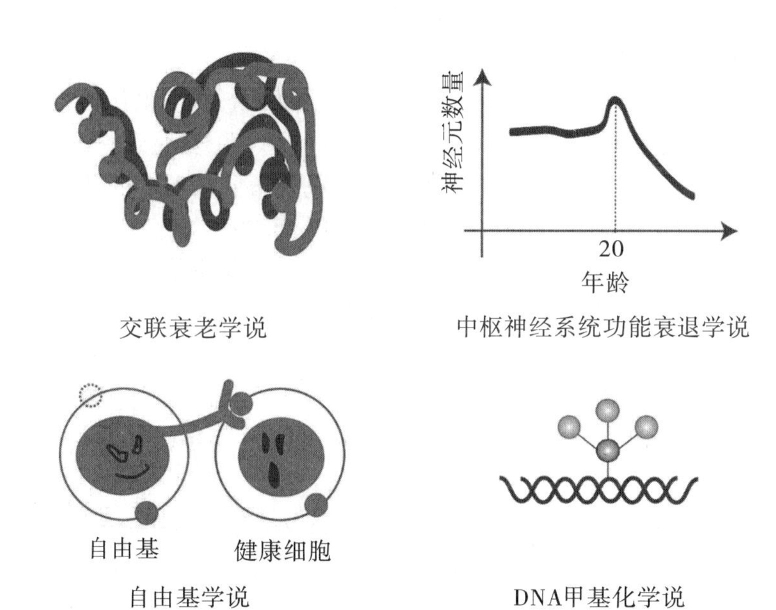

图7－1 衰老相关学说

1. **伤害衰老学说**

1963年，奥格尔提出“蛋白质合成差错学说”，他认为衰老其实是蛋白质错误拼图的过程。人在过度焦虑、过度劳累，甚至有吸烟、酗酒等情况时，机体可能发生蛋白质合成错误，导致机体酶合成不足或丧失活性，最终导致衰老。1968年，比约克斯坦提出“交联衰老学说”，即胶原蛋白异常交联会使皮肤、肌腱等器官僵硬，失去弹性，从而降低酶活性，致使细胞营养受限，导致细胞衰老。

2. **中枢神经系统功能衰退学说**

人的大脑大约有140亿个神经元，从出生至18岁左右，神经元数量变化不大。1985 年，芬奇提出大脑是人体的调节中枢，人类大脑在 20 岁左右达到巅峰，之后脑细胞逐渐退化，大脑的重量和中枢神经系统的神经元数量都会减少，大脑体积会减小，重量减轻，产生不可逆损耗。

3. **自由基学说**

1956 年，哈曼博士提出，生活中阳光照射、光电波辐射、空气污染、吸烟，都会使人体产生具有不配对电子的化学基团，即自由基（或游离基）。而自由基会造成氧化损伤，对机体造成持续伤害，导致体内酶活性降低、核酸代谢误差、溶酶体色素堆积，致使细胞衰老。

4. **DNA 甲基化学说**

1995 年，俄罗斯学者提出 DNA 甲基化衰老理论，该理论认为，衰老是由特定 DNA 表达突变累积造成的。研究不同物种 DNA 甲基化速率的实验表明，寿命越短的物种，DNA 甲基化速率越快，而限制热量摄入可以延缓与衰老相关的基因表达。

目前大众较为认可的则是自由基学说和 DNA 甲基化学说。衰老的机制比较复杂，机体的退化与机体中的几千个基因相关，与抗衰老相关的实验通常需要经历数十年的人体试验研究，需要投入巨额的资金。但是关于衰老机制的研究和抗衰老药物的研发还是如火如荼进行着。随着老龄化趋势带来的社会压力，找到科学有效的抗衰老方法，在之后的几十年里将显得尤为重要。

第二节　抗衰老药物的发现和发展

一、抗衰老药物的机制

1961 年，微生物学家提出“衰老”（senescence）一词。随着衰老研究的逐渐深入，学者们得出了多种衰老相关的理论。抗衰老药物的研发是基于现有的理论而不断完善和深化的。

目前认为自由基与衰老存在密切联系。自由基可以来自体外如离子辐射、紫外线照射等，也可以来自体内。当某些外界因素干预或者病理情况下，体内超氧化物歧化酶（superoxide dismutase，SOD）、谷胱甘肽过氧化物酶（glutathione peroxidase，GSH-Px）、过氧化物酶（catalase，CAT）等抗氧化酶的活性及含量降低导致自由基增多。此外，单胺氧化酶（MAO）是机体参与胺类物质代谢的主要酶类之一，当其活性过强时会直接造成胺类神经递质不足，同时过多的氧化脱胺会产生自由基从而损伤神经组织等。自由基的增多会导致免疫功能衰退、必需微量元素摄取能力减退导致体内含量减少、激素分泌与功能下降等（图7－2）。因此，大部分抗衰老药物是针对清除过量自由基这一点而设计的。

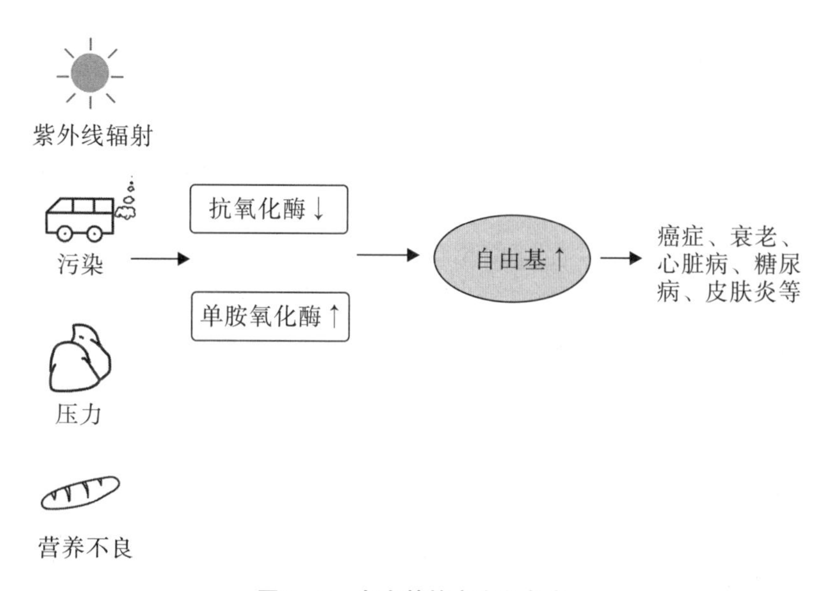

图7－2 自由基的产生和危害

此外，衰老还与表观遗传学相关。表观遗传学是指由DNA序列变化以外的机制引起的表型或基因表达的变化，主要包括DNA甲基化、组蛋白修饰和非编码RNA对基因表达的调控等。表观遗传学的改变可能是随机事件和环境因素共同作用的结果。衰老时DNA主要在组成异染色质重复区域甲基化减少，而在启动子CpGs区域发生高甲基化。而组蛋白修饰中与衰老显著相关的为甲基化和乙酰化，细胞中组蛋白的甲基化修饰和乙酰化修饰根据修饰的组蛋白位点不同而呈现增加、减少或重新分布的变化（图7－3）。不过大多数关于组蛋白修饰的研究主要集中于利用甲基化酶或者乙酰化酶模式来达到抗衰老的效果，鲜少研究会致力于统计组蛋白的修饰位置及具体发生的变化。

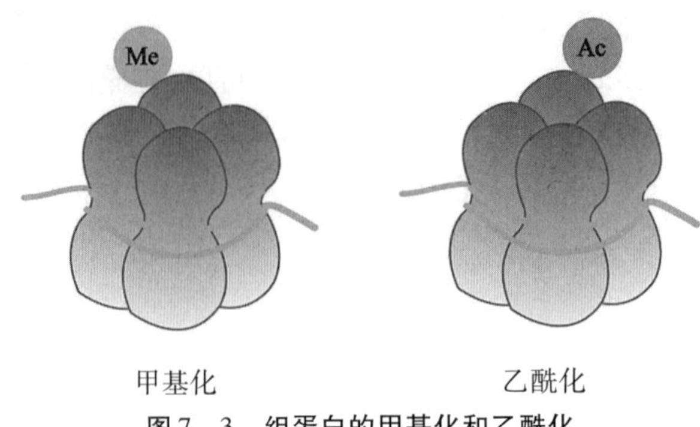

图 7－3　组蛋白的甲基化和乙酰化

上述抗衰老药物都是针对某一种具体的分子机制，近年来有更多的抗衰老药物开辟了新方向，即清除衰老细胞。21 世纪初，人们刚开始认为衰老是一种抑制受损细胞生长从而避免肿瘤发生的机制。当发生突变或者受伤后，细胞往往会停止分裂，避免将损失传递给子细胞。2008 年，有三组研究团队发现，衰老细胞分泌的大量物质（包括细胞因子、生长因子和蛋白酶）会影响邻近细胞的功能，并刺激炎症的发生。

2011 年，梅奥诊所的研究团队又发现，消除转基因小鼠体内的衰老细胞可以阻止衰老的进一步发展。在之后的 7 年里，该团队经过数十次试验证实：衰老的细胞在衰老的器官中累积，而清除它们可以减缓甚至预防某些疾病的发生。而多篇学术论文也揭示，清除衰老细胞能够恢复小鼠健康，包括增加毛发密度、改善肾脏功能、治疗肺部疾病，甚至修复损伤。

二、抗衰老药物的发现与发展

最初的抗衰老药物大部分是抗氧化剂，抗氧化剂可以清除自由基，防止自由基破坏生物膜。抗氧化剂可以分为非酶类抗氧化剂和酶类抗氧化剂。非酶类抗氧化剂包括各种维生素、微量元素及其复合剂，比如维生素 E 本身极易被氧化，其能捕捉体内脂质自由基、超氧自由基和类脂质自由基，发挥抗氧化作用，防止脂褐素形成。微量元素中与抗衰老相关的有铁、硒、镁、锰、铜、锌等。在酶类抗氧化剂中，超氧化物歧化酶（SOD）是公认的重要的抗氧化酶，还有辅酶 Q、硫辛酸、过氧化氢酶、谷胱甘肽过氧化物酶等。

20 世纪 90 年代，激素疗法被广泛用于老年功能衰退综合征，相关激素包括褪黑素、人类生长激素、性激素、脱氢表雄甾酮。抗衰老营养素则包括蛋白质、核酸、各种氨基酸、磷脂等。单胺氧化酶抑制剂能够抑制单胺氧化酶，提高儿茶酚胺水平，促进新陈代谢，调节神经系统平衡，常用药物是普鲁卡因。还有相关的免疫抑制剂如转移因子、免疫胸腺因子、卡介苗等，主要通过提高和调节免疫功能，延缓免疫老化等，提高老年人的抗病能力和免疫活力。此外，大脑功能促进药可以增进脑血流量，改善脑神经营养，常用药物有甲氯芬酯、吡拉西坦等。

除了西药之外，中药也有一定的抗衰老作用，它主要通过延缓细胞衰老，抗脂质过氧化和清除自由基，调节机体的糖代谢和脂质代谢来实现抗衰老作用。中药抗衰老的有效成分主要是多糖类、多酚类、皂苷类等，用作中药的天然植物已有作为保健食品研究利用的明显趋势，例如，欧美一些国家通过研究，确立了枸杞子在果蔬类植物中抗氧化的“霸主地位”。

表观遗传学修饰与衰老相关调控也有很大联系，因此，有部分抗衰老药物是针对表观遗传方面而设计的，如组蛋白去乙酰化酶（histone deacetylase，HDAC）抑制剂。一般情况下，组蛋白的乙酰化有利于 DNA 与组蛋白八聚体的解离，核小体结构松弛，从而使各种转录因子和协同转录因子能与 DNA 结合位点特异性结合，激活基因的转录。在细胞核内，组蛋白乙酰化与组蛋白去乙酰化过程处于动态平衡，并由组蛋白乙酰转移酶（histone acetyltransferase，HAT）和 HDAC 共同调控。HAT 将乙酰辅酶 A 的乙酰基转移到组蛋白氨基末端特定的赖氨酸残基上，HDAC 使组蛋白去乙酰化，与带负电荷的 DNA 紧密结合，染色质致密卷曲，基因的转录受到抑制。伴随着生命个体年龄的增长，HDAC 的活性加强，使得很多基因的转录活性降低。因而通过 HDAC 抑制剂类药物来恢复这些基因的转录活性是一个令人振奋的抗衰老策略。一系列 HDAC 抑制剂类化合物已被发现可以减少和年龄有关的疾病的发生发展，包括 4 - 苯丁酸、曲古抑菌素 A、丁酸钠及辛二酰苯胺异羟肟酸等。HDAC 抑制剂类化合物的抗衰老及延长寿命作用已在果蝇中得到验证，有望成为人类对抗衰老相关性疾病，如炎症、神经退行性疾病、心血管疾病及癌症的有力武器。

Sirtuin 是生命体中广泛存在的一类依赖于 NAD^+ 的组蛋白去乙酰化酶。哺乳动物的 Sirtuin 分为四类：SIRT1 ～ 3 属于第一类，SIRT4 属于第二类，SIRT5 属于第三类，而 SIRT6/7 属于第四类。这些蛋白分布在不同亚细胞层中，它们催化的底物和酶反应也各不相同。SIRT1 是目前研究最为广泛的 Sirtuin 蛋白，也是近年来热门的药物设计靶标，寻找能够激活 Sirtuin 分子的化合物已成为很多抗衰老研究的重要方向。目前已有多种天然植物化学物质，如槲皮素、杨梅素、白藜芦醇、多酚等被报道具有 SIRT1 激活剂的功效。

近年来还有另外一种抗衰老策略备受期待，目的是清除体内衰老细胞。衰老细胞虽然很难被找到，但是很容易被清除。科学家们将靶向清除衰老细胞的抗衰老药统称为 senolytics。梅奥诊所的老年医学专家和斯古利普斯（Scripps）研究所的团队合作，于 2015 年年初确定了两款 senolytics，分别是经 FDA 批准的化疗药达沙替尼和植物衍生的添加剂槲皮素。达沙替尼可以有效地清除体内衰老的人类脂肪祖细胞，槲皮素可以更好地清除衰老的内皮细胞。研究表明，如果将这两种药物联合使用可以收获更好的效果。10 个月后，美国阿肯色大学医学院的研究团队发现另外一种化合物。该化合物名为 navitoclax，能抑制 BCl-2 家族的 2 种蛋白质，可以更好地清除体内衰老的细胞。到目前为止，共有 14 种 senolytics 被发现，包括小分子、抗体等，每种 senolytics 都能特定地清除一种衰老细胞（图 7－4）。

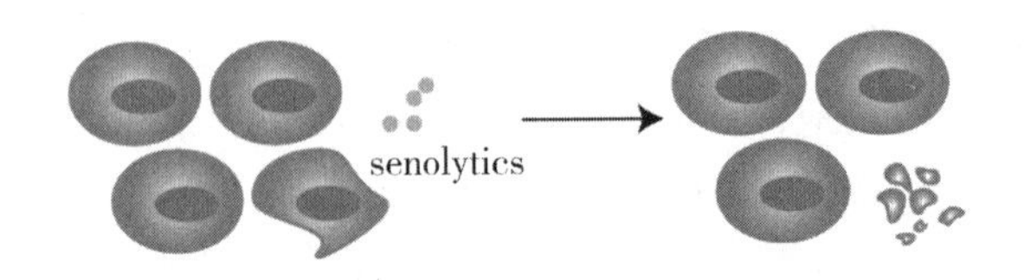

图 7－4　senolytics 清除衰老细胞的机制

此外，干细胞疗法在抗衰老领域中也有应用。干细胞是一类具有自我复制能力的多潜能细胞，具有自我更新和多向分化的潜能，可以维持人体细胞更新，使损伤的组织器官修复和再生，被医学界称为“万用细胞”。干细胞疗法是利用干细胞或干细胞来源的细胞来替代或修复因外源伤害、疾病或老化而受损的组织的治疗方法。干细胞疗法可分为 3 种：①通过生长因子、细胞因子及第二信使等分子刺激内源性干细胞，诱导受损组织的自我修复过程；②直接在受损组织部位注射干细胞，使其分化并替代受损的组织；③干细胞来源的细胞、器官或组织的移植。

2018 年 3 月，美国宾夕法尼亚大学医学院的研究人员发现来自人类脂肪的干细胞比其他细胞更加稳定，在抗衰老治疗中十分有潜力。同年 7 月底，*Nature* 上的一篇研究论文表明，当下丘脑中的干细胞缺失时，与对照组相比，小鼠的衰老速度加快，记忆力及肌力和协调能力等都会下降。当向年长小鼠大脑中注射干细胞时，它们有了更好的认知，平均寿命也延长了 10%。进一步研究发现，干细胞会将一种 miRNA 分泌到脑脊液中，能够缓解动物认知的下降和肌肉变性。陆续有相关研究证实干细胞疗法在抗衰老领域表现出来的潜力，我们相信干细胞疗法在抗衰老领域中会有更加不俗的成绩。

第三节 抗衰老药物的研究前景

一、抗衰老药物研究的挑战

人的生命是有限的，因此，抗衰老药物的目的只是延长健康寿命的时期，而非长生不老。

抗衰老药物研发最大的困难在于衰老并不是单因素所导致的，其具有高度的异质性和异时性。另一大困难则是来源于研究的方法学。抗衰老药物的效果评估依赖于不同的参数指标：衰老的生物标志物（氧化应激、炎症和细胞自噬水平）、年龄相关疾病的发病推迟情况、细胞稳态的维持、生理特征的改变（胆固醇水平、体重指数、血压、空腹血糖水平）、对模式生物寿命增加的影响等；对不同策略的疗效比较难以评估。

另外，衰老的治疗时机也难以掌控。尽管如此，衰老分子机制的研究进展仍可以为抗衰老药物的研发提供新的策略和新的靶点。

二、抗衰老药物研究的前景

未来抗衰老药物的研究工作可能会在原有的方向上继续探索，也可能会发现其他与衰老相关的信号通路，考虑到不同的分子网络间的交流，寻找一个或者数个关键的节点分子作为靶点是未来抗衰老药物研究的首要目标。

另外，抗衰老药物的联合使用也是未来可能要继续探索的部分，比如抗衰老药的联合使用。与癌症不同的是，抗衰老并不需要清除所有的衰老细胞，清除大部分衰老细胞就可以达到理想的效果。有团队以正常小鼠为模型，证实 senolytics 可以延缓与年龄相关的器官衰老，可以延长动物约 25% 的寿命。针对不同的老年性疾病，通常需要多种类型的抗衰老药物联合应用。每种衰老细胞都有不同的保护机制，这为药物联合治疗带来麻烦，因此，我们需要筛选出最佳的药物组合。这些研究和证据吸引近 10 家企业进入抗衰老领域。我们相信抗衰老药物不是昙花一现，而是稳步前进，部分抗衰老药物甚至有可能在未来几年内上市，造福老年人。

第八章 减肥药物

第一节 肥　胖

一、肥胖概念的发展及减肥意识的崛起

肥胖（obesity）来源于拉丁语 Obesus（金枪鱼；另一个含义是粗野的、粗略的），首次出现在 1620 年英国医生托拜尔斯·文纳（Tobias Venner）的著作 *Recta ad Vitam Longam* 中，文纳认为肥胖是上层人士的一种“职业病”，受肥胖困扰的人可以通过希波克拉底的养生法则来恢复体型，即通过调整饮食、睡眠和生活方式，塑造一个完美、平衡的身材。

18—19 世纪，臃肿成为肥胖的委婉说法，主流观念倾向于个人自我约束，而不是求助于医生。拜伦伯爵（Lord Byron）提出通过戒肉、喝醋、穿厚重衣服击剑来管理体重。1863 年，威廉姆·班廷（William Banting）在医生“避免摄入糖、淀粉、啤酒和脂肪的低碳饮食”建议下成功减肥，并将该方法通过 *Letter on Corpulence Addressed to the Public*（1863）向全世界推广。他“强调自律，建议读者不要摄入糖、淀粉、啤酒和脂肪”，在当时被誉为“减肥之父”，而名词 banting 也被伦敦大辞典增加新注释（“to lose weight by practicing Bantingism”）而变成一个动词。尽管如此，该方法还是被当时的主流医学势力扼杀。19 世纪 90 年代，有医生发现羊甲状腺提取物能够减轻肥胖患者的体重，但同时也能引起严重的心律失常，甚至死亡[1]。

20 世纪初，人们逐渐发现一些慢性疾病与肥胖相关，如心脏病、糖尿病等，因此，肥胖的含义和治疗也开始发生变化，人们减肥的意愿进一步增强。这种转变与国家公共卫生系统的出现、疾病构成从以急性病为主转变为以慢

性疾病为主等有关。生命科学和社会科学跨领域的学者也认同肥胖是一种危机，并通过大众传媒展示完美身材的形象。1959 年，美国大都会人寿保险公司（Metropolitan Life Insurance Company）创立理想体重和肥胖标准，并规定只有超过该理想体重的 20% 时，保险公司才会为肥胖患者支付医疗费，但这一标准引起广大人民的不满。1972 年，美国营养学家安塞尔·凯斯（Ancel Keys）提出身体质量指数（body mass index，BMI），BMI 被视为一种更准确的肥胖衡量指标，并沿用至今。随着人们减肥意愿的增长，20 世纪 80 年代，减肥手术兴起和流行，但这被视为一种激进的、有争议的方法[2]。1991 年，美国国立卫生研究院（National Institutes of Health，NIH）规定减肥手术只能用于 18 ～ 60 岁的重度肥胖患者（BMI ≥ 40 kg/m^2）或 18 ～ 60 岁的中度肥胖（BMI 为 30 ～ 40 kg/m^2）且伴随肥胖相关并发症的患者[2]。

现如今，肥胖问题已经跨越了性别、阶层和种族界限。随着大众对肥胖的认识不断深入，肥胖已经成为世界各国公共卫生和医疗问题[3]。

二、肥胖的分类及诱因

肥胖是体内脂肪积聚过多而呈现的一种状态。按病因，肥胖分为原发性肥胖（又称单纯性肥胖）和继发性肥胖；按脂肪在身体分布情况，肥胖分为普遍性肥胖（又称均匀性肥胖）、腹型肥胖（脂肪主要分布在腹腔和腰部，身材呈苹果型，多见于男性，故又称向心性、内脏型、男性型、苹果型肥胖）和臀型肥胖（脂肪主要分布在腰以下，如下腹部、臀部、大腿，身材呈梨型，故又称非向心性、女性型、梨型肥胖）。

肥胖的发病机制很复杂，环境、社会文化、医学、生理、遗传等因素都对肥胖的发生发展有影响，其根本原因是能量摄入与能量消耗之间的长期失衡[4]，脂肪细胞将过剩的能量以甘油三酯的形式进行储存，进而引起脂肪细胞体积增大。

1. 生活方式

不良的生活方式，包括饮食过量、进食行为（食物种类、进食次数、进食时间等）异常、运动过少、久坐行为等，均能引起能量稳态失衡，诱发肥胖。食物中脂肪的能量高于碳水化合物和蛋白质，而食欲调节中枢对脂肪的反应慢于对蛋白质和碳水化合物的反应，食用脂肪后饱腹感出现得更晚[5]，因此，长期食用含油脂高的食物更容易引起肥胖。食物种类及饮食的变化、久坐行为的增加可能是肥胖率不断升高的主要驱动因素[4]。

2. 遗传因素

肥胖是一种能量稳态的遗传紊乱，基因对肥胖及肥胖易感性具有重要作用。越来越多的研究表明，特定基因的 DNA 序列变异与肥胖发生有关。肥胖基因图谱显示，除 Y 染色体外的染色体均有肥胖基因的定位[5]。当编码瘦素（leptin）、瘦素受体（leptin receptor）、肾上腺皮质激素受体－4（melanocortin 4 receptor，MC4R）、阿黑皮素原（pro-opiomelanocortin，POMC）、β3 肾上腺素受体（β3-adrenergic receptor，β3AR）的基因突变后，可诱导肥胖产生[4,6]。遗传因素引起的肥胖者往往具有家族史。

3. 内分泌因素

与肥胖的发生相关的内分泌因素包括内分泌激素和内分泌代谢性疾病。内分泌激素包括肾上腺糖皮质激素、甲状腺素、性激素、胰岛素等；内分泌代谢性疾病包括下丘脑和垂体疾病、库欣综合征、甲状腺功能减退症、性腺功能减退症及多囊卵巢综合征等。

4. 药物因素

长期使用某些药物，特别是用于治疗神经精神疾病、糖尿病、高血压的药物，如奥氮平、氯氮平、利培酮、糖皮质激素、氯丙嗪、胰岛素等，也能诱发肥胖，这被称为医源性肥胖（iatrogenic obesity）。5－羟色胺 2C 受体（5-hydroxytryptamine 2C receptor，5-HT2CR）的拮抗作用和下丘脑饥饿素受体 1a（ghrelin receptor type 1a，GHSR1a）信号通路的激活，引起食欲增加和能量消耗降低，是第二代抗精神病药物诱导肥胖的主要原因[7]。奥氮平还可以通过激活大脑奖励回路，并缓解大脑侧眶额叶皮层对进食行为的抑制，增加食欲，导致体重增加[8]。糖皮质激素通过激活下丘脑腺苷酸活化蛋白激酶（AMP-activated protein kinase，AMPK）活性来刺激食欲，增加对膳食脂肪的摄入；也能通过激活内源性大麻素系统来增加食欲，降低能量消耗；还能激活肝脏中的大麻素 1 受体（cannabinoid 1 receptor，CB1R），诱导肝脏中脂肪生成、变性和累积[9]。降糖药如胰岛素、磺酰脲类，可引起低血糖和血糖波动从而刺激食欲增加，这是其引起脂肪堆积的主要原因[9-10]。降压药中的 β 受体拮抗剂可诱导糖脂代谢异常，降低基础代谢率和能量消耗[11]，抑制脂质分解，从而引起腹部脂肪累积；此外，β 受体拮抗剂容易引起疲劳，使患者运动减少[9,11]。

5. 脂肪细胞因子

脂肪组织被认为是一种内分泌组织，其分泌的蛋白质、激素和细胞因子统称为脂肪细胞因子（adipocytokines），如脂联素（adiponectin）、瘦素、抵抗素（resistin）、丝氨酸蛋白酶抑制剂（vaspin）、视黄醇结合蛋白4（retinol binding protein 4，RBP-4）、内脂素（visfatin）；炎症介质，如肿瘤坏死因子α（tumor necrosis factor α，TNF-α）、白介素-6（interleukin 6，IL-6）、白介素-8（IL-8）、单核细胞趋化蛋白1（monocyte chemoattractant protein-1，MCP-1）、纤溶酶原激活物抑制因子1（plasminogen activator inhibitor-1，PAI-1）、肝细胞生长因子（hepatocyte growth factor，HGF）、神经生长因子（nerve growth factor，NGF）等。脂肪细胞因子通过作用于脑、骨骼肌、肝脏和免疫系统等，影响能量平衡、胰岛素敏感性、糖脂代谢、炎症反应等[12]。脂肪细胞因子分泌紊乱可引发肥胖。

其中，单纯性肥胖多与遗传、生活方式等有关；继发性肥胖多与内分泌激素有关。

三、肥胖的流行病学特征

BMI是国际上常用的用于衡量人体肥胖程度和是否健康的重要标准，其计算公式为：BMI＝体重（kg）/身高的平方（m^2），其单位为kg/m^2。根据WHO的标准，理想的BMI范围为18.5～24.9 kg/m^2，BMI≥25 kg/m^2时为超重，BMI≥30 kg/m^2时为肥胖，BMI超过40 kg/m^2时为重度肥胖。

WHO的数据显示，2016年全世界约39%的成年人（约19亿人）超重，其中约6.5亿人为肥胖。1975—2016年，全球成年人（≥18岁）肥胖患病率从4.7%增长到13.1%，增加约1.8倍，且女性普遍高于男性（图8-1）。肥胖患病率迅速增长，肥胖被认为是21世纪的一种流行病[13-14]。

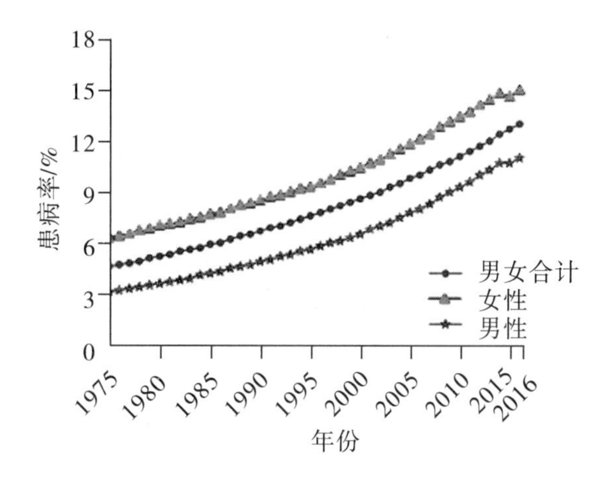

图 8-1 1975—2016 年全球成年人的肥胖率（≥18 岁且 BMI≥30 kg/m²）变化

参考文献：SUNG H, SIEGEL R L, TORRE L A, et al. Global patterns in excess body weight and the associated cancer burden [J]. CA: a cancer journal for clinicians, 2019, 69 (2): 88-112.

随着我国经济的快速发展及城市化进程加速，我国的肥胖率也迅速增长。2004 年，我国开始实施慢性病和危险因素监测，结果显示：全身性肥胖（BMI ≥30 kg/m^2）的成年人约占 3.3%，腹部肥胖（腰围：男性的大于 90 cm，女性的大于 80 cm）的成年人约占 25.9%。2000—2014 年，我国成年人的超重、肥胖和中心性肥胖的每年增长率分别为 0.27%、0.32%、0.78%。农村人口的肥胖率和肥胖增长率均高于城市人口，在 2000 年、2005 年、2010 年、2014 年，农村人口的肥胖率分别为 7.9%、10.2%、13.3%、14.5%，而城市人口的为 9.0%、10.4%、11.6%、12.2% [15]。2019 年 10 月 28 日，我国疾病预防控制中心发表了成年人肥胖流行病学最新的调查结果[16]。据统计，我国成年人的全身性肥胖率为 14.0%，其中，男性的为 14.0%，海南省最低（4.4%），北京市最高（26.6%）；女性的为 14.1%，广西壮族自治区最低（6.4%），北京市最高（24.9%）。我国成年人的腹部肥胖率为 31.5%，其中，男性的为 30.7%，海南省最低（16.5%），天津市最高（54.4%）；女性的为 32.4%，广西壮族自治区最低（17.7%），天津市最高（49.4%）。腹部肥胖率呈现北方较高、南方较低、西部较高、东部较低的特点[17]。

四、肥胖的危害

20 世纪初，人们便已发现一些慢性疾病与肥胖相关。肥胖容易诱发高血压、高血脂、冠心病、糖尿病、非酒精性脂肪肝等代谢性疾病[18]，以及认知功能障碍、女性卵巢综合征、女性不孕、性功能异常、睡眠呼吸暂停综合征、静脉血栓等[19]。重度肥胖还会增加死亡风险[20-21]。此外，肥胖还会增加癌症（如食管癌、乳腺癌、肝癌、胰腺癌、前列腺癌、卵巢癌和结直肠癌等）的患病风险[22]，对癌症的治疗及预后也会产生不良影响[23]。肥胖患者在活动时会出现呼吸急促、行动不灵活、下肢关节变形、心悸、头昏眼花、盗汗等；体重过重增加心脏负荷，导致心力衰竭及下肢水肿等[24]；胃肠道会出现便秘等症状；皮肤皱褶易发生皮炎、溃烂，并容易合并条件致病菌感染。肥胖对人体的生理功能有不同程度的影响，对患者的生活、工作和医疗成本产生较大的负面影响[25]。据估计，2014 年，美国一名肥胖患者每年花费的健康成本为 1 901 美元，相当于全美国所有肥胖患者每年花费约 1 494 亿美元[26]。在欧洲，因超重和肥胖产生的经济成本总额相当于 GDP 的 0.47% ～ 0.61% [25]。肥胖与减肥已经不再是个人的问题，而是世界各国公共卫生和医疗问题。肥胖患者还可能因为体型而引起自卑感、焦虑、抑郁等心理健康相关问题。

五、肥胖的治疗

肥胖是一种多种因素引起的慢性疾病，因此，肥胖治疗是一个长期过程。树立正确的减肥观念和制订个性化的治疗方案至关重要。首先，要设定合理的减肥目标，合理的目标为减轻 5% ～ 15% 的体重；其次，要明确治疗的原则，既要减轻体重，又要预防和治疗相关的并发症；最后，采取科学合理的减肥方法。

对于重度肥胖患者，可以通过手术来治疗；而对于中、轻度肥胖患者，通常以行为和饮食干预为主要方法，辅以减肥药物治疗。

（1）手术治疗：对于 BMI 超过 40 kg/m^2或超过 35 kg/m^2并伴有高危并发症的患者在常规治疗失败后，可以考虑手术治疗，从而达到能够显著且持续地减轻体重的目标[27]。目前手术治疗主要有胃缩窄术、小肠搭桥术等方法，原理是通过干扰食欲调节途径，诱导胃肠激素水平的变化，进而促进减肥。

（2）行为和饮食干预：肥胖者多伴有不健康饮食和生活行为。行为矫正是所有治疗的基础，是长期维持良好身体状态的关键。通过分析肥胖患者的饮食习惯，进行相应的调整，辅以一定的心理干预，并在此基础上，适当增加体力活动，根据患者的年龄、身体状况及个人爱好，有选择性地进行散步、跑步、游泳、骑车等体育锻炼，增加能量消耗，促进新陈代谢，转移对食物的注意力，增加生活乐趣。在饮食方面，控制热量的摄入是减肥的基本措施，不吃高热量、低营养的食物，同时减少食物摄入量。

（3）药物治疗：指通过服用减肥药物实现减肥的目的。药物干预应在行为矫正、增加体力活动和饮食治疗的基础上进行，从而实现长期、可持续的减肥[1]。肥胖相关治疗指南建议：对于 BMI ≥ 30 kg/m^2，或 BMI 为 27 ～ 30 kg/m^2 并伴随一种或多种肥胖相关疾病（如糖尿病、高血压、高血脂、睡眠呼吸暂停综合征）的患者，可以考虑药物治疗[28]。目前批准上市的减肥药主要通过抑制食欲或减少营养吸收来减轻体重。通过作用于中枢神经系统，产生饱腹感，抑制食欲的药物，如氯卡色林；通过抑制营养吸收的药物，如奥利司他。此外，通过增加产热，增加能量消耗，也可使体重下降[29]。

第二节　减肥药物的发现和发展现状

肥胖治疗的基础是饮食调节和体育锻炼。然而，许多患者发现通过改变生活方式减肥很难坚持，减肥失败的风险较高。相比减肥手术，药物是一个更好的选择。尽管目前用于减肥的药物有限，但却是一个具有较大前景的研究领域。

理想的减肥药物主要通过以下一个或多个途径发挥减肥的作用：①抑制食欲，减少能量摄入；②增加能量消耗；③减少脂肪吸收。根据美国 FDA 颁布的指南，在临床试验中，与安慰剂组相比，减肥药至少要产生平均 5% 的体重降低效果，或者应该至少有 35% 的参与者体重减少超过 5%。此外，FDA 还要求监测减肥药对血压、血脂和血糖等代谢参数的改善作用[29-30]。

一、上市后被撤销的减肥药

减肥药物的使用可以追溯到 19 世纪 90 年代，医生将羊甲状腺提取物应用在甲状腺功能正常的患者身上，引起其体重降低，然而患者出现心律失常，甚至死亡[31]。

20 世纪 30 年代，二硝基苯酚成为畅销一时的减肥药。二硝基苯酚是一种呼吸链解耦联剂，通过解耦联氧化磷酸化，提高代谢率。在第一次世界大战期间，法国军需工人制造爆炸物时因接触二硝基苯酚而患病甚至死亡，公共卫生官员发现，其诱发的亚急性中毒伴随体重降低。基于这样的发现，斯坦福大学临床药理学家带领内科医生们将二硝基苯酚作为一种潜在的减肥药物展开研究，他们发现尽管二硝基苯酚的治疗窗窄，但在肥胖患者中有较好的减肥效果且未发现副作用。随着该结果在 1933 年被公开，二硝基苯酚成为畅销一时的减肥药，但随着其致命性高热、粒细胞缺乏症、白内障等不良反应的不断出现，1938 年 FDA 宣布“二硝基苯酚毒性太大，在任何情况下都不能使用”，二硝基苯酚被禁止销售。2 年后，二硝基苯酚已完全停售[32]。

20 世纪四五十年代，制药公司推出一系列主要以苯丙胺（俗称安非他命）为基础的减肥药，使得苯丙胺类药物成为主要的减肥药。苯丙胺类药物作用于下丘脑受体，使下丘脑释放去甲肾上腺素、多巴胺和血清素，增加中枢神经系统的活动和能量消耗，抑制食欲，减少能量摄入，从而导致体重减轻。1945—1962 年，FDA 批准了几种苯丙胺类药物作为饮食和锻炼减肥的辅助药物。1944 年，甲基苯丙胺被 FDA 批准作为基于改变生活方式来减肥的辅助药物，由于其有成瘾性，FDA 于 1946 年对将其开发为减肥药提出质疑。为降低苯丙胺类药物的成瘾性，具有多巴胺和血清素受体特异性的类似物被开发出来，并被批准上市，如苯甲吗啉和二乙胺苯丙酮、苄甲苯丙胺、苯二甲吗啉均被批准用于短期治疗（＜12 周）。在此期间，一些药物联用也被用于减肥，如苯丙胺/异戊巴比妥、甲基苯丙胺/戊巴比妥、甲基苯丙胺/苯巴比妥，目前均已被停用[33]。20 世纪五六十年代，市场上出现了“彩虹药片”（rainbow pills），这是一种由多种药物（如洋地黄、泻药、甲状腺激素、利尿剂、安非他命等）混合而成的减肥配方，因其导致患者死亡，于 20 世纪 60 年代末被撤出美国市场[1]。

1962 年，随着凯弗 - 哈里斯修正案（The Keefer-Harris amendment）通过，药物研发的监管加强，突出强调药物的有效性，包括减肥药，并对 1962 年之前批准的减肥药进行安全性和有效性的调查[33]。

1973 年，FDA 批准了 3 种苯丙胺类的减肥药：芬氟拉明、氯苯咪吲哚和对氯苯丁胺。芬氟拉明是一种新型 5 - 羟色胺再摄取抑制剂，通过加强中枢 5 - 羟色胺能神经元的传递，有效地增强饱腹感。由于苯丙胺类药物成瘾性的问题未得到有效解决，1977 年，FDA 将此类药物限制为短期使用，并警示其成瘾风险。此后一段时间，此类药物的使用量逐渐减少[33]。

1992 年，一篇关于临床试验的论文宣布芬氟拉明与拟交感神经药苯丁胺联合应用能使肥胖患者体重持续降低，长期（34 周）减肥效果显著，安全性良好，随后这两种药物的处方量飙升到前所未有的水平[34-35]。1996 年，芬氟拉明同分异构体右旋芬氟拉明（dexfenfluramine）的一项为期 52 周的临床试验显示其具有神经毒性和诱发肺动脉高压的风险，但 FDA 仍坚持批准其用于减肥，并指出若在第一个月内患者体重下降未超过 1.8 kg，应立即停止用药。随后，右旋芬氟拉明开始被广泛使用。当 1997 年梅奥诊所把芬氟拉明/苯丁胺联用与严重的心脏瓣膜损伤联系起来时，大量患者担心自己遭受了心脏损伤。于是，FDA 将芬氟拉明及右旋芬氟拉明撤出市场，而苯丁胺未受影响[30]。

从 20 世纪 90 年代开始，美国雅培公司（Abbott Laboratories）研发的西布曲明（sibutramine）在世界范围内使用，1997 年在美国、加拿大被批准，1999 年在欧洲被批准。作为苯丙胺衍生物，西布曲明是一种选择性的 5 -羟色胺-去甲肾上腺素再摄取抑制剂，具有促进饱腹感、抑制食欲的作用。临床试验表明，干预一年，与安慰剂组相比，经西布曲明治疗后患者体重减轻了 4.2%。由于拟交感神经药物具有安全性问题，如导致心率和血压升高，因此，西布曲明禁用于伴有心血管疾病、中风、心律失常的患者。由于服用西布曲明后大量患者出现血压和心率升高，1999 年，比利时首先提出其存在安全性问题，尽管允许其保留在市场，但要求定期对其进行安全性监测，并关注其对心脑血管的影响。随着心血管不良反应事件的不断增加，2002 年，意大利禁止销售西布曲明。2005 年，雅培公司启动为期 5 年的安全性监测。由于潜在的风险因素和持续的安全问题，2010 年 1 月，西布曲明在欧洲被停止销售，FDA 也要求该公司主动将其从美国和加拿大撤回。2012 年的安全评价结果再次证明西布曲明具有诱导心血管疾病的风险[19,30]。

2006 年，法国赛诺菲公司（Sanofi）研发的利莫那班（rimonabant）首先在欧洲被批准。利莫那班是一种大麻素受体 1（cannabinoid receptor 1）反向激动剂，通过抑制食欲来发挥减肥的作用，在临床试验中比安慰剂组平均体重降低 4.7%。利莫那班最先在英国上市，2007 年 7 月，被 FDA 拒绝批准进入美国市场。至 2008 年，利莫那班共在 56 个国家上市。因利莫那班具有诱导精神障碍及自杀的风险，2008 年 8 月于欧洲撤市，最终全球撤市[33]。

尽管 20 世纪涌现出了很多用于减肥的药物，然而大部分由于临床试验验证的有效性和严重的副作用而不得不撤离市场。减肥药的研发跌宕起伏，随着时间的推移，减肥药的有效性和安全性均遭到质疑。

二、目前被批准上市的减肥药

尽管很多减肥药因各种副作用而被终止上市，但这并不能阻碍减肥药物的研发进程。迄今为止，被欧洲药品管理局（European Medicines Agency，EMA）和美国 FDA 批准用于治疗肥胖的上市药物有奥利司他、纳曲酮/安非他酮复方、利拉鲁肽。另外，FDA 还批准了苯丁胺、苯丁胺/托吡酯复方、氯卡色林用于治疗肥胖（表 8－1，图 8－2）。

表 8－1　目前在售的减肥药物的作用机制、用法用量、减肥效果及常见不良反应

药物	作用机制	用法用量	减肥效果（体重下降）	常见不良反应
苯丁胺	抑制食欲	口服，早餐前或早餐后立即服用，每次 15.0～37.5 mg	5.1%	口干舌燥、失眠、头晕、心悸、脸红、疲劳、便秘
奥利司他	脂肪酶抑制剂，减少脂肪吸收	口服，每日 3 次，每次 120 mg	2.9%	胃肠道不良反应，如腹痛、油性便、粪便急迫性等
氯卡色林	增加饱腹感，抑制食欲	口服，每次 10 mg，每日 2 次；缓释片（20 mg），每日 1 次	3%～3.6%	血清素综合征（视力模糊、头痛、恶心、口干等）
苯丁胺/托吡酯复方	联合用药具有协同作用，增加饱腹感，抑制食欲	口服，每日 1 次，初始剂量 3.75 mg/23 mg，维持剂量 7.5 mg/46 mg，最大剂量 15 mg/92 mg	7.5 mg/46mg 时 6.6%；最大剂量时 8.4%～8.6%	感觉异常、头晕、头痛、味觉障碍、失眠、便秘和口干
利拉鲁肽	抑制食欲，减少食物摄入	皮下注射，每日 1 次，初始剂量 0.6 mg，每日不超过 3 mg	5.4%～6.1%	恶心、呕吐、便秘、低血糖（通常是短暂性的）

（续上表）

药物	作用机制	用法用量	减肥效果（体重下降）	常见不良反应
纳曲酮/安非他酮复方	联合用药具有协同作用，增加饱腹感，抑制食欲	口服，每日2次，最大剂量不超过16 mg/180 mg	4%～6%	轻微的恶心、头痛、头晕、便秘、失眠、呕吐

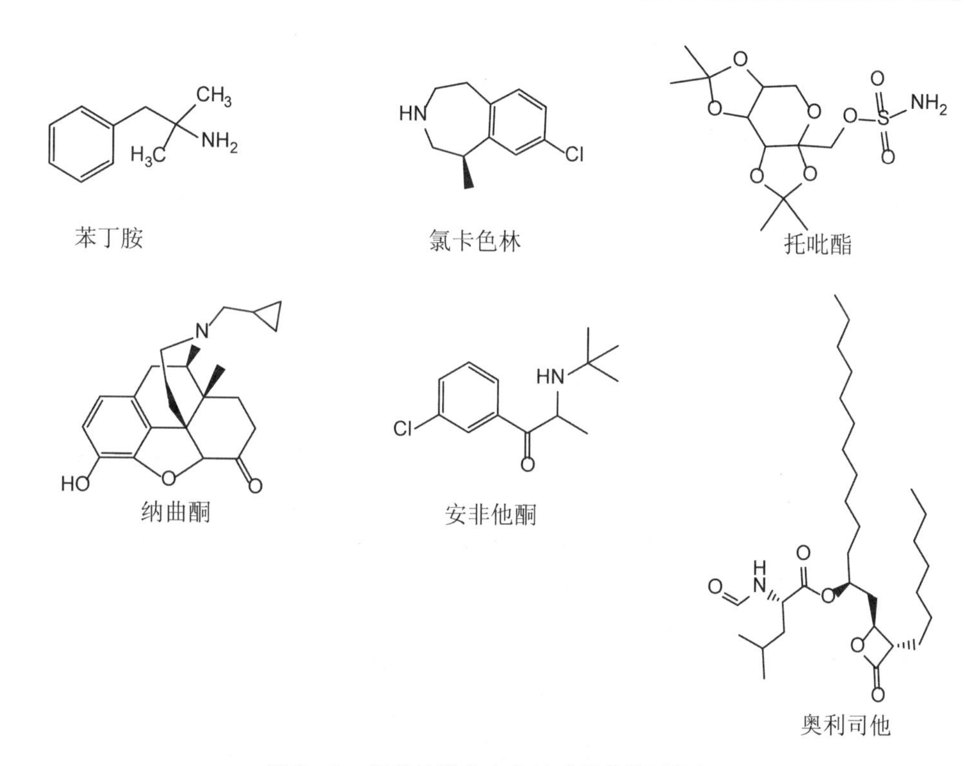

图8－2　目前被批准上市的减肥药的结构式

1. **苯丁胺**

（1）作用机制：苯丁胺是一种苯丙胺类似物，属于一种口服的去甲肾上腺素激动剂，通过中枢神经系统的去甲肾上腺素激动作用，促进去甲肾上腺素、血清素和多巴胺释放，抑制食欲，减少能量摄入，但减肥的确切机制尚不清楚，其作用靶点可能是下丘脑和伏隔核。

（2）发展史：为减少苯丙胺及其类似物的成瘾性，1959 年，美国斯特拉森伯格实验室（Strasenburgh Laboratories）开发了另一种苯丙胺类似物，即苯丁胺，被批准用于 16 岁以上患者的短期治疗（< 12 周），目前在美国等国家（欧盟除外）为常见处方药。在一项长达 21 年的临床试验中，苯丁胺停药后患者未出现成瘾性。根据患者的反应和耐受性，苯丁胺应在早餐前或早餐后立即口服，剂量为 15.0 ～ 37.5 mg。需要注意的是，一旦出现厌食耐受，应停止使用。1970 年，短效型和长效型盐酸苯丁胺（phentermine hydrochloric）均被批准上市。在 2012 年以前，苯丁胺一直是最常用的减肥药，但随着新型减肥药获批，其处方量开始衰减[36]。

（3）副作用：苯丁胺常见的副作用有口干舌燥、失眠、头晕、心悸、脸红、疲劳、便秘。

2. 奥利司他

（1）作用机制：奥利司他（xenical）是一种肠道脂肪酶抑制剂，抑制饮食中甘油三酯水解，减少高达 30% 脂肪吸收。

（2）发展史：非苯丙胺类减肥药的研发始于 20 世纪 90 年代末，最先上市的是奥利司他，并一直使用至今。瑞士罗氏公司（Roche）研发的奥利司他分别于 1998 年和 1999 年在欧洲和美国被批准上市。临床试验表明奥利司他能够使肥胖患者体重减少 2.9 kg（2.9%），并改善心血管代谢、降低肥胖患者 2 型糖尿病的发病率[37]。推荐剂量为 120 mg，在三餐之前、之中或之后立即服用，可长期服用。

（3）副作用：奥利司他主要的副作用是胃肠道不良反应，油性或液体性大便、粪便急迫性等，使患者的长期耐受性差。

3. 氯卡色林

（1）作用机制：氯卡色林（belviq）是一种特异性 5 - 羟色胺 2C 受体（5-HT2CR）激动剂，促进 5 - 羟色胺释放并抑制其再摄取，作用于下丘脑 POMC 神经元，增加饱腹感，抑制食欲。

（2）发展史：为了利用 5-HT2CR 激动剂诱导的食欲降低，同时消除激活 5-HT2A 受体和 5-HT2B 受体引起的心脏瓣膜异常的风险，在芬氟拉明的基础上开展特异性 5-HT2CR 激动剂的研发。作为特异性 5-HT2CR 激动剂，氯卡色林由美国艾瑞纳制药公司（Arena Pharmaceuticals）研制。2010—2012 年的 3 次临床随机对照试验（Ⅲ期）结果表明，每日 2 次，每次 10 mg 治疗 1 年后，肥胖患者的体重降低百分率比安慰剂组高 3% ～ 3.6%，同时，氯卡色林也能降低 2 型糖尿病患者的 HbA1c 水平[38-41]。因此，2012 年，FDA 批准氯卡色林上市，用于 BMI ≥27 mg/m^2 且患有肥胖并发症（如高血压、高血脂、糖尿病）的超重或肥胖患者的辅助治疗，推荐剂量为每次 10 mg，每日 2 次。随后，基于生物等效性，日服 1 次的氯卡色林缓释片也被 FDA 批准上市。2013 年 5 月，EMA 认为氯卡色林的减肥益处并不大于其风险（精神疾病和瓣膜病风险）而拒绝其上市申请[33]。2020 年 1 月 14 日，FDA 警告公众，服用氯卡色林可能增加患癌症的风险。尽管风险增加的原因还不明确，FDA 也无法断定氯卡色林就是直接的致癌原因，但 2020 年 2 月 13 日，FDA 已经要求生产企业将减肥药氯卡色林从美国市场撤市。

（3）副作用：氯卡色林的依从性较好，主要的副作用通常是血清素综合征，如视力模糊、头痛、恶心、口干、虚弱等。在便秘和糖尿病患者中，氯卡色林可能引起低血糖、头痛、背痛、咳嗽和疲劳。孕妇禁用。氯卡色林不能与具有血清素活性的药物一起使用，如选择性血清素再摄取抑制剂和血清素 - 去甲肾上腺素再摄取抑制剂，因为它们有诱发血清素综合征的风险[42]。

4. 苯丁胺/托吡酯复方

（1）作用机制：苯丁胺是一种具有抑制食欲作用的交感神经递质胺类药物，但其确切的作用机制尚不清楚，可能是通过作用于下丘脑，促进儿茶酚胺（去甲肾上腺素、多巴胺）释放，诱导食欲下降。托吡酯是一种神经稳定剂药物，于 1996 年首次被批准为抗惊厥、抗癫痫药物，多年来一直用于治疗癫痫和偏头痛，其给药剂量高于肥胖治疗的剂量。托吡酯能够增加饱腹感，减少能量摄取，减肥机制尚不明确，可能通过碳酸酐酶抑制味觉或影响 GABA 传递，降低食欲。两药联合具有协同作用，显示出更好的减肥效果，并能降低药物剂量依赖性的不良反应，提高药物安全性。

（2）发展史：苯丁胺/托吡酯复方由美国维福斯公司（Vivus Inc）研发。在治疗癫痫过程中，托吡酯可使肥胖患者的体重显著下降，但由于剂量依赖的神经精神和认知不良反应，托吡酯作为一种减肥药单独用药的适应证未被批准。苯丁胺/托吡酯复方可通过药物的协同作用，减少用药剂量，降低副作用。Ⅲ期临床试验表明，苯丁胺/托吡酯复方剂量为 7.5 mg/46 mg 时体重减轻比安慰剂组高 6.6%，最大剂量 15 mg/92 mg 时体重减轻比安慰剂组高 8.4% ～8.6%，在后续两年中减肥作用仍然持续[43-45]。因此，2012 年 7 月 17 日 FDA 批准苯丁胺和托吡酯联用治疗肥胖。目前苯丁胺/托吡酯复方推荐剂量为：初始剂量 3.75 mg/23 mg，常规维持剂量 7.5 mg/46 mg，最大剂量 15 mg/92 mg。然而由于该药存在对心脑血管、精神及认知功能的影响，其于 2012 年和 2013 年在欧洲的上市申请均被 EMA 拒绝[33]。

（3）副作用：苯丁胺和托吡酯联用依从性高，常见的副作用包括感觉异常、头晕、头痛、味觉障碍、失眠、便秘和口干，这些副作用往往是剂量依赖性的，治疗一年后会有所改善[42]。未发现该药具有增加严重心血管事件的风险。由于托吡酯具有唇腭裂的风险，在使用前需要进行妊娠试验，并在治疗期间每月进行 1 次妊娠试验。

5. 利拉鲁肽

（1）作用机制：利拉鲁肽是一种胰高血糖素肽 1（GLP-1）类似物，与人 GLP-1 有 97% 的结构同源性。天然 GLP-1 的清除半衰期较短，为 1 ～ 2 分钟，而利拉鲁肽的清除半衰期约为 13 小时，可每日皮下注射 1 次。作为长效 GLP-1受体激动剂，利拉鲁肽用于治疗 2 型糖尿病，改善葡萄糖稳态，同时，利拉鲁肽可以延缓胃排空，产生饱腹感，作用于下丘脑的 GLP-1 受体，抑制食欲，减少食物摄入。

（2）发展史：利拉鲁肽由诺和诺德公司（Novo Nordisk）研发。起初设计长效 GLP-1 受体激动剂是为了抵抗 DPP-4 的代谢[46]而用于治疗 2 型糖尿病，利拉鲁肽能显著降低 2 型糖尿病患者的 HbA1c 和空腹血糖水平，分别于 2009 年 7 月、2010 年、2011 年 10 月被 EMA、FDA、CFDA 批准上市，用于控制 2 型糖尿病患者的血糖。低剂量（每日 0.6 ～ 1.8 mg）治疗 2 型糖尿病时未发现体重减少，而高剂量（3 mg）治疗后，肥胖患者的体重减少比安慰剂组高 5.4%～6.1%，患者未出现低血糖症状，HbA1c 水平降低，血压和脂质代谢等均有所改善[47-48]。2014 年 12 月，FDA 批准利拉鲁肽（3.0 mg）作为长期减肥药物在美国上市，适用于 BMI ≥ 30 kg/m^2 或 BMI ≥ 27 kg/m^2 且伴有肥胖相关并发症的成年肥胖患者的辅助治疗。2015 年 3 月，EMA 批准利拉鲁肽上市。利拉鲁肽是第一个在美国和欧洲均被批准用于治疗肥胖的 GLP-1 类似物，目前评估利拉鲁肽的长期安全性的上市后再监测研究正在进行中[33]。利拉鲁肽为注射剂，通过皮下给药，每日 1 次，每天剂量不超过 3 mg。

（3）副作用：利拉鲁肽耐受性良好，最常见的副作用是恶心、呕吐、便秘、低血糖、食欲下降，通常是短暂性的。但对于具有个人或家族性甲状腺髓样癌或 2 型多发性内分泌瘤病史的患者，不推荐使用包括利拉鲁肽在内的 GLP-1 类似物。

6. 纳曲酮/安非他酮复方

（1）作用机制：纳曲酮是一种阿片类受体拮抗剂，通过阻断阿片受体介导的前阿片皮质素（pro-opiomelanocortin，POMC）激活的抑制，广泛用于治疗酒精和阿片类药物依赖。安非他酮是一种非选择性多巴胺和去甲肾上腺素再摄取抑制剂，被批准用于辅助戒烟（尼古丁上瘾）和治疗抑郁症。两者联合用药具有协同作用，通过激活弓状核中 POMC 神经元，释放一种强效的厌食神经肽 α-MSH，产生饱腹感，抑制食欲，也能调节 CNS 奖赏通路，调节下丘脑中参与摄食和体重控制的其他区域，其药效具有相加效应和剂量依赖性。两药联用时未发现高剂量的安非他酮在戒烟治疗时出现严重的精神疾病及诱发自杀风险的不良反应。

（2）发展史：纳曲酮/安非他酮复方由美国奥西珍医疗公司（Orexigen Therapeutics）研发。在肥胖治疗过程中单独使用安非他酮，患者的体重减轻效果不显著。在传统使用剂量下，纳曲酮不能显著降低体重，而高剂量时会产生肝毒性。Ⅲ期临床试验结果表明，在超重或肥胖的受试者中，纳曲酮/安非他酮联用一年后，体重降低效果比安慰剂组高 4%～6%[49]。在 2 型糖尿病患者中也具有一定的减肥效果，使患者 HbA1c 水平降低[50]。奥西珍医疗公司于 2010 年 3 月向 FDA 提出上市申请，由于两药联用能诱导患者血压升高且与血压相关的不良反应（12%）显著高于安慰剂组的（6.5%）[50]，2011 年 2 月 FDA 拒绝批准，并要求其进行两药联用对心血管影响的大规模、长周期临床研究。基于中期研究结果，2014 年 9 月 10 日，FDA 批准纳曲酮/安非他酮复方在美国上市。由于对临床研究数据的质疑，FDA 已经要求奥西珍医疗公司进行进一步的心血管风险研究，预计该研究将于 2022 年完成。2015 年 3 月，纳曲酮/安非他酮复方被 EMA 批准上市，作为辅助治疗药物结合低热量饮食及体育锻炼，用于 BMI ≥ 30 kg/m^2 或 BMI ≥ 27 kg/m^2 合并肥胖并发症的成年患者[33]。纳曲酮/安非他酮复方每日服用 2 次，最大剂量不超过 16 mg/180 mg。

（3）副作用：常见的副反应包括轻微的恶心、头痛、头晕、便秘、失眠、呕吐，在某些情况下是短暂的，这也是导致停药的最常见副作用。在治疗过程中需要对患者进行血压监测。

尽管这些药物已经被批准上市，减肥效果显著，但是它们潜在的安全性问题仍不容忽视。根据临床试验、文献报道及企业公布的相关信息，这些药物的常见警告信息、禁忌证见表 8－2。

表 8－2 目前在售的减肥药物的警告信息及禁忌证[30]

药物（规格）	警告信息	禁忌证
苯丁胺（8 mg、15 mg 胶囊，37.5 mg 片剂）	临床偶见原发性肺动脉高压或严重反流性心瓣膜病	心血管疾病、高血压失控、情绪激动、吸毒史、甲状腺功能亢进、青光眼或 14 天内使用过 MAOI
奥利司他（60 mg、120 mg）	脂溶性维生素（如维生素 A、维生素 D、维生素 E、维生素 K）吸收不良，肝脏毒性	吸收不良、胆汁淤积症
苯丁胺/托吡酯复方（3.75 mg/23 mg，7.5 mg/46 mg，11.25 mg/69 mg，15 mg/92 mg）	致畸（唇腭裂），自杀，影响记忆，代谢性酸中毒，低钾血症，肌酐水平升高，急性近视或急性闭角型青光眼	青光眼、甲状腺功能亢进或 14 天内使用过 MAOI
氯卡色林（10 mg、20 mg）	5-HT 综合征；与 5-HT 或抗 DA 药联合用药、认知障碍、自杀意念和心脏瓣膜疾病的安全性未知	孕妇
纳曲酮/安非他酮复方（8 mg/90 mg）	自杀倾向，癫痫发作阈值降低，急性闭角型青光眼，纳曲酮肝毒性，血压升高	不受控的高血压、癫痫、神经性厌食症或贪食症，长期使用阿片类药物，14 天内使用过 MAOI
利拉鲁肽（3.0 mg）	甲状腺 C 细胞肿瘤，急性胰腺炎，急性胆囊疾病，肾功能损害和低血糖	家族或个人有甲状腺髓样癌或多发性内分泌肿瘤综合征病史

尽管具有良好的减肥效果，但减肥药物被建议作为辅助治疗使用，在用药时，还应从患者预期的减肥目标、给药途径、安全性和成本等多方面实现减肥药物的个性化应用。

三、中国上市的减肥药物现状

迄今为止，中国批准上市的减肥药有且仅有一个，即奥利司他。2001 年其被国家药品监督管理局批准，作为非处方药进行销售，其剂型主要有胶囊和片剂。虽然国外减肥药的市场竞争激烈，但国内的减肥药市场却是奥利司他一枝独秀，由于新型减肥药的进入尚需要一定周期，奥利司他仍将会是国内唯一被批准的减肥药。

第三节 新型减肥药物的研究

几十年来，药物治疗领域一直处于不断变化的状态，随着对肥胖发病机制的理解不断增加，肥胖治疗干预的药物新靶点也在不断增加。由于一些减肥药因安全性问题被迫从市场撤销，目前减肥药物研究的目标之一是开发出更安全、更有效、更有选择性的药物，从而提高疗效，减少不良反应。新型减肥药物的研究重点还在于发现新的分子，通过不同于现有药物的途径发挥作用。

一、处于临床研究中的减肥药物

1. 西替利司他

西替利司他（cetilistat）是英国阿镁生物公司（Alizyme Therapeutics）研发的一种脂肪酶抑制剂。2003 年，日本武田公司（Takeda）获得该药在日本的开发权和商业化权。荷兰 Norgine 公司于 2009 年 10 月从阿镁生物公司获得了该产品的所有权利。西替利司他的作用方式与奥利司他的类似，作为一种脂肪酶抑制剂，能够抑制消化道和胰腺分泌的脂肪酶的活性，减少肠道吸收脂肪，使体重下降，同时还能够减少内脏脂肪，改善疾病相关参数。西替利司他 120 mg 日服 3 次，患者平均体重减少（-2.776%）明显高于安慰剂组（-1.103%），糖化血红蛋白（HbA1c）和低密度脂蛋白胆固醇（LDL-C）水平也显著降低，安全性及耐受性良好，常见的副作用与胃肠道相关[51]。基于

Ⅲ期临床试验数据，武田公司于2012年11月提交了西替利司他的新药申请，2013年9月22日获日本劳动卫生福利部批准，用于治疗肥胖症及其并发症，这是日本首个通过控制脂质吸收治疗肥胖症及其并发症的药物。然而，其还未在美国和欧洲获得批准[33]。

2. **安非他酮/唑尼沙胺复方**

唑尼沙胺是一种抗癫痫药，具有调节钠离子通道、抑制碳酸酐酶活性、促进多巴胺和血清素传递的特性[52]，临床试验发现，唑尼沙胺降低癫痫患者的体重可能与血清瘦素含量降低有关[53]。安非他酮/唑尼沙胺复方作为线粒体碳酸酐酶抑制剂，已经完成Ⅱ期临床试验。18例肥胖患者的初步试验结果显示，安非他酮/唑尼沙胺复方减肥效果更佳，12周内可使体重下降7.2 kg（7.5%），而单独使用唑尼沙胺体重减轻2.9 kg。最常见的不良反应为头痛、恶心和失眠[33,54]。在729名肥胖患者、为期24周的Ⅱb双盲安慰剂对照试验中，联合用药治疗组患者的体重下降幅度更大（安非他酮/唑尼沙胺360 mg/120 mg组，体重下降6.1%；安非他酮/唑尼沙胺360 mg/360 mg组，体重下降7.5%；安慰剂组，体重下降1.4%；唑尼沙胺120 mg组，体重下降3.2%；唑尼沙胺360 mg组，体重下降5.3%；安非他酮360 mg组，体重下降2.3%）[52]。

3. **贝洛尼布**

贝洛尼布（beloranib）是由美国泽夫根公司（Zafgen）开发的用于皮下注射的首创新药，与通过抑制血管生成来治疗肿瘤的药物烟曲霉素的结构具有一定相似性。贝洛尼布通过抑制蛋氨酸氨肽酶2（methionine aminopeptidase 2，MetAP2）来抑制脂肪合成，同时增加脂肪氧化分解来发挥减肥作用。在一项为期12周的Ⅱ期临床研究中，贝洛尼布（0.6 mg、1.2 mg、2.4 mg）治疗后患者体重降低显著，分别为5.5 kg、6.9 kg、10.9 kg。贝洛尼布的耐受性一般较好，不良反应主要是轻度至中度短暂性的睡眠障碍、注射局部淤血和胃肠道反应[55]。贝洛尼布曾被评为可能改变世界的6个药物之一，然而由于贝洛尼布导致患者因凝血功能障碍死亡而被FDA叫停临床试验，泽夫根公司也放弃了贝洛尼布的研究，但未放弃MetAP2靶点的研究，目前，正在进行二代MetAP2抑制剂ZGN-1061的研究中。

此外，处于各临床试验研究阶段的候选减肥药还有setmelanotide（MC4R激动剂，可增加能量消耗）、韦利贝特（velneperit，神经肽Y拮抗剂）[52]、特索芬辛（tesofensine，非选择性去甲肾上腺素、多巴胺和5－羟色胺转运蛋白抑制剂）、哌甲酯（methylphenidate，多巴胺再摄取抑制剂）、西地那非（sildenafil)、催产素（oxytocin)、大麻素受体1阻断剂（cannabinoid type-1 receptor blockers)、GLP-1/胰高血糖素受体激动剂（dual GLP-1 and glucagon receptor agonists)、β3肾上腺素受体激动剂（β3 adrenergic receptor agonist）等[56]（图8-3)。

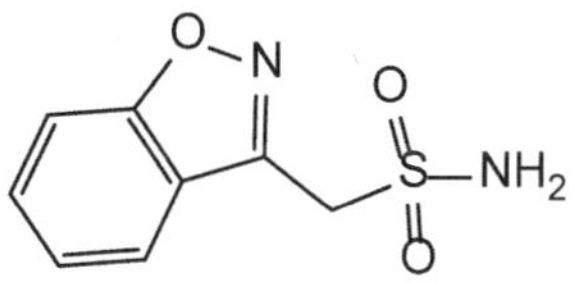

唑尼沙胺

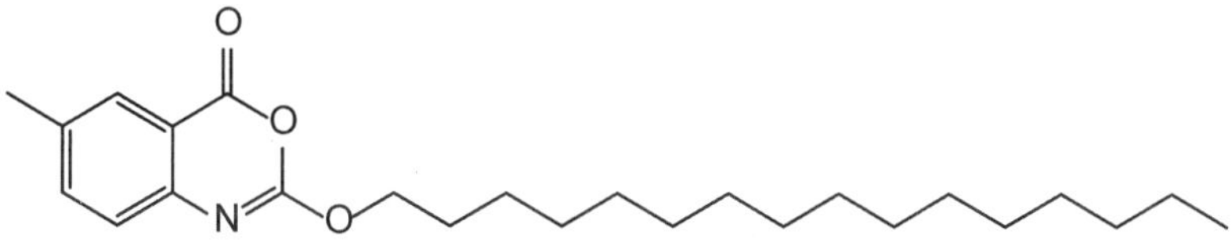

西替利司他

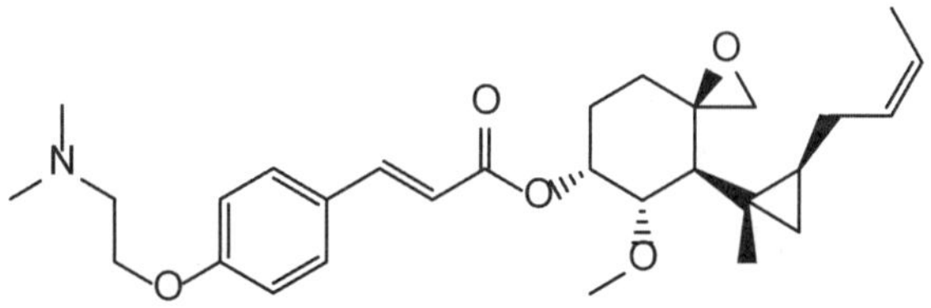

贝洛尼布

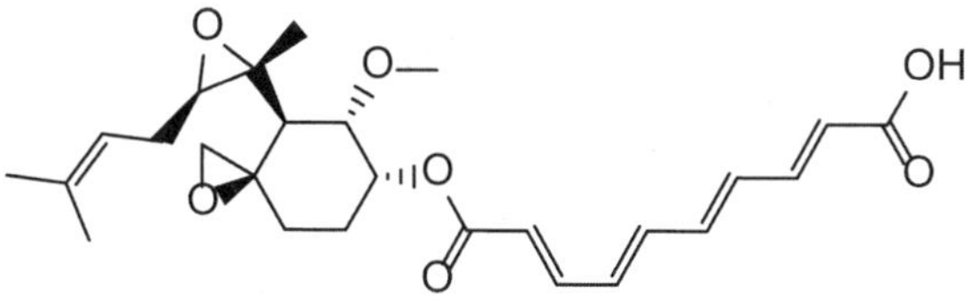

烟曲霉素

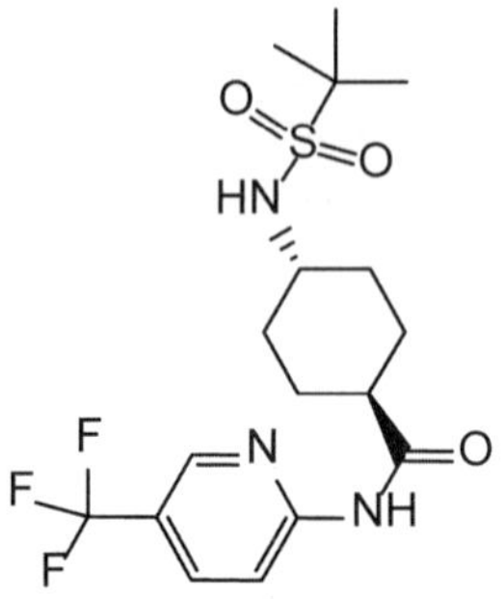

韦利贝特 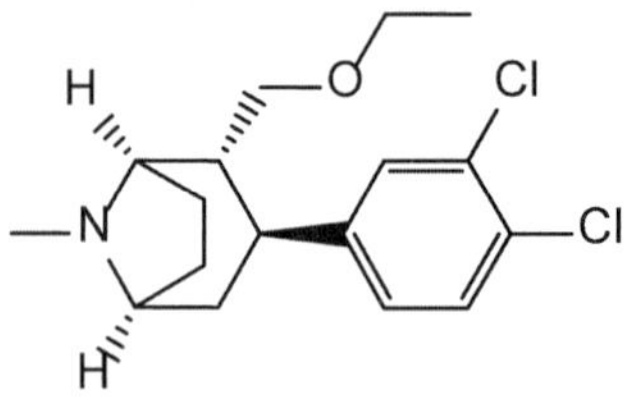　　　　特索芬辛

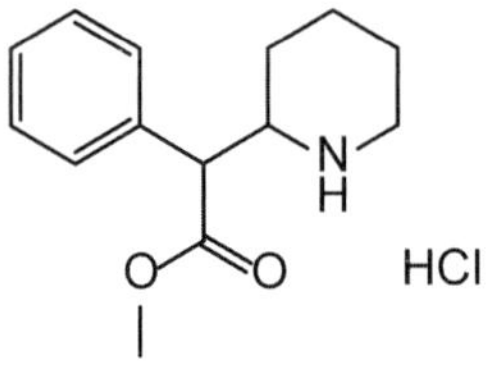

盐酸哌甲酯 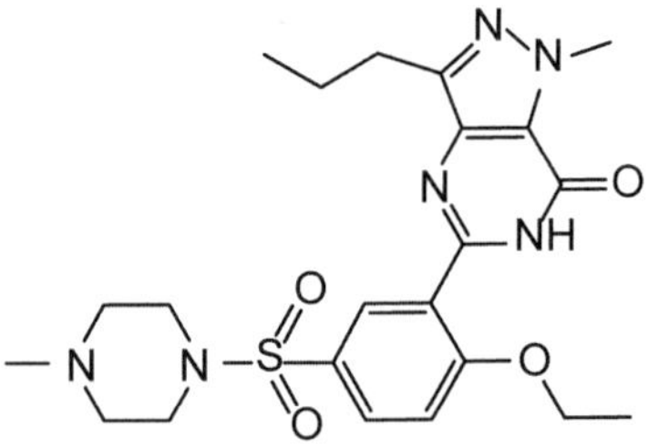　　　　西地那非

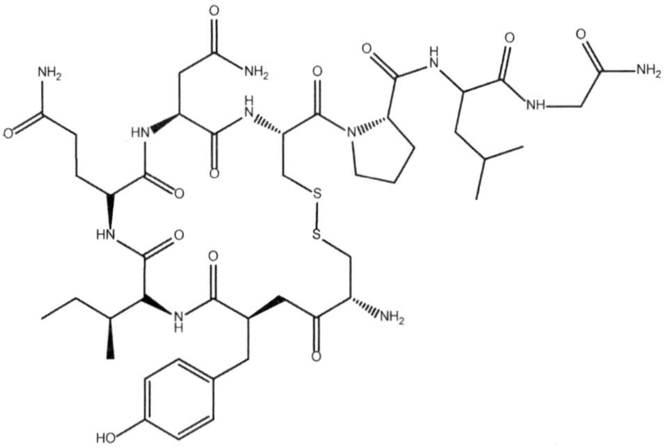

催产素

图 8－3　处于临床研究中的减肥药物的结构式

二、老药新用

治疗2型糖尿病（T2DM）的降血糖药物往往是潜在的减肥药物。一些经批准用于治疗T2DM的药物，如GLP-1类似物（艾塞那肽和索马鲁肽）、二甲双胍、钠－葡萄糖耦联转运体2（sodium-glucose linked transporter-2，SGLT2）抑制剂等，可减轻患者体重，目前正评估它们作为非T2DM的肥胖患者的减肥药的有效性和安全性。

1. 艾塞那肽

20世纪七八十年代，新型肽激素的研究热潮兴起。1992年，内分泌学家约翰·恩（John Eng）从希拉毒蜥的毒液中发现一种新激素并命名为Exendin-4，它与人体内的GLP-1相似，可长时间调节体内血糖达12小时以上，并于1995年获得专利保护。随后，阿米林制药公司（Amylin Pharmaceuticals）获得了Exendin-4的专利许可，于1998年完成Ⅰ期临床试验后，向FDA提交IND（Investigational New Drug）申请。由于阿米林制药公司出现财务危机，2002年，礼来公司花费3.25亿美元获得与阿米林制药公司共同开发推广Exendin-4的权利。2005年4月28日，艾塞那肽注射液被FDA批准上市，皮下注射，每日2次，起始剂量为每次5 mg，根据需要，剂量可增至10 mg，作为处方药用于口服降糖药无法控制的T2DM患者的血糖辅助控制，并于2009年被批准作为独立疗法，于2011年被批准作为甘精胰岛素的附加疗法。目前，全球有近80个国家的180多万名糖尿病患者使用该药，艾塞那肽的处方量已超过数百万张。2009年8月艾塞那肽注射液在中国获批上市，开始用于治疗T2DM。2011年6月，阿斯利康公司（AstraZeneca）研发的艾塞那肽缓释剂（注射用艾塞那肽微球）在欧盟上市（首个每周注射1次的T2DM治疗药物），并于2012年1月在美国获得批准。2013年，阿米林制药公司成为阿斯利康公司的全资子公司。2016年，阿斯利康公司与中国三生制药集团达成战略合作，获得百泌达®（艾塞那肽注射液）和百达扬®（注射用艾塞那肽微球）的中国独家商业权。2018年1月3日，中国首个GLP-1受体激动剂长效制剂百达扬®正式获得国家食品药品监督管理总局批准上市。艾塞那肽的发现，掀开了GLP-1受体激动剂药物的研发上市，目前全球已有包括度拉糖肽、利拉鲁肽在内的多款GLP-1制剂上市，并且销售额赶超艾塞那肽。

艾塞那肽是一种短效的GLP-1类似物，能促进葡萄糖依赖的胰岛素分泌，抑制葡萄糖依赖的胰高血糖素分泌，减慢胃排空，改善外周组织对胰岛素的敏感性，控制血糖。艾塞那肽已经在非 T2DM 的肥胖患者中完成了Ⅲ期随机对照临床试验，目前处于颅咽管瘤治疗后下丘脑肥胖治疗的Ⅲ期临床试验阶段[56]。与安慰剂组相比，艾塞那肽干预 24 周后能显著降低肥胖患者的体重，同时患者的糖耐量也得到改善[57]。然而，与其他 GLP-1 类似物相比，艾塞那肽会提高患者的心率[58]。因此，还须进一步对艾塞那肽作为减肥药的疗效和安全性进行评价。

2. **索马鲁肽**

索马鲁肽（semaglutide）是通过基因重组技术，利用酵母生产的一种长效 GLP-1 类似物，与人 GLP-1 具有 94% 的序列同源性。由于 GLP-1 药物特定的多肽结构在口服后会被胃酸降解，因而只能通过皮下注射给药。研究人员一直在努力延长 GLP-1 药物的体内半衰期，减少给药次数，探索可提高口服生物利用度的制剂技术。2019 年 9 月 20 日，FDA 正式批准口服索马鲁肽（每日 1 次）的上市申请，用于结合饮食和运动以改善 T2DM 患者的血糖控制。

在一项为期 12 周的交叉随机对照试验中，每日 1 次皮下注射索马鲁肽（0.25 ~1.0 mg），患者的平均体重降低比安慰剂组多达 6 kg，而且食欲、进餐时间和食量均降低[59]。索马鲁肽对于非 T2DM 的肥胖患者也有良好的效果，在服用索马鲁肽 0.05 mg、0.1 mg、0.2 mg、0.3 mg、0.4 mg 后，体重分别减少 4.0%、6.8%、10.2%、9.8%、11.7%，胃肠道反应是常见的副作用[60]。目前正在开展索马鲁肽对超重和肥胖患者心血管影响的临床试验研究（NCT03574597）[56]。

3. **二甲双胍**

二甲双胍是治疗 T2DM 的一线药物，通过 AMPK 介导的信号通路抑制肝脏内的葡萄糖合成，减少肠道对葡萄糖的吸收并增加外周组织对葡萄糖的吸收，提高胰岛素敏感性，从而调节患者的血糖水平。研究表明，二甲双胍还可以通过调节肠道菌群来改善患者的血糖[61-62]。根据随机对照临床试验的荟萃分析结果，二甲双胍可以降低患者的体重。此外，在患有多囊卵巢综合征的超重或肥胖患者中，服用二甲双胍 24 周后，体重下降 1 kg，腰围减小 1.7 cm[63]。BMI 超过 30 kg/m^{2}的孕妇服用二甲双胍后，体重增加减少，且对新生儿没有显著影响[64]。在患有高胰岛素血症的肥胖和超重女性中，饮食干预结合二甲双胍治疗，可有效维持其体重减少[65]。2019 年 12 月，加拿大麦克马斯特大学的研究团队[66]和英国剑桥大学的研究团队[67]分别发表了最新的研究成果，表明二甲双胍可以通过增加生长分化因子 15（growth and differentiation factor 15，GDF15）水平来抑制食欲，从而使体重下降。目前，在临床上，二甲双胍主要用于 T2DM 肥胖患者[56]，用于肥胖的治疗还有待进一步研究。

4. 钠 - 葡萄糖耦联转运体 2 抑制剂

钠 - 葡萄糖耦联转运体 2（SGLT2）抑制剂因其独特的降糖机制，成为 T2DM 降糖药物的研究热点之一。SGLT2 蛋白位于肾脏，在近曲小管中重新吸收绝大部分葡萄糖进入血液中。抑制 SGLT2 的活性可以减少肾脏对葡萄糖的重吸收，促进葡萄糖从尿液中排泄，达到降糖的作用。卡格列净、达格列净、恩格列净、埃格列净均是 FDA 批准用于治疗 T2DM 且 eGFR ＞4.5 mL/min · 1.73 m^2的患者[68]（图 8 - 4）。研究表明，通过改善血糖和胰岛素敏感性，SGLT2 抑制剂能够降低脂肪酸合成，抑制肝脏脂肪生成，同时减少脂肪变性及内脏和皮下脂肪的形成，从而降低体重[69]。临床试验表明，SGLT2 抑制剂可以降低肥胖患者的体重，与苯丁胺、艾塞那肽等联合应用时，患者的减肥效果更佳[70-71]。但 SGLT2 抑制剂的有效性和安全性还有待更大规模的临床试验来验证。

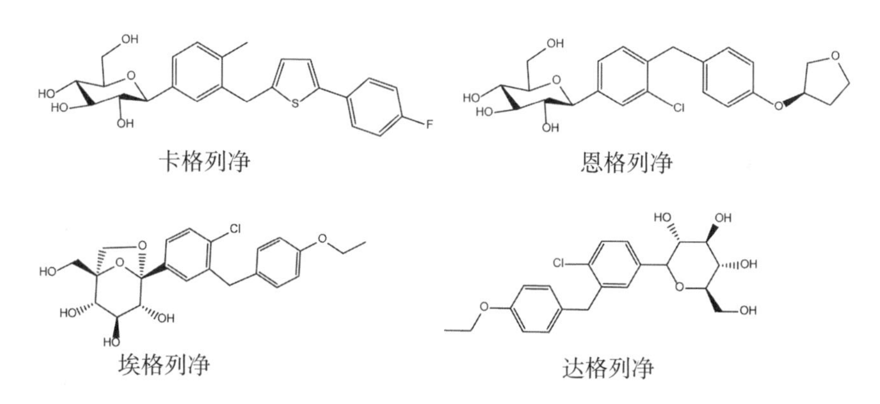

图 8 - 4 SGLT2 抑制剂的结构式

三、来源于中药和天然药物的减肥候选药物

肥胖的发生发展涉及多种错综复杂因素的综合作用而导致的脂肪堆积，例如，摄食增加是肥胖增加的一个主要因素，但食物摄取调控涉及复杂的神经 - 内分泌网络系统。因此，作用于单一途径的减肥药物可能效果不佳，而

使用多途径和多靶点的联合治疗可能达到最佳效果。中药和天然药物、药用植物及其成分有望成为治疗肥胖的候选药物，原因是它们能够通过多途径、多靶点来发挥作用，一些生物安全性较好的天然化合物已经在体内外表现出良好的减肥效果，并改善肥胖引起的代谢紊乱。中药和天然药物及其有效成分将成为一种治疗肥胖的新选择。

体内外研究表明，多种来源于中药和天然药物的有效成分具有显著的减肥效果，如姜黄素、槲皮素、小檗碱、辣椒碱、荷叶碱、雷公藤红素、大黄素、大黄酸、人参提取物及人参皂苷、绿茶提取物及表没食子儿茶素没食子酸酯等。这些天然化合物主要通过以下途径来发挥减肥的作用：①抑制食欲，增加饱腹感，减少能量摄入，如雷公藤红素、荷叶碱等；②抑制脂肪酶活性，减少脂肪在胃肠道的吸收，如来源于绿茶、乌龙茶和红茶的表儿茶素、表没食子儿茶素、表没食子儿茶素没食子酸酯等[72]；③改善脂质代谢，抑制内源性脂肪的合成，增加脂肪氧化和消耗，如白藜芦醇、槲皮素、染料木黄酮等[73]；④提高棕色脂肪活性，促进白色脂肪棕色化，增加产热和能量消耗，如小檗碱、辣椒碱、儿茶素、表儿茶素等[74]；⑤通过调节肠道菌群，改善益生菌的丰度，如白藜芦醇、小檗碱、人参皂苷及人参提取物等；⑥改善肥胖诱导的炎症反应，如白藜芦醇、槲皮素等[73,75-77]（图8-5）。

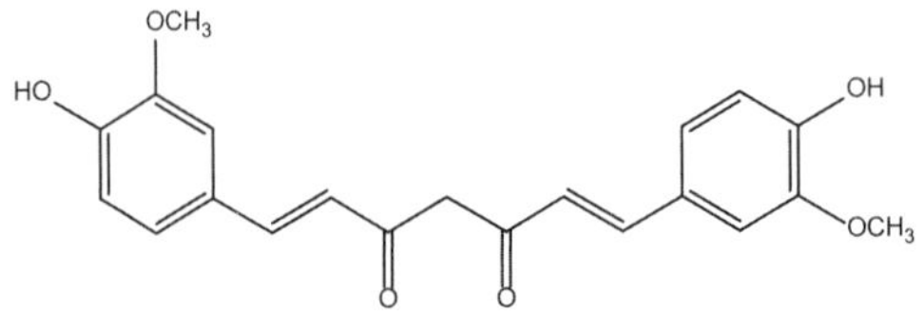

姜黄素

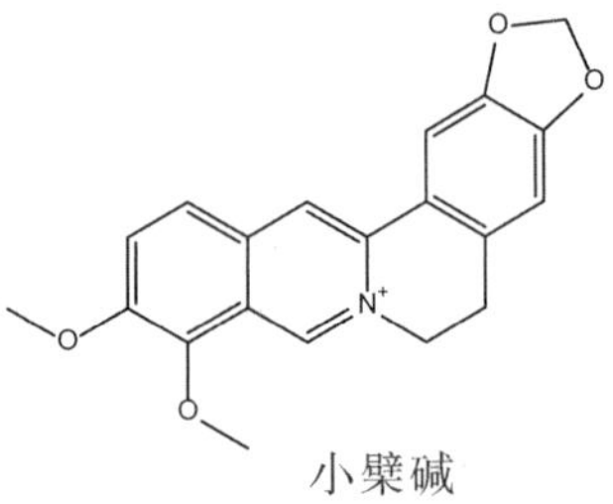

小檗碱

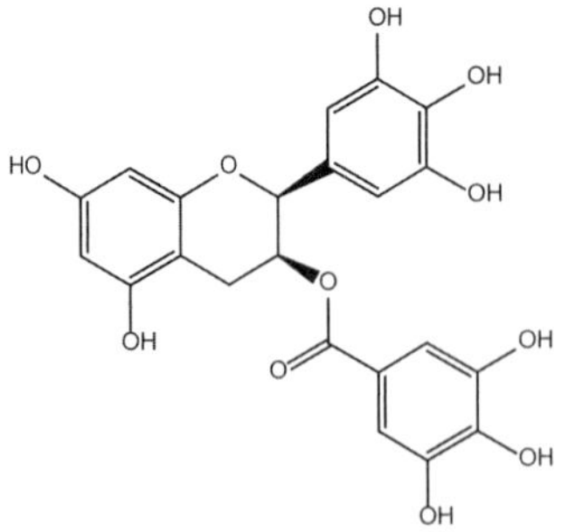

表没食子儿茶素没食子酸酯

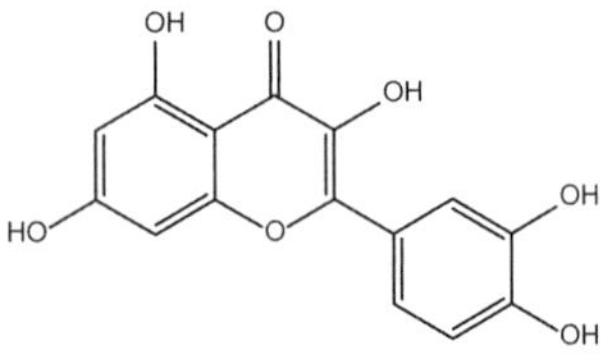

槲皮素

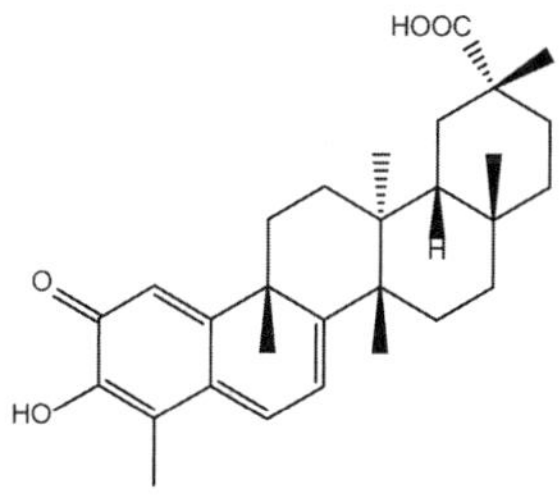

雷公藤红素 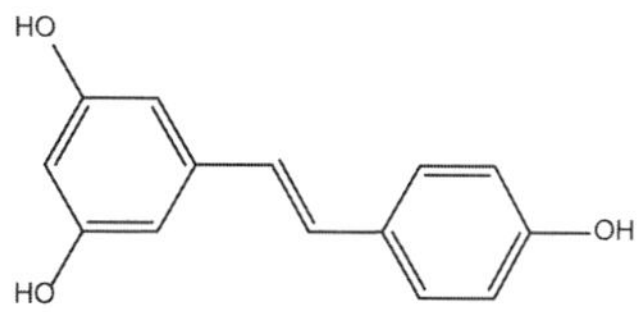　　白藜芦醇

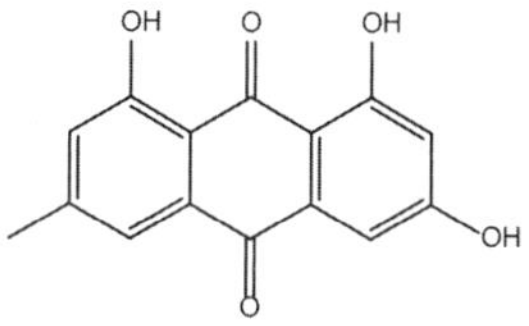

大黄素 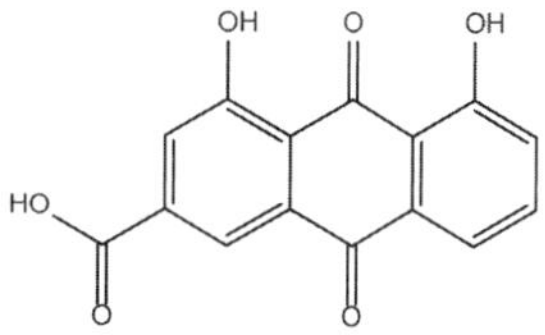　　大黄酸

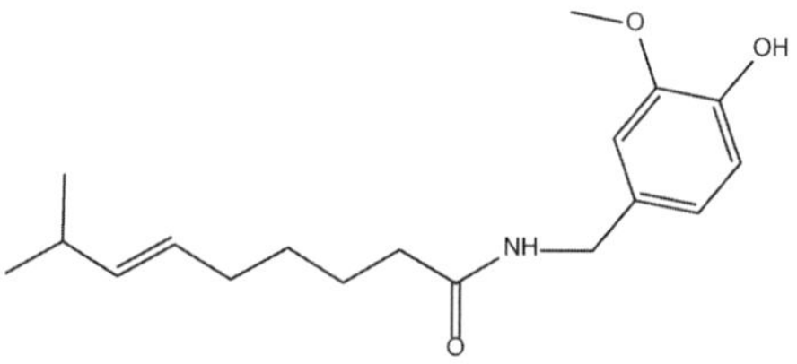

辣椒碱 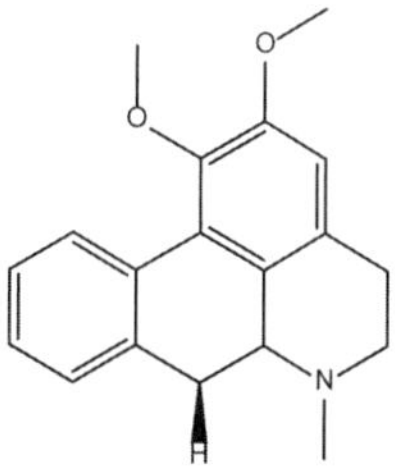　　荷叶碱

图 8－5　来源于中药和天然药物的减肥候选药的结构式

四、减肥疫苗

减肥疫苗（antiobesity vaccines）是一类用于预防和治疗肥胖的潜在药物，减肥疫苗开发的关键可能在于抑制食欲激素分泌、抑制营养吸收[52]。目前部分减肥疫苗已经在实验动物身上证实有效。

饥饿素是一种胃分泌的促食欲激素。在进食前，其水平升高，促进进食；

进食后，其水平降低，减少进食，然而在肥胖患者中却没有观察到这种现象。由饥饿素重组融合蛋白和载体蛋白肺炎球菌表面蛋白 a 组成的抗饥饿素疫苗经鼻腔给药后，肥胖小鼠体内产生抗饥饿素的免疫球蛋白 G 抗体，同时小鼠摄食减少，体内脂肪累积减少，能量消耗增加，肥胖小鼠的体重降低[78]。

生长激素抑制素是由下丘脑和胃肠道等组织产生的一种激素，可以抑制生长激素（growth hormone，GH）和胰岛素样生长因子 1（insulin-like growth factor 1，IGF-1）的分泌。通过解除生长激素抑制素的抑制作用，生长激素抑制素疫苗可增加内源性 GH 和 IGF-1 水平，从而发挥减肥作用。在高脂饲料诱导的肥胖小鼠模型中，生长激素抑制素疫苗能减少 10% 的体重增加[52,79]。

病毒感染也与肥胖有关，如腺病毒 36（adenovirus 36，Ad36）感染与炎症、肥胖和胰岛素抵抗密切相关[80]。注射 Ad36 疫苗后，小鼠的体重增加、附睾脂肪显著降低，血清中促炎因子和脂肪组织中巨噬细胞浸润也显著降低[81]，新型抗病毒疫苗或许能成为治疗由病毒感染引起的肥胖的一种策略。

参考文献

[1] P BHAT S, SHARMA A. Current drug targets in obesity pharmacotherapy-a review [J]. Current drug targets, 2017, 18 (8): 983 - 993.

[2] SMITH K B, SMITH M S. Obesity statistics [J]. Primary care: clinics in office practice, 2016, 43 (1): 121 - 135.

[3] HUBBARD V S, HALL W H. Gastrointestinal Surgery for Severe Obesity [J]. Obesity surgery, 1991, 1 (3): 257 - 265.

[4] BLÜHER M. Obesity: global epidemiology and pathogenesis [J]. Nature reviews endocrinology, 2019, 15 (5): 288 - 298.

[5] GUREVICH-PANIGRAHI T, PANIGRAHI S, WIECHEC E, et al. Obesity: pathophysiology and clinical management [J]. Current medicinal chemistry, 2009, 16 (4): 506 - 521.

[6] CLEMENT K, VAISSE C, LAHLOU N, et al. A mutation in the human leptin receptor gene causes obesity and pituitary dysfunction [J]. Nature, 1998, 392 (6674): 398 - 401.

[7] HUANG X F, WESTON-GREEN K, YU Y. Decreased 5-HT2cR and GHSR1a interaction in antipsychotic drug-induced obesity [J]. Obesity reviews, 2018, 19 (3): 396 - 405.

[8] MATHEWS J, NEWCOMER J W, MATHEWS J R, et al. Neural correlates of weight gain with olanzapine [J]. Archives of general psychiatry, 2012, 69 (12): 1226 - 1237.

[9] VERHAEGEN A A, VAN GAAL L F. Drug-induced obesity and its metabolic consequences: a review with a focus on mechanisms and possible therapeutic options [J]. Journal of endocrinological investigation, 2017, 40 (11): 1165 - 1174.

[10] RUSSELL-JONES D, KHAN R. Insulin-associated weight gain in diabetes: causes, effects and coping strategies [J]. Diabetes, obesity and metabolism, 2007, 9 (6): 799 - 812.

[11] WELLE S, SCHWARTZ R G, STATT M. Reduced metabolic rate during β-adrenergic blockade in humans [J]. Metabolism, 1991, 40 (6): 619 - 622.

[12] BAUTISTA R J H, MAHMOUD A M, KÖNIGSBERG M, et al. Obesity: Pathophysiology, monosodium glutamate-induced model and anti-obesity medicinal plants [J]. Biomedicine & pharmacotherapy, 2019, 111: 503 - 516.

[13] FINUCANE M M, STEVENS G A, COWAN M J, et al. National, regional, and global trends in body-mass index since 1980: systematic analysis of health examination surveys and epidemiological studies with 960 country-years and 9.1 million participants [J]. The lancet, 2011, 377 (9765): 557 - 567.

[14] ABARCA-GÓMEZ L, ABDEEN Z A, HAMID Z A, et al. Worldwide trends in body-mass index, underweight, overweight, and obesity from 1975 to 2016: a pooled analysis of 2416 population-based measurement studies in 128.9 million children, adolescents, and adults [J]. The lancet, 2017, 390 (10113): 2627 - 2642.

[15] ZHANG X, ZHANG M, ZHAO Z, et al. Geographic variation in prevalence of adult obesity in China: results from the 2013 - 2014 national chronic disease and risk factor surveillance [J]. Annals of internal medicine, 2020, 172 (4): 291 - 293.

[16] TIAN Y, JIANG C, WANG M, et al. BMI, leisure-time physical activity, and physical fitness in adults in China: results from a series of national surveys, 2000-14 [J]. The lancet diabetes & endocrinology, 2016, 4 (6): 487 - 497.

[17] ZHANG L, WANG Z, WANG X, et al. Prevalence of abdominal obesity in China: results from a cross-sectional study of nearly half a million participants [J]. Obesity, 2019, 27 (11): 1898 - 1905.

[18] CENSIN J C, PETERS S A, BOVIJN J, et al. Causal relationships between obesity and the leading causes of death in women and men [J]. PlOS genetics, 2019, 15 (10): e1008405.

[19] ZHANG Y, SOWERS J R, REN J. Targeting autophagy in obesity: from pathophysiology to management [J]. Nature reviews endocrinology, 2018, 14 (6): 356 - 376.

[20] BROWN J C, CAAN B J, PRADO C M, et al. The association of abdominal adiposity with mortality in patients with stage Ⅰ-Ⅲ colorectal cancer [J]. Journal of the national cancer institute, 2020, 112 (4): 377 - 383.

[21] CHEN C, YE Y, ZHANG Y, et al. Weight change across adulthood in relation to all cause and cause specific mortality: prospective cohort study [J]. The British medical journal, 2019, 367: l5584.

[22] PARIDA S, SIDDHARTH S, SHARMA D. Adiponectin, obesity, and cancer: clash of the bigwigs in health and disease [J]. International journal of molecular sciences, 2019, 20

(10): 2519.

[23] ROSS K H, GOGINENI K, SUBHEDAR P D, et al. Obesity and cancer treatment efficacy: existing challenges and opportunities [J]. Cancer, 2019, 125 (10): 1588 – 1592.

[24] GADDE K M, MARTIN C K, BERTHOUD H-R, et al. Obesity: pathophysiology and management [J]. Journal of the American college of cardiology, 2018, 71 (1): 69 – 84.

[25] CHOOI Y C, DING C, MAGKOS F. The epidemiology of obesity [J]. Metabolism, 2019, 92: 6 – 10.

[26] KIM D D, BASU A. Estimating the medical care costs of obesity in the United States: systematic review, meta-analysis, and empirical analysis [J]. Value in health, 2016, 19 (5): 602 – 613.

[27] BULT M J, VAN DALEN T, MULLER A F. Surgical treatment of obesity [J]. European journal of endocrinology, 2008, 158 (2): 135 – 146.

[28] LAU D C. Synopsis of the 2006 Canadian clinical practice guidelines on the management and prevention of obesity in adults and children [J]. Canadian medical association journal, 2007, 176 (8): 1103 – 1106.

[29] NARAYANASWAMI V, DWOSKIN L P. Obesity: current and potential pharmacotherapeutics and targets [J]. Pharmacology & therapeutics, 2017, 170: 116 – 147.

[30] SRIVASTAVA G, APOVIAN C M. Current pharmacotherapy for obesity [J]. Nature reviews endocrinology, 2018, 14 (1): 12 – 24.

[31] BHASIN S, WALLACE W, LAWRENCE J B, et al. Sudden death associated with thyroid hormone abuse [J]. The American journal of medicine, 1981, 71 (5): 887 – 890.

[32] COLMAN E. Dinitrophenol and obesity: an early twentieth-century regulatory dilemma [J]. Regulatory toxicology and pharmacology, 2007, 48 (2): 115 – 117.

[33] HASLAM D. Weight management in obesity: past and present [J]. International journal of clinical practice, 2016, 70 (3): 206 – 217.

[34] WEINTRAUB M, SUNDARESAN P R, MADAN M, et al. Long-term weight control study I (weeks 0 to 34) The enhancement of behavior modification, caloric restriction, and exercise by fenfluramine plus phentermine versus placebo [J]. Clinical pharmacology & therapeutics, 1992, 51 (5): 586 – 594.

[35] WEINTRAUB M. Long-term weight control study: conclusions [J]. Clinical pharmacology & therapeutics, 1992, 51 (5): 642 – 646.

[36] VELAZQUEZ A, APOVIAN C M. Updates on obesity pharmacotherapy [J]. Annals of the New York academy of sciences, 2018, 1411 (1): 106 – 119.

[37] TORGERSON J S, HAUPTMAN J, BOLDRIN M N, et al. Xenical in the prevention of diabetes in obese subjects (XENDOS) study: a randomized study of orlistat as an adjunct to lifestyle changes for the prevention of type 2 diabetes in obese patients [J]. Clinical diabetol-

ogy, 2004, 5 (2): 95 - 104.

[38] SMITH S R, WEISSMAN N J, ANDERSON C M, et al. Multicenter, placebo-controlled trial of lorcaserin for weight management [J]. New England journal of medicine, 2010, 363 (3): 245 - 256.

[39] BENAIGES D, PEDRO-BOTET J, FLORES-LE ROUX J A, et al. Past, present and future of pharmacotherapy for obesity [J]. Clínica e investigación en arteriosclerosis (English Edition), 2017, 29 (6): 256 - 264.

[40] FIDLER M C, SANCHEZ M, RAETHER B, et al. A one-year randomized trial of lorcaserin for weight loss in obese and overweight adults: the BLOSSOM trial [J]. The journal of clinical endocrinology & metabolism, 2011, 96 (10): 3067 - 3077.

[41] O'NEIL P M, SMITH S R, WEISSMAN N J, et al. Randomized placebo-controlled clinical trial of lorcaserin for weight loss in type 2 diabetes mellitus: the BLOOM-DM study [J]. Obesity, 2012, 20 (7): 1426 - 1436.

[42] KRENTZ A, FUJIOKA K, HOMPESCH M. Evolution of pharmacological obesity treatments: focus on adverse side-effect profiles [J]. Diabetes, obesity and metabolism, 2016, 18 (6): 558 - 570.

[43] ALLISON D B, GADDE K M, GARVEY W T, et al. Controlled-release phentermine/topiramate in severely obese adults: a randomized controlled trial (EQUIP) [J]. Obesity, 2012, 20 (2): 330 - 342.

[44] GADDE K M, ALLISON D B, RYAN D H, et al. Effects of low-dose, controlled-release, phentermine plus topiramate combination on weight and associated comorbidities in overweight and obese adults (CONQUER): a randomised, placebo-controlled, phase 3 trial [J]. The lancet, 2011, 377 (9774): 1341 - 1352.

[45] GARVEY W T, RYAN D H, LOOK M, et al. Two-year sustained weight loss and metabolic benefits with controlled-release phentermine/topiramate in obese and overweight adults (SEQUEL): a randomized, placebo-controlled, phase 3 extension study [J]. The American journal of clinical nutrition, 2012, 95 (2): 297 - 308.

[46] PUCCI A, FINER N. New medications for treatment of obesity: metabolic and cardiovascular effects [J]. Canadian journal of cardiology, 2015, 31 (2): 142 - 152.

[47] PI-SUNYER X, ASTRUP A, FUJIOKA K, et al. A randomized, controlled trial of 3.0 mg of liraglutide in weight management [J]. New England journal of medicine, 2015, 373 (1): 11 - 22.

[48] WADDEN T A, HOLLANDER P, KLEIN S, et al. Weight maintenance and additional weight loss with liraglutide after low-calorie-diet-induced weight loss: the SCALE Maintenance randomized study [J]. International journal of obesity, 2013, 37 (11): 1443 - 1451.

[49] APOVIAN C M, ARONNE L, RUBINO D, et al. A randomized, phase 3 trial of naltrexone

SR/bupropion SR on weight and obesity-related risk factors (COR-II) [J]. Obesity, 2013, 21 (5): 935 - 943.

[50] HOLLANDER P, GUPTA A K, PLODKOWSKI R, et al. Effects of naltrexone sustained-release/bupropion sustained-release combination therapy on body weight and glycemic parameters in overweight and obese patients with type 2 diabetes [J]. Diabetes care, 2013, 36 (12): 4022 - 4029.

[51] KOPELMAN P, DE GROOT H G, RISSANEN A, et al. Weight loss, HbA1c reduction, and tolerability of cetilistat in a randomized, placebo-controlled phase 2 trial in obese diabetics: comparison with orlistat (Xenical) [J]. Obesity, 2010, 18 (1): 108 - 115.

[52] SRIVASTAVA G, APOVIAN C. Future pharmacotherapy for obesity: new anti-obesity drugs on the horizon [J]. Current obesity reports, 2018, 7 (2): 147 - 161.

[53] KIM D W, YOO M-W, PARK K S. Low serum leptin level is associated with zonisamide-induced weight loss in overweight female epilepsy patients [J]. Epilepsy & behavior, 2012, 23 (4): 497 - 499.

[54] GADDE K M, YONISH G M, FOUST M S, et al. Combination therapy of zonisamide and bupropion for weight reduction in obese women: a preliminary, randomized, open-label study [J]. The journal of clinical psychiatry, 2007, 68 (8): 3229.

[55] KIM D, KRISHNARAJAH J, LILLIOJA S, et al. Efficacy and safety of beloranib for weight loss in obese adults: a randomized controlled trial [J]. Diabetes, obesity and metabolism, 2015, 17 (6): 566 - 572.

[56] PILITSI E, FARR O M, POLYZOS S A, et al. Pharmacotherapy of obesity: available medications and drugs under investigation [J]. Metabolism, 2019, 92: 170 - 192.

[57] ROSENSTOCK J, KLAFF L J, SCHWARTZ S, et al. Effects of exenatide and lifestyle modification on body weight and glucose tolerance in obese subjects with and without pre-diabetes [J]. Diabetes care, 2010, 33 (6): 1173 - 1175.

[58] ZACCARDI F, HTIKE Z Z, WEBB D R, et al. Benefits and harms of once-weekly glucagon-like peptide-1 receptor agonist treatments: a systematic review and network meta-analysis [J]. Annals of internal medicine, 2016, 164 (2): 102 - 113.

[59] BLUNDELL J, FINLAYSON G, AXELSEN M, et al. Effects of once-weekly semaglutide on appetite, energy intake, control of eating, food preference and body weight in subjects with obesity [J]. Diabetes, obesity and metabolism, 2017, 19 (9): 1242 - 1251.

[60] O'NEIL P M, BIRKENFELD A L, MCGOWAN B, et al. Efficacy and safety of semaglutide compared with liraglutide and placebo for weight loss in patients with obesity: a randomised, double-blind, placebo and active controlled, dose-ranging, phase 2 trial [J]. The lancet, 2018, 392 (10148): 637 - 649.

[61] RENA G, HARDIE D G, Pearson E R. The mechanisms of action of metformin [J]. Dia-

betologia, 2017, 60 (9): 1577 - 1585.

[62] LI M, LI X, ZHANG H, et al. Molecular mechanisms of metformin for diabetes and cancer treatment [J]. Frontiers in physiology, 2018, 9: 1039.

[63] WANG F F, WU Y, ZHU Y H, et al. Pharmacologic therapy to induce weight loss in women who have obesity/overweight with polycystic ovary syndrome: a systematic review and network meta-analysis [J]. Obesity reviews, 2018, 19 (10): 1424 - 1445.

[64] ELMARAEZY A, ABUSHOUK A I, EMARA A, et al. Effect of metformin on maternal and neonatal outcomes in pregnant obese non-diabetic women: a meta-analysis [J]. International journal of reproductive biomedicine, 2017, 15 (8): 461.

[65] MOGUL H, FREEMAN R, NGUYENK. Metformin-sustained weight loss and reduced android fat tissue at 12 months in EMPOWIR (enhance the metabolic profile of women with insulin resistance): a double blind, placebo-controlled, randomized trial of NORMOGLYCEMIC women with midlife weight gain [J]. Endocrine practice, 2016, 22 (5): 575 - 586.

[66] DAY E A, FORD R J, SMITH B K, et al. Metformin-induced increases in GDF15 are important for suppressing appetite and promoting weight loss [J]. Nature metabolism, 2019, 1 (12): 1202 - 1208.

[67] COLL A P, CHEN M, TASKAR P, et al. GDF15 mediates the effects of metformin on body weight and energy balance [J]. Nature, 2020, 578 (7795): 444 - 448.

[68] UPADHYAY J, POLYZOS S A, PERAKAKIS N, et al. Pharmacotherapy of type 2 diabetes: an update [J]. Metabolism, 2018, 78: 13 - 42.

[69] THOMAS M C, CHERNEY D Z. The actions of SGLT2 inhibitors on metabolism, renal function and blood pressure [J]. Diabetologia, 2018, 61 (10): 2098 - 2107.

[70] HOLLANDER P, BAYS H E, ROSENSTOCK J, et al. Coadministration of canagliflozin and phentermine for weight management in overweight and obese individuals without diabetes: a randomized clinical trial [J]. Diabetes care, 2017, 40 (5): 632 - 639.

[71] LUNDKVIST P, SJÖSTRÖM C D, AMINI S, et al. Dapagliflozin once-daily and exenatide once-weekly dual therapy: a 24-week randomized, placebo-controlled, phase Ⅱ study examining effects on body weight and prediabetes in obese adults without diabetes [J]. Diabetes, obesity and metabolism, 2017, 19 (1): 49 - 60.

[72] YUN J W. Possible anti-obesity therapeutics from nature: a review [J]. phytochemistry, 2010, 71 (14 - 15): 1625 - 1641.

[73] CHANG E, KIM C Y. Natural products and obesity: a focus on the regulation of mitotic clonal expansion during adipogenesis [J]. Molecules, 2019, 24 (6): 1157.

[74] MELE L, BIDAULT G, MENA P, et al. Dietary (Poly) phenols, brown adipose tissue activation, and energy expenditure: a narrative review [J]. Advances in nutrition, 2017, 8 (5): 694 - 704.

[75] ZHANG W L, ZHU L, JIANG J G. Active ingredients from natural botanicals in the treatment of obesity [J]. Obesity reviews, 2014, 15 (12): 957 -967.

[76] LI H, QI J, LI L. Phytochemicals as potential candidates to combat obesity via adipose non-shivering thermogenesis [J]. Pharmacological research, 2019, 147: 104393.

[77] LIU J, WANG Y, LIN L. Small molecules for fat combustion: targeting obesity [J]. Acta pharmaceutica sinica B, 2019, 9 (2): 220 -236.

[78] AZEGAMI T, YUKI Y, SAWADA S, et al. Nanogel-based nasal ghrelin vaccine prevents obesity [J]. Mucosal immunology, 2017, 10 (5): 1351 -1360.

[79] HAFFER K N. Effects of novel vaccines on weight loss in diet-induced-obese (DIO) mice [J]. Journal of animal science and biotechnology, 2012, 3 (1): 1 -7.

[80] HUO L, LYONS J, MAGLIANO D J. Infectious and environmental influences on the obesity epidemic [J]. Current obesity reports, 2016, 5 (3): 375 -382.

[81] NA H, NAM J. Proof-of-concept for a virus-induced obesity vaccine; vaccination against the obesity agent adenovirus 36 [J]. International journal of obesity, 2014, 38 (11): 1470 -1474.

第九章　细胞基因药物

第一节　基因与疾病的关系

基因（gene）是产生一条多肽链或功能 RNA 所需的全部核苷酸序列。基因支持着生命的基本构造和性能，储存着生命的种族、血型、孕育、生长、凋亡等过程的全部信息。

现代医学认为疾病是内在基因和外在因素共同作用的结果。几乎所有疾病的发生都与基因有或多或少的关系。在正常生理情况下，基因通过编码合成蛋白质参与人的生长发育过程。当基因发生异常变化并且这种变化不断累积之后，机体常常会发生疾病。

镰刀型红细胞贫血症和囊肿性纤维化是典型的基因突变导致的疾病。此外，研究发现多种疾病中，同卵双生子共同患病的概率要高于异卵双生子。

因此，可以相信，很多疾病，从近视眼到高血压，再到抑郁症和自闭症等，遗传因素在其中起到举足轻重的作用。尽管直到今天，仍有很多疾病，基因在其中扮演的角色尚未被阐明。但这不妨碍我们对疾病治疗的未来方向做出一个大胆猜测，如果能对基因直接进行手术，这是否能成为一个一劳永逸的切入点？

第二节　基因治疗的探索和挫折

早在 1963 年，就有科学家乐观地预言，可以通过修改人体基因来治疗疾病，并认为这“将仅仅是个时间问题”。

27 年后，这个预言第一次被实践。重症联合免疫缺陷病（severe combined immuno deficiency，SCID）是罕见遗传病，发病率小于十万分之一。该疾病的患者，第20号染色体上的一个编码腺苷脱氨酶（adenosine deaminase，ADA）的基因发生突变失能，使患者几乎完全丧失免疫机能。1990年，一位医生将一段功能正常的人类基因，放入患有重症联合免疫缺陷病的4岁小女孩的细胞内，以替代小女孩体内出现致命错误的基因。基因治疗首次由幻想走进现实。尽管这次试验日后收获了毁誉参半的评判，但却毋庸置疑地标志着一个新的伟大时代的开始。

1995年，德国人提姆斯·雷·布朗（Timothy Ray Brown）被确诊为艾滋病，2006年，他又被确诊患上致命性的急性髓细胞性白血病。他的主治医生提出了一个大胆的解决方案，彻底清除布朗体内带有艾滋病病毒的癌变骨髓细胞，并给布朗移植*CCR5*基因变异的骨髓。几经波折后，布朗的艾滋病彻底被治愈，他也成为世界上迄今为止唯一一个彻底摆脱了艾滋病困扰的患者。

尽管这两个成功的案例给了学界很大信心，也使得基因疗法一度成为科学界的宠儿，但在众多的临床试验后，以生命为代价的“意外”，给基因疗法泼了一盆冷水。

1999年，美国一名患有鸟氨酸氨甲酰基转移酶缺乏症的18岁男孩在一项基因治疗的临床试验中不幸去世，致死原因是免疫反应带来的细胞因子风暴。2000年，英国、法国的医生以莫罗尼小鼠白血病病毒为“载体”，为重症联合免疫缺陷病患者补充正常基因，但因插入的基因无意间激活了癌基因，造成多位患者得了白血病。

发展的道路总是波折而崎岖的，随着分子生物学技术的不断进步，我们看到更加精准的基因编辑方法接连诞生。基因治疗的工具在不断被完善，基因治疗逐渐走进了精准基因编辑治疗的时代。

第三节　精准基因编辑的发展

基因编辑，又称基因组编辑或基因组工程，是一种新兴的、比较精确的能对生物体基因组特定目标基因进行修饰的一种基因工程技术。基因编辑技术能够让人类对目标基因进行定点“编辑”，实现对特定DNA片段的修饰。

基因编辑依赖于经过基因工程改造的核酸酶，也称“分子剪刀”，在基因组中特定位置产生位点特异性双链断裂（double strand break，DSB），诱导生物体通过非同源末端连接（non-homologous end joining，NHEJ）或同源重组（homologous recombination，HR）来修复DSB，由于这种修复错误率高，因此，可以实现靶向基因突变，使目的基因失活。

20 个世纪末期，科学家找到了精准基因编辑所需的工具三件套：基因组 GPS，基因组剪刀，基因组针线。

一、精准基因编辑1.0：锌指蛋白的发现

1. 基因组 GPS：锌指蛋白

锌指蛋白通常由一系列锌指组成，是具有重复结构的氨基酸模式，相隔特定距离的胱氨酸结合锌指，能与某些 RNA 或 DNA 结合。锌指通过与靶分子 DNA、RNA 或 DNA-RNA 的序列特异性结合，以及与自身或其他锌指蛋白的集合，在基因表达调控、细胞分化、胚胎发育等方面发挥了重要作用。

锌指蛋白最初于 1983 年在非洲爪蟾卵母细胞的转录因子 TF ⅢA 中被发现。罗伯特 · 里德实验室对 DNA 转录进行研究时，发现一类能够结合 DNA 特定位置、启动 RNA 合成的蛋白质分子，即转录因子，并在针对转录因子 TF ⅢA 的研究中找到了能够“一指点中三碱基序列”的黄金手指，即锌指蛋白（图 9 - 1）。科学家发现每一个锌指蛋白可以识别一段特定的 DNA 三碱基序列。由于 DNA 一共只用到 4 种碱基分子，理论上存在的三碱基序列也不过是区区 64 种。如果能够找到 64 种不同的锌指，每一种锌指分别对应一种独一无二的 DNA 三碱基序列，就有可能通过排列组合不同数目的锌指，实现对任意基因组 DNA 序列的精确定位。

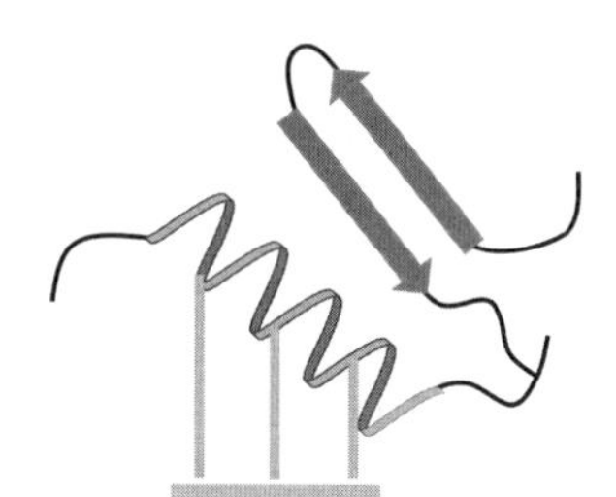

图 9 - 1 锌指蛋白的“一指三碱基”配对示例

绘制者：王凌璐。

但是事实上，每一个锌指并不是完美对应DNA三碱基序列，锌指往往会稍“长”一些，覆盖到三碱基序列前后的DNA碱基上。因此，当需要把几个锌指蛋白串联使用时，很可能会出现干扰（图9-2）。

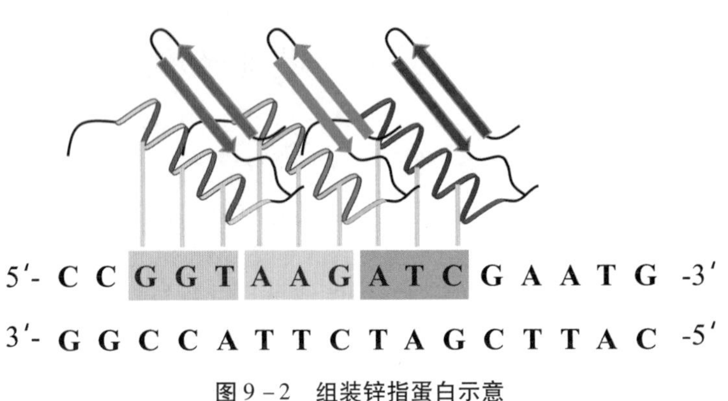

图9-2 组装锌指蛋白示意

绘制者：王凌璐。

为克服此种干扰的出现，现常利用计算机模拟找出互相干扰的序列，并针对该序列设计结合保证前后兼容的锌指组装蛋白。目前，通过锌指组装技术建造基因组GPS，从而定位人类基因组上的某一段DNA序列已能实现。

2. **基因组剪刀：Fok Ⅰ蛋白的剪切模块**

当基因组GPS定位了待编辑的基因位置后，则需要基因组剪刀负责剪下错误的DNA序列。1996年，斯里尼瓦桑·钱德拉西格兰（Srinivasan Chandrasegaran）找到一把很好用的“剪刀”，即Fok Ⅰ限制性核酸内切酶。限制性核酸内切酶这类特殊蛋白质能够识别DNA双链的回文结构，并切割双链DNA分子（图9-3）。

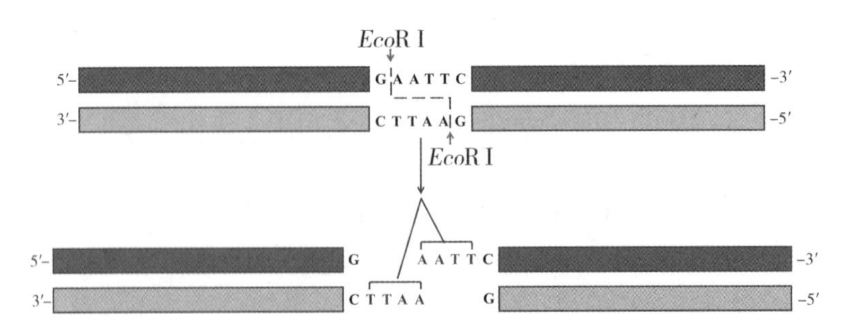

图9-3 限制性核酸内切酶工作原理（*Eco*R Ⅰ为例）

该实验室研究发现，Fok Ⅰ蛋白具有识别功能的部分和切割功能的部分是明显分开的，Fok Ⅰ蛋白的前半段专门负责识别定位，后半段专门负责剪断切割。因此，如果将 Fok Ⅰ蛋白前半段的定位部分，替换为“可编程”的锌指蛋白，就可以大大地提高 Fok Ⅰ蛋白的识别定位水平；同时，Fok Ⅰ蛋白后半段是一把快剪刀，把它接到任何类型的 DNA 定位模块后面，都可以忠实执行剪切 DNA 的任务。这样的理论基础支持了锌指蛋白和 Fok Ⅰ剪刀串联使用的假设。之后，另一个团队完成了锌指蛋白和 Fok Ⅰ剪刀的结合，在 Fok Ⅰ剪刀的一段连上了 3 个不同的锌指结构，后续实验也取得了成功，这个创造历史的“杂种”蛋白，被命名为“锌指核酸酶”，至此正式进入基因编辑的工具箱（图 9 – 4）。

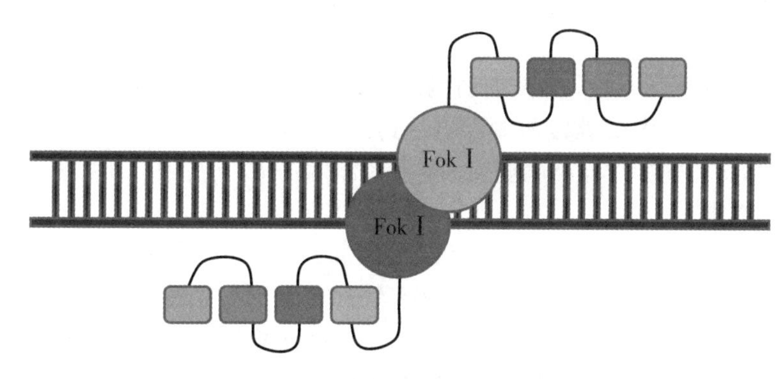

图 9 – 4　锌指核酸酶工作原理

绘制者：王凌璐。

3. 基因组针线：细胞内天然存在的两套 DNA 断点修复机制

当使用了基因组 GPS、基因组剪刀定位剪切双链 DNA 后，还需要用基因组针线，把 DSB 连接起来，才能完成整个基因编辑的流程。事实上，人体细胞内存在两套天然的基因组针线（即“DNA 修复机制”）可以使用：①NHEJ，可以破坏一个原本正常的基因；②HR，用于修复错误的基因。这两套基因组针线配合基因组 GPS 和基因组剪刀，各有用途（图 9 – 5）。

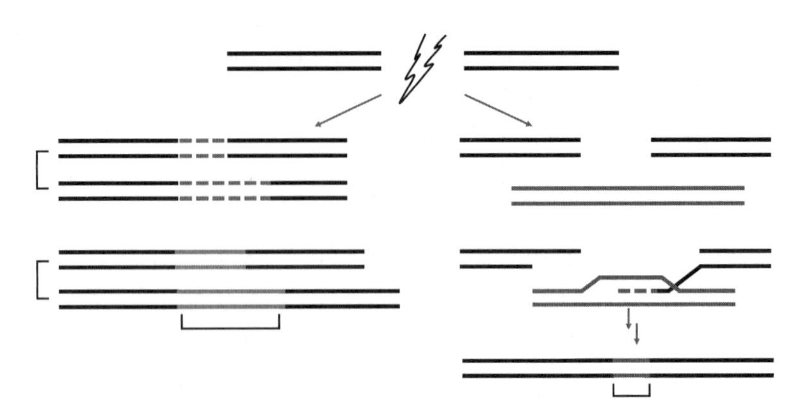

左边为 NHEJ，右边为 HR。

图 9－5　DNA 修复机制

当需要破坏某个正常基因的功能，如破坏正常人体内的 *CCR5* 基因以期阻止 HIV 的入侵，NHEJ 修复机制即可达到目的。当需要修复一个原本有问题的基因时，如修复镰刀型红细胞贫血症患者体内的 *HBS* 基因，HR 修复机制则可以满足需求。

20 世纪 90 年代末期，锌指核酸酶合成后，实验证明其能精确识别 DNA 序列并剪切，造成 DNA 双链断裂，激活 NHEJ 和 HR 两种机制，分别用来破坏正常基因和修复错误基因。但实际上，锌指核酸酶成功研发的成果，并没能走进医院、走进病房，这成了现代医药产业历史上一桩奇特的事件。这是为什么呢？

1995 年，关于锌指核酸酶研究的专利被特许授权给了圣加蒙公司。之后，圣加蒙公司收购了开发锌指核酸酶筛选技术的 Gendaq 公司，一并收购的还有相关技术的知识产权。2003 年，圣加蒙公司获得利用锌指核酸酶技术修复基因缺陷的专利。2004 年，圣加蒙公司获得关于用锌指核酸酶创造基因缺陷的专利授权。至此，在 2004 年，圣加蒙公司获得包括锌指核酸酶的设计、筛选、优化、实验室和临床应用相关的一揽子关键专利，并逐渐完成整套技术体系的整合，构建锌指核酸酶一系列技术的专利壁垒。

志得意满的圣加蒙公司在这样的专利壁垒的支持下，启动了针对一系列疾病的药物开发项目。其瞄准的目标，既有罕见的单基因遗传病，如亨廷顿舞蹈症，也有备受关注的感染性疾病艾滋病。2014 年，圣加蒙公司针对艾滋病的 2 个研发项目率先进入临床试验阶段。

圣加蒙公司利用专利壁垒保障了自己的生存和发展，用以支撑其高昂的研发成本，这本身当然无可厚非，甚至可以成为这一行业知识产权保护的最佳实践。但是，圣加蒙公司的垄断措施，实际上显著延缓了整个锌指核酸酶领域的技术进步，同样使得学界在新的基因编辑技术问世后，很快地选择告别对锌指核酸酶的依赖，投入新技术的怀抱。

二、精准基因编辑2.0："神话"蛋白 TALE 的发现

就在圣加蒙公司小心翼翼地构建与稳固自己的锌指核酸酶技术堡垒时，2009 年，2 篇学术论文的发表，打破了锌指核酸酶专利笼罩在基因编辑领域上的阴霾，这一切归功于德国的细菌学家乌拉·伯纳斯。

伯纳斯一直致力于研究黄单胞菌的野油菜致病变种。黄单胞菌是一种常见的植物寄生细菌，它会利用一套类似针头的装置，将自己的一些蛋白"注射"到植物细胞内。这些蛋白可以欺骗植物细胞，启动植物细胞的蛋白质合成系统，合成黄单胞菌急需的一些蛋白质，来满足它们的生存和繁衍需要。伯纳斯感兴趣的正是这套精密的微型注射系统。

早在 20 世纪 90 年代初，伯纳斯实验室就已经发现，黄单胞菌会将一种名为 AvrBs3 的蛋白质注射进入植物细胞。一旦 AvrBs3 进入植物细胞内，它就能伪装成植物的转录因子，进入细胞核内启动为细菌服务的蛋白质合成。和锌指蛋白一样，AvrBs3 蛋白内部也有由 34 个氨基酸构成的模块反复出现。

到 21 世纪初，人们才逐渐意识到，不同的细菌有不一样的植物宿主，因此，这些细菌也准备了不同的"间谍"转录因子，能够在不同的植物细胞中起到调节蛋白质合成的作用。这一类蛋白后统一称为类转录激活因子效应（transcription activator-like effector，TALE）蛋白，也称为"神话"蛋白。

2007—2009 年，伯纳斯实验室对 TALE 蛋白进行了全面研究，证明了 TALE 蛋白的工作原理确实与锌指蛋白类似。在 TALE 蛋白中，34 个氨基酸组成一个 TALE 手指，精确对应一个 DNA 碱基。由于 DNA 一共只用到 4 种碱基分子，理论上 4 个 TALE 手指的排列组合，就能实现对基因的定位作用。

2009 年，圣加蒙公司的科学家证明，在 TALE 蛋白上连接 Fok Ⅰ 蛋白基因剪刀，构建的"神话"核酸酶（TALE nuclease，TALEN），可以实现 DNA 特定位置的切割和编辑，效果媲美锌指核酸酶。可以说 TALEN 的旭日初升，标志着锌指蛋白时代的落幕。锌指核酸酶的争议和对抗，最终以一种出人意料的方式收场了。专利和技术壁垒阻挡不了人类对了解自然、认识和改善自身

的永恒向往。

三、精准基因编辑3.0：CRISPR/cas9系统的发现

TALEN开启了基因编辑时代，但基因编辑时代的主角却并非TALEN。2012年，来自生命科学僻静角落的纯粹基础研究“成簇的规律间隔的短回文重复序列”（clustered regularly interspaced short palindromic repeats，CRISPR），第三次彻底震撼了基因编辑领域。

事实上，关于CRISPR的研究早已开始。1987年，一些日本科学家在研究大肠杆菌的时候，发现它的基因组DNA上具有这种成簇的规律间隔的短回文重复序列。在当时看来，DNA主要有两种功能：一是负责编码蛋白质的氨基酸序列，直接参与蛋白质生产；二是辅助蛋白质生产，例如，负责和转录因子结合的DNA序列。而这种串联的重复结构似乎与二者都无联系（图9－6）。

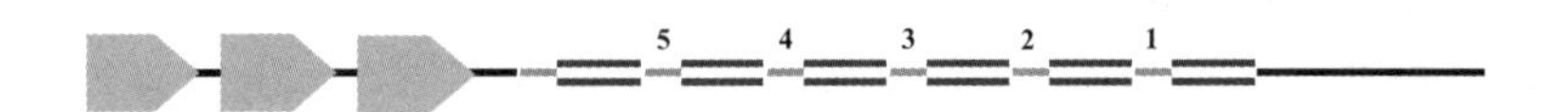

图9－6　CRISPR（双线）和其他碱基序列（单线）示意

然而，1993年，CRISPR/cas9系统早期研究的重要人物——西班牙科学家弗朗西斯科·莫伊卡（Francisco Mojica）在另一种细菌里又一次发现了这种古怪的重复序列。到了2000年，莫伊卡利用当时刚刚兴起的生物信息学技术，在海量DNA数据库里进行检索，在20种不同微生物中都发现了这种名为CRISPR的重复DNA结构。2005年，莫伊卡比对了来自60多种细菌的多达4 500段CRISPR序列，发现有88段DNA在不同细菌中出现了多次。这88段DNA大多是CRISPR序列中夹在重复序列之间的片段，而且其中的47段不只存在于细菌里面，它们和许多病毒的基因组序列信息高度一致，而这些病毒正巧是对细菌威胁最大的噬菌体。

由此，科学家猜测，细菌中携带着某种病毒信息的CRISPR序列，具有病毒疫苗的功能，拥有这段CRISPR序列的细菌应该不容易被这种病毒入侵；而如果把这段CRISPR转移到另一种细菌中，也能让这种新的细菌具有对这种病毒的免疫力。2007年，这一猜想得到了完美证明。

在对CRIPSR的研究中，科学家发现，和细菌体内正常编码蛋白质的基因

一样，CRISPR 序列也能被转录成 RNA 分子。这类短短的 RNA 分子，可与 CRISPR 结合蛋白，即 cas9 蛋白结合，在细菌体内巡逻，当在细菌中发现任何一段能和 CRISPR RNA 完美配对的 DNA 分子，cas9 蛋白将会启动切割功能，将这段 DNA 切成一个个小的片段，完成细菌的免疫功能（图 9－7）。

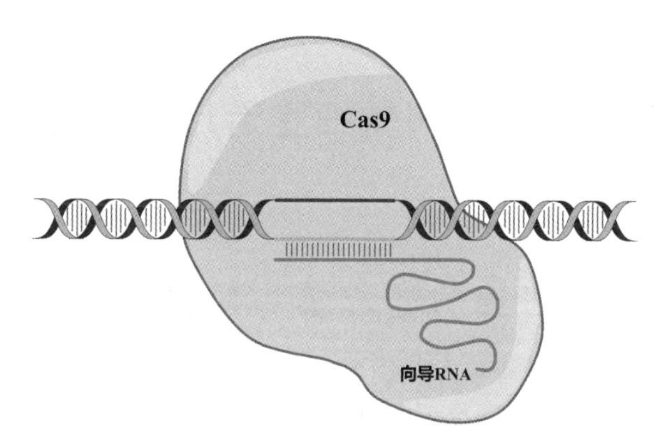

图 9－7　CRISPR/cas9 的工作示意

绘制者：王凌璐。

2012 年，有 2 个实验室证明 CRISPR/cas9 系统能够作为新一代的基因编辑工具。他们对这个系统进行进一步的简化，把系统所需的 RNA 从两条合并成了一条向导 RNA，并证明其的完全可编程性。这样，人工设计合成的向导 RNA 就可以使 cas9 蛋白切割任意指定的一段 DNA 序列，发挥编辑靶向基因的功能。

与锌指核酸酶、TALEN 相比，使用 CRISPR/cas9 技术定位和切割任意一段人类基因组序列，只需要设计几十个碱基长度的序列，大大地减少了基因编辑的工作量。比较 3 种技术的 DNA 识别效率，锌指核酸酶的为 1∶30，TALEN 的为 1∶102，而 CRISPR/cas9 的则为 1∶1。拥有这种高识别率是因为 CRISPR 完全避免了 DNA 和氨基酸之间的转换，完全依赖 RNA 而不是氨基酸序列，实现对 DNA 的识别。由于 DNA 的每个碱基恰好对应 RNA 的一个碱基，因此，CRISPR 实现了最简洁的 DNA 识别，堪称超轻量级的基因组 GPS。而这个能力也迅速被用于开发新一代的基因编辑技术。

2016 年，四川大学华西医院的医生已经开始将这项技术用于治疗人类疾病。中国科学家将肺癌患者的免疫细胞提取出来，利用 CRISPR/cas9 技术修改了细胞中的一个基因，再将这些细胞注入患者体内，让经过基因改造的免疫细胞攻击患者体内的肿瘤，以达到治疗的目的。

在 CRISPR/cas9 基因编辑系统里，cas9 蛋白会在目标 DNA 序列上切出断口，造成双链 DNA 断裂。随后，再利用同源重组等方法，在 DNA 修复的过程中对基因组进行编辑，这属于多碱基编辑系统。目前一些科学家们正致力于开发单碱基编辑系统，实现更加精确的点突变编辑。

第四节　基因编辑细胞治疗的不同阶段

一、基因编辑细胞治疗第一阶段

1990 年，第一例基因治疗手术针对的疾病是重症联合免疫缺陷病；2014 年，圣加蒙公司报告了利用锌指核酸酶技术治疗艾滋病的人体试验；2016 年，四川大学华西医院用 CRISPR/cas9 治疗肺癌。传统基因治疗、锌指核酸酶及 CRISPR/cas9，是 3 种差别显著的技术。重症联合免疫缺陷病、艾滋病和肺癌，看起来也是关系甚微的 3 种疾病，但是仔细分析，三者背后的路线选择关系密切。

重症联合免疫缺陷病，是基因缺陷导致的淋巴细胞死亡和免疫系统缺陷；艾滋病，是 HIV 入侵人体免疫系统导致的淋巴细胞死亡和免疫系统缺陷；而肺癌虽看起来与淋巴细胞的关系不大，但是治疗思路仍与淋巴细胞有关，即计划通过改造患者的淋巴细胞，让它们重新获得捕捉、消灭肿瘤细胞的能力，以达到治疗肺癌的目的。

可以发现，3 项技术的第一次临床应用都选择了人体免疫细胞。从技术层面看，这是因为对淋巴细胞进行操作的门槛比较低。淋巴细胞是由骨髓里的造血干细胞分化而来的，可以在全身血液和组织内游走，进出全身各处的淋巴结。淋巴细胞的流动性为基因治疗提供了巨大的方便。当要对淋巴细胞进行基因修饰和基因编辑时，只需要从患者的外周血里提取淋巴细胞，对其进行基因编辑后再将细胞重新输回给患者即可。1990 年的重症联合免疫缺陷病的案例，正是提取了患者血液中的淋巴细胞，利用病毒将腺苷脱氨酶基因导入，再将恢复功能的淋巴细胞输回患者体内。2014 年，圣加蒙公司将艾滋病患者体内的淋巴细胞取出，利用锌指核酸酶破坏其中的 *CCR5* 基因，再将其输回患者体内。四川大学华西医院的医生同样是将肺癌患者体内的淋巴细胞取出，利用 CRISPR/cas9 技术破坏细胞内的一个基因，重新激活淋巴细胞，再将其输回患者体内，通过恢复抗癌活力的淋巴细胞去杀死癌细胞。他们同样利用了淋巴细胞容易获取、容易识别的特性。这个阶段简单总结为“来自人体—体外处理—体内治疗”。

二、基因编辑细胞治疗第二阶段

“来自人体—体外处理—体内治疗”的阶段并不是基因编辑细胞治疗的重点，因为除了淋巴细胞和骨髓干细胞，还有许许多多种细胞可能出现遗传缺陷，需要加以保护或识别和消灭。自然而然，学界提出了基因编辑细胞治疗的第二阶段：“来自人体—体内处理—体内治疗”。但是实现这个阶段有两个困难：

（1）DNA 手术刀一般是病毒载体颗粒，是不属于人体的外来物质，很难完全逃脱人体免疫系统的识别和攻击。

（2）效率。从血液里提取的淋巴细胞是各自独立的游离细胞，无论是用病毒来运输 DNA，还是更直接地用电击等方法运输 DNA，均较容易成功。而在绝大多数情况下，人体内的正常器官和组织细胞之间，有着或松或紧的连接。因此，在“体内处理”的实践中，如何使病毒颗粒“渗入”相关器官和组织的最深处、保证能把 DNA 手术刀运进全部或者至少是相当一部分细胞内，是很困难的。

但实现“体内处理”也是有希望的，2012 年获得正式上市资格的第一个基因治疗药物 glybera，恰恰属于“体内处理”类型。这种基因治疗药物利用病毒载体将人类脂蛋白脂肪酶基因 *LPL* 重新放回人体的肌肉细胞，让人体肌肉细胞生产脂蛋白脂肪酶，从而能够治疗一种发病率仅有百万分之一的单基因遗传病——脂蛋白脂肪酶缺乏症。

2017 年 11 月 13 日，患有亨特氏综合征的布莱恩 · 马杜（Brian Madeux）在加州大学旧金山分校贝尼奥夫儿童医院接受了体内基因编辑治疗，这是世界上首次通过体内基因编辑治疗遗传疾病。

马杜是圣加蒙公司代号“SB-913”的在研疗法的首位人体临床试验患者。每位亨特氏综合征患者都缺少 *IDS* 基因，该基因编码一种可分解有毒碳水化合物的酶。*IDS* 基因的缺失，导致细胞累积有毒的代谢物，给患者的各器官带来毁灭性打击。

该试验中，马杜从静脉被输入装有腺相关病毒、锌指核酸酶和马杜生来缺失的正常 *IDS* 基因的透明液体。特别设计后的腺相关病毒包载锌指核酸酶和正常 *IDS* 基因，达到马杜的肝部细胞，进入细胞内部后，对靶基因进行切割，并填充进正常基因。虽然就已公布的数据看，该治疗方法的效果不明显，但此次试验结果，仍不失为一次伟大的尝试，也在一定程度上推进了体内基因编辑的发展。

三、基因编辑细胞治疗第三阶段

“来自人体—体外处理—体内治疗”和“来自人体—体内处理—体内治疗”这两个基因编辑细胞治疗的阶段中，“来自人体”这一步骤意味着完全个性化的治疗方案。医生必须从每一名患者体内获取细胞，体外培养并加以基因修饰，再输回同一个患者体内。这些步骤都必须根据该患者的情况量身定制，不同患者之间不能共享医疗资源。不同患者之间也不可能照搬一模一样的临床程序。正是基于这两个原因，基因治疗的经济压力非常沉重。因此，学界提出一个猜想，是否能消除基因治疗的个性化标签，让经过基因编辑的同样一批细胞能够用在不同患者身上，实现基因治疗的“去个性化”。

1. 基因治疗去个性化实例

2015 年，法国塞雷斯公司(Cellectis) 宣布他们将和伦敦的医生合作，利用 TALEN 技术治疗患有急性淋巴细胞白血病的小女孩蕾拉（Layla)。英、法两国的医生希望能在体外修改人体淋巴细胞，激活淋巴细胞的抗癌能力，再将这些细胞输回患者体内。同时，由于蕾拉的白血病已经使得她自己的淋巴细胞不堪大用，因此，医生采用了一名骨髓捐献者的淋巴细胞，去除捐赠细胞表面的识别标志，并对这些细胞进行基因编辑，制作了 UCAR-T19 用于治疗。经过这些细胞治疗后，蕾拉的病情初步得到了缓解，这给基因治疗去个性化提供了极大的信心。

2. 通用型细胞治疗的工程策略

通用型细胞治疗是可以被广泛应用于一系列疾病的治疗，例如，目前正在临床上开展的多能干细胞治疗，从视网膜细胞治疗眼部疾病到心脏祖细胞治疗心脏病，再到产生胰岛素的胰岛 β 细胞治疗糖尿病、CAR-T 用于治疗肿瘤等。如果要使基因治疗真的普惠众生，就需要摆脱对“来自人体”的依赖，实现“去个性化”。只有这样，医药企业才有可能开发和大批量生产出能用在不同患者身上的普适药物，而不需要针对每个患者都设计一套烦琐和独一无二的治疗方案。

同种异体细胞和组织移植的主要免疫障碍是 MHC 分子的表达，MHC 分子也被称为人类白细胞抗原（human leukocyte antigen，HLA）。这些抗原由一组高度多态的基因编码，包括 HLA Ⅰ类分子（HLA-A、HLA-B 和 HLA-C）和 HLA Ⅱ类分子（HLA-DP、HLA-DM、HLA-DO、HLA-DQ 和 HLA-DR）。

现在的通用型细胞工程策略，主要通过改造 HLA Ⅰ类和 HLA Ⅱ类分子，以及将免疫抑制基因（*PD-L1*、*FasL*、*CD47*、*CD200*、*CCL21*、*Mfge8*、*H2-M3* 和 *Spi6*）工程入通用型细胞，模拟免疫遮蔽，产生机体免疫系统对通用型细胞的耐受。

使用 HLA 工程改造细胞的优势：①标准化，易于表征和质量控制；②可以提前生产，产量大，生产周期短，不受治疗者身体状况影响，增加治疗的可及性；③不递呈自身抗原。目前已有多家医药公司，正瞄准该方向展开研究。

3. 通用 CAR-T 细胞治疗

CAR-T 细胞疗法自问世以来，在临床上显示出较大的优势和潜力。CAR-T 的核心部件是嵌合抗原受体（chimeric antigen receptor，CAR），赋予了 T 细胞非 HLA 依赖的识别肿瘤抗原的能力。在研究及应用过程中，针对 T 细胞的特异性和功能活性，CAR 的结构也经历了数次革新进化。

目前的 CAR-T 细胞疗法是极具个性化的疗法，一种疗法只针对一位患者，生产制备周期长，产品一致性难以保证，且治疗费用高。对于婴幼儿以及重症患者，更由于无法获得足够的效应 T 细胞，而不能作为有效疗法。

因此，有研究者提出通用 CAR-T 细胞治疗，并成功设计制造了通用 CAR-T。目前的通用 CAR-T 包括通用 CAR 设计和通用 T 细胞设计两类。通用 CAR 设计基于特殊结构设计，在不需要进一步进行基因改造的前提下，使 T 细胞可靶向多种肿瘤抗原。通用 T 细胞设计基于一定的基因编辑技术或其他技术，使同种异体方式产生的 T 细胞过继输注给患者后，启动特定的肿瘤免疫杀伤功能，同时避免供体 T 细胞与患者发生免疫排斥。

2015 年，塞雷斯公司的 UCAR-T19 的成功，一时间引发了社会极大的关注；而在 UCAR-T123 作为塞雷斯公司自主研发的首要产品，出现了 1 例死亡事件后，也造成了很大的恐慌。因此，通用 CAR-T 细胞治疗仍需要更多的研究。

第五节　细胞基因药物的未来

细胞基因药物，特别是 CAR-T，有望成为继小分子药物、大分子药物后的下一代药物干预的核心。不同时期人类面临的主要疾病不同，我们已逐渐从治疗以感染为主的疾病，向治疗一些复杂病因的慢性疾病如癌症、心脑血管疾病和神经退行性疾病进行转化。当传统的药物干预手段无法治疗这些疾病时，就需要全新的药物出现。

细胞基因药物，如 CAR-T，是把抗体工程、细胞工程、基因工程和发酵工程等多个前沿生物技术，融合到细胞平台上“升级”而来的产物。在整个药物发展史上，CAR-T 涉及的技术、制备工艺和质控工艺的复杂程度是前所未有的；另外，作为人类最基本的结构和功能单位，细胞能够成为一个“通量”足够高的载体，并允许通过这些手段装载和整合多种“武器”，最后成为治疗这些复杂疾病的工具。

CAR-T 细胞治疗从治疗的本质而言，是“再生医学”治疗方式的一种。患者的 T 细胞不能够正常清除肿瘤，因而通过基因和细胞技术将患者或者供者的 T 细胞修饰好，将一个修饰好的能够正常清除肿瘤的“T 细胞系统”植入患者体内实现正常免疫系统的“再生”。此外，干细胞，特别是胚胎干细胞和诱导性多能干细胞（induced pluripotent stem cells，iPSCs），还能够解决不同细胞来源的问题，无论是患者自体细胞还是异体细胞都能够实现稳定供应。人类文明史发展了几千年，直到 60 年前了解基因的结构，20 年前通过 NGS 解析基因的序列，10 年前开始熟练地编辑和修改自己的基因，到现在相关产品成功上市和合成生物学的兴起，生命科技更新迭代越来越快，越来越多的修饰细胞的技术和产品会逐渐走向临床和上市。

从人类开始尝试理解遗传秘密、试图修改自身遗传信息的那一天起，这项事业就注定不会停步。在开始的时候，我们当然会像安德森医生那样，用粗糙的工具操弄单个基因，希望帮助到那些罹患罕见遗传疾病的人们。

目前已有的多项临床试验结果，给了研究者很大的信心，而在技术领域上的不断研究和开创，也使我们越来越有把握掌控基因编辑治疗这把手术刀，相信在不久的将来，我们能看到相关研究的捷报传来。

第十章　关于药物发展的“瓶颈”问题探讨

第一节　药物有效性和愚昧之间的博弈

一、鸦片是人们最早发现的有效药物

鸦片是从植物罂粟的种子荚中获得的干燥乳胶，而罂粟是自古代文明以来人类就使用的药用植物，鸦片使用历史已有7 000多年。罂粟原产于现在的土耳其，关于罂粟生长和鸦片使用的最早痕迹是瑞士新石器时代的村庄中发现的罂粟种子，被用于食物、麻醉剂和宗教仪式。公元前3400年，在美索不达米亚下游出现罂粟的种植，苏美尔人称罂粟为“欢乐植物”，苏美尔人将罂粟种植传给亚述人，亚述人再将其传给古巴比伦人，再传至古埃及、古希腊和波斯。人们使用鸦片帮助入睡、减轻痛苦和使哭泣的小孩平静。

古希腊和古罗马医师认为鸦片是强效止痛药、麻醉剂、助眠剂，但并没有意识到它的成瘾性，之后人们还发现鸦片可以治疗腹泻和眼疾。希波克拉底认为鸦片可以作为镇静剂和止血剂用于治疗内部疾病、妇女疾病和流行病。17—18世纪，人们开始吸食鸦片作娱乐用途，鸦片逐渐泛滥。18世纪，吗啡从鸦片中分离使人们对鸦片的研究进入新的阶段。1803年，研究人员从鸦片中提取出了一种不溶于水的生物碱，将其命名为sriniferium somniferum，也就是后来的吗啡。吗啡是强效的止痛药，是鸦片的主要活性物质，并且比鸦片的效果强10倍。吗啡的发现使人们以为已经“驯服”了鸦片。吗啡于1820年作为止痛剂在欧洲和北美洲销售。在美国内战期间，约有40万美国士兵因使用吗啡而上瘾。

根据吗啡的结构，可待因、芬太尼、美沙酮、氢可酮、氢吗啡酮、哌替

啶等阿片类药物陆续被合成。阿片类药物通过与阿片受体结合而产生缓解疼痛、镇定和致欣快的作用，是公认的最有效的止痛药，可以减轻癌症疼痛、急性疼痛和临终疼痛。

鸦片以及阿片类药物从古至今在医疗史上都有举足轻重的地位，它们被应用于现代麻醉学、姑息治疗、急救医学和专业疼痛管理等众多医学领域，为被各类难以缓解的疼痛折磨的人们带来了舒适与安宁。同时，它们的滥用也使鸦片和阿片类药物的成瘾性成为世界难题。尽管各国关于毒品管制的法律法规以及执行情况都日渐完善，但是鸦片和其他阿片类毒品的走私及滥用依然屡禁不止。据统计，全世界滥用阿片类药物的人数为2 600万～3 600 万。如何科学合理地使用这类药物是医疗工作者需要慎重对待的问题，开发无副作用、无成瘾性的强效止痛剂仍任重道远。同时我们也应从鸦片的使用历史中明白，任何药物在用于临床之前一定要经过严格的药理实验和临床试验，了解其作用机制与副作用再进行使用[1-4]。

二、奎宁治疗疟疾发热

疟疾是一种由疟原虫引起的寄生虫病，通常通过雌蚊进行传播，感染疟原虫的患者通常具有高烧、发抖等症状。古希腊和中国从公元前 1000 年就有关于周期性发热的记载，其治疗方法一般是用各种草药。奎宁是第一种明确有效的治疗药物。

奎宁是金鸡纳树皮的组成成分，金鸡纳树原产于南美洲。据记载，金鸡纳树皮用途的发现是一个十分偶然的事件。一个发着高烧、十分口渴的印度人在密林中迷路了，喝了被金鸡纳树皮污染后的苦涩的潭水，反而退烧了。后来，当地人开始使用金鸡纳树皮来缓解发烧症状，但是他们并不知道发烧的原因是因为疟疾。1640 年左右，耶稣会传教士了解到金鸡纳树皮抗疟疾的作用，将其引入欧洲，人们将其称为“耶稣会的树皮”，这种具有宗教色彩的称呼使其受到许多偏见，但金鸡纳树皮还是在 1681 年开始成为广为人知的治疗疟疾的药物，人们将其从树上剥下来，干燥压碎成粉末或制成酊剂。到了 17 世纪，化学家认为金鸡纳树皮中存在治疗疟疾的“活性物质”。1820 年，皮埃尔·约瑟夫·佩雷蒂尔（Pierre Joseph Pelletier）和约瑟夫·卡文顿（Joseph Caventou）从金鸡纳树皮中提取出了活性物质并命名为“奎宁”。纯化之后的奎宁成为治疗疟疾的标准药物，其他如金鸡纳碱奎尼丁、金鸡宁和金鸡尼也是治疗疟疾的有效药物，这 4 种金鸡纳碱对疟疾的治愈率超过 98%。20 世纪 20 年代之后由于更有效的氯奎等抗疟药被合成，奎宁的使用逐渐减少。但随着氯奎的耐药现象逐渐增加，奎宁又重新受到人们的重视，其至今仍是基础的抗疟药物[5-7]。

三、染料对医学研究的作用

煤焦油是煤油转化为染料之后的副产物，富含多类有机化合物。许多合成染料就是以煤焦油的成分作为基材进行合成和衍化的。由于原料的量大易得，合成染料逐渐取代天然染料，而染料合成行业的发展则成为其他涉及化学合成的行业发展的基础。煤焦油丰富的成分可以成为染料、涂料、化妆品甚至药品，因此，科学家猜测染料及其相关化合物可能也具有医疗价值。

制药业的工业化发展起源于 19 世纪，在这之前制药行业主要还是通过药剂师和药房提供的传统方法进行制药。但随着纺织和染料行业的发展与兴盛，瑞士制造商逐渐开始意识到染料可能具有杀菌和其他性能，开始研发与染料相关的药物。制药行业著名的拜耳公司最初也与染料行业有着紧密联系，拜耳公司最初是一家化学公司，主要生产染料，之后逐渐增加药物的研发。

亚甲蓝是煤焦油衍生物染料，是第一个用于医学的完全合成药物，于 1876 年被德国化学家首次合成。亚甲蓝还是首批治疗精神病的药物之一，并成为吩噻嗪的先导化合物。亚甲蓝还用于氰中毒的治疗和临床诊断，如甲状旁腺成像、前哨淋巴结活检。

19 世纪，科学家在研究亚甲蓝的结构时发现亚甲蓝是未知的化合物的衍生物，而这种化合物就是吩噻嗪。吩噻嗪具有特殊的三环结构，是许多其他药物的母体结构。当时，人们发现吩噻嗪的衍生物具有抗寄生虫的作用，因此合成了多种衍生物，希望可以找到抗疟疾的药物。而这些衍生物中部分具有镇定作用，法国罗纳 - 普朗克公司对吩噻嗪衍生物进行研究，最终合成抗组胺药异丙嗪。该公司还想合成可以影响中枢神经系统的抗组胺药，认为这样的药物可以用于手术麻醉，氯丙嗪就是在此研究中被合成的。在动物实验中，氯丙嗪对大鼠神经中枢确实有影响，但对人体并没有镇静作用。有精神科医生发现氯丙嗪对躁狂症和精神分裂症有治疗效果。氯丙嗪对精神疾病的有效治疗支持了“可以通过药物来缓解精神疾病症状”的想法，同时也促进其他抗精神疾病药物的发现与合成，提高人们对从染料中发现药物的兴趣[8-10]。

四、“606”和磺胺等药物的发现

“606”和磺胺类药物的发现最初也是来源于染料。磺胺类药物的发现是医疗史上重大的改革，但其实磺胺类药物的发现充满了偶然性。抗生素之父保罗·埃里希（Paul Elrich）对组织染色十分感兴趣——染料对细菌和人体细胞可以进行差异性染色，是否也有有毒性的染料可以选择性地只杀死细菌而免于伤害人体。经过测试数百种染料并进行结构改造，埃里希终于找到了可以杀伤梅毒螺旋体的编号为“606”的化合物，后将其命名为阿斯帕明（salvarsen），这种化合物成功治愈了梅毒患者，这成为化学疗法的开端。埃里希因为“概述了选择性毒性的原理并显示出通过化学物质优先清除细胞”而获得了1908年的诺贝尔生理学或医学奖[11]。

但是由于阿斯帕明的毒性较大，一些接受阿斯帕明治疗的梅毒患者因此死亡。在第一次世界大战的背景下，拜耳公司致力于抗感染治疗的研发，从可以优先结合细菌和寄生虫的煤焦油染料作为切入点，合成了数千种染料及其衍生物，其中一种红色染料可以有效治疗链球菌感染的小鼠，拜耳公司将这种染料命名为prontosil（百浪多息）。奇怪的是，百浪多息在体外并不产生抗菌作用，只有在活体动物中才能发挥作用[12]。经过研究，科学家发现百浪多息其实是前药，它的抗菌作用来源于其分解产物磺胺，磺胺在体内和体外均有抗菌作用。这一发现也证明染料可以杀菌这一观点的不全面性，有效的杀菌剂确实是从染料中寻找到的，但是杀菌的机制却并不是因为染料的特性。百浪多息通过在体内产生磺胺与对氨基苯甲酸竞争蝶啶合成酶而抑制叶酸合成，进而发挥抑菌作用，有效地治疗多位由溶血链球菌引起发热的患者，百浪多息的治疗效果得到广泛的认可。百浪多息是历史上第一种可以有效治疗体内多种细菌感染的药物，是20世纪30年代第一种可商购的磺胺类抗生素，同时也是市场上第一种抗生素。由于磺胺已于1908年被合成，不受专利保护，全球多家制药公司争先合成多种磺胺衍生物[13]。经过多年的研究与发展，磺胺类药物被用于抗菌、利尿、降血糖等。抗菌药物如磺胺甲噁唑和磺胺嘧啶至今还被用于治疗感染；磺胺类利尿药有碳酸酐酶抑制剂和噻嗪类；磺胺类降糖药有甲苯磺丁酰胺、格列本脲和格列吡嗪；还有一些磺胺类药物（那拉曲普坦和舒马曲坦）是5-羟色胺拮抗剂，具有抗抑郁的作用[14]。

第二节 医学实践和科学思维在历史中的博弈

作为预防和治疗疾病的专业，医学具有漫长的发展史，但其快速发展主要集中在近现代时期。

在 18 世纪以前，在大多数人的认知里，疾病与死亡仍然与超自然的力量相关，宗教与巫术在医学中有着举足轻重的地位，疾病治疗则主要通过使用反复尝试后确认用途的草药。而从 18 世纪至今，医学进入了快速发展的时期，这得益于对照试验、大样本、病例分析和统计技术等医学相关科学思维和技术的建立与发展，以及病理学、微生物学、化学、细胞分子生物学等医学相关学科的逐渐成熟。

一、对照试验、大样本、病例分析和统计技术等的发展

17 世纪，在受控条件下进行有目的的比较和进行基本统计分析的思维开始出现。1747 年，詹姆斯·利德（James Lind）进行的坏血病试验被认为是最初的现代对照临床试验，这项试验具有对照试验的基本要素：他将 12 名坏血病患者分成每 2 人为 1 组，置于相同的环境中，保持相同的饮食，变量是分别给予不同小组硫酸盐药剂、醋、海水、橙子、柠檬 、苹果酒，试验进行 6 天之后观察患者的恢复情况。这项试验被认为是首次在相同的条件下控制仅有的一个变量出现的临床试验[15-16]。被认为最早确立对照组的实验是由美国教育家在 1901 年进行的改善心理功能的实验[17]。对照组与实验组的各个方面均相同，除了对实验组进行的与实验目的有关的某项干预。对照组的出现将治疗效果与其他因素区分开来，合理的对照组设计能够增强实验结果的有效性和可信度。安慰剂与“致盲化”和“随机化”的统计思维的出现改进了对照组的设计，减少了主观偏倚对实验的影响，使对照试验更加公正客观。英国医学研究理事会在 1943 年进行了首个双盲对照试验，即百日灵治疗普通感冒的试验，在医生和患者不能区分安慰剂和百日灵的包装和编号的情况下，将患者交替分配到受试组（百日灵治疗），由护士单独进行归档记录。随后，英国医学研究理事会在 1946 年又进行了史上首个随机双盲对照试验，即链霉素的试验[18]。

在有限数量的样本或患者中进行试验并将结论用于整体时，由于样本或患者之间存在差异，试验结果不可避免地会产生误差，理论上样本量越大试验误差越小。在18世纪就有人已经意识到关于治疗效果的结论应该基于足够的治疗人数。比较著名的使用数字评估医疗干预效果的例子是18世纪20年代英国和其他欧洲地区进行的天花接种后死亡率与未接种死亡率的数值比较[19-20]。样本量太小可能产生不确定的结果。为了进行精准的试验效果估计和提供可靠的证据进行判断，验证性临床试验和重量级学术性研究一般需要进行大样本研究[21]。

医学实践除了临床试验之外还包括描述性研究，病例分析就属于其中一种。病例分析通过对患者或一组患者的体征、症状、诊断、治疗过程及结果进行归纳、总结、分析，来发现异常和非典型特征，对罕见病发现、病因假设、新的诊断和治疗方法的提出，以及药物的不良反应发现具有重要意义[22-23]。对疾病的记载和描述在很早之前就被认为是"从实践经验中获得的知识"[24]。1794年，爱德华·詹纳（Edward Jenner）向一名小孩接种牛痘，证明牛痘能够有效防治天花，这得益于他对牛痘症状和天花症状的细致观察，了解它们之间的差异[25-26]。

统计技术用于对数据进行分析进而得出结论。早期统计技术一般用于人口普查，之后用于死亡率和出生率的统计。概率论的发展和误差理论的提出促进了统计技术的发展，之后的统计图形、贝叶斯理论、最小二乘法、正态分布、均值回归、相关性、标准偏差等统计方法和理论的提出不断对统计学进行细化和扩展。统计学成为一门应用数学学科，广泛应用于各个需要进行决策的领域[27-28]。上文的随机双盲对照试验的设计和大样本的样本量计算都需要统计技术的参与。

二、病理学、微生物学、化学、细胞分子生物学的逐渐成熟

病理学是一门对疾病的本质和产生的结构和功能变化进行研究的学科。对疾病的描述和记载（包括对骨伤、溃疡性肿块与寄生虫病等的记载）最初出现在古埃及医学。在公元前300多年前出现了对人体的解剖，普遍认为希罗菲洛斯（Herophilos）是首次对人体进行系统解剖的人，他首次把解剖学作为一门学科，尝试将人体结构与疾病进行联系。公元2世纪，盖伦（Galen）认为解剖是医学的基础并经常解剖动物（如猴子、猪、绵羊和山羊），对神经

系统、心脏结构、泌尿系统和血管甚至活体解剖都有研究，其著作对医学的发展影响巨大，促进了医学实践的发展。在沉寂 1 000 多年之后，病理学发展加速，马尔皮吉（Malpighi）建立了组织学和显微解剖学，其所做的研究被认为是现代医学和病理学的开端；其大量的尸体解剖案例和解剖学著作的发表促进人们将尸体解剖时的病理发现与患者生前的疾病进行关联，许多病理现象得以被发现，尤其是显微镜被用于观察病理学组织之后。细胞病理学创始人鲁道夫·维尔绍（Rudolf Virchow）经常使用显微镜进行尸检，他研究和分析了多种组织并出版了《细胞病理学》，他认为细胞是病理变化的中心，他的研究使得人们对疾病的研究从器官进步到细胞。这之后病理学在欧洲的地位逐渐提高，解剖病理学家成为疾病最终的仲裁者，病理学成了单独的学科。科技的进步使病理学实践更加现代化，例如，组织切片由最初的手工切片改善为各类切片机切片；石蜡包埋方法被引入并增加硬化和脱水两个步骤，改善嵌入过程；多种染料被用于组织染色和显微镜的改进使得对组织的微观特征研究更加广泛、深入与准确。单克隆抗体和聚合酶链反应的出现使病理学研究进入分子水平，随着多种生物标志物的开发和“基因组学”的出现，病理学的诊断迈向个体化医疗。如今，病理学可以分为解剖病理学（手术病理学、组织病理学、细胞病理学）、临床病理学（化学病理学、免疫病理学、血液学）和分子病理学，可以在组织、体液、细胞、分子水平上进行疾病的诊断，如肿瘤组织的活检、血液分析、宫颈抹片的细胞检查、DNA 和 RNA 的异常分析等。在药物的发现和开发方面，病理学可帮助评估候选药物的疾病模型并鉴定药物靶点的患病率，评估开发阶段的新药在实验模型中的潜在毒性和药效生物标志物的变化[29-32]。

微生物学是对微观生物及其与人类或环境之间的相互作用的研究。在显微镜出现之前有人曾提出空气中存在看不见的微小动物，但不曾得到证实。最早通过显微镜发现肉眼看不到的生命形式的人是安东·范·列文虎克（Anton van Leeuwenhoek），他将显微镜下观察到的微生物称为“动物”。微生物学创始人之一路易斯·巴斯德（Louis Pasteur）通过实验证明了微生物不是自然产生的并可以通过加热杀死，他提出了疾病的微生物理论，认为传染病可能是由微生物导致的。另一位微生物学创始人罗伯特·科赫（Robert Koch）则通过将炭疽细菌培养物注入老鼠体内使老鼠患上炭疽，证明了微生物与疾病之间的联系。微生物学进入了“黄金时代”，之后许多传染病的病原体陆续被发现，这为阻止传染病的传播提供了可能。19 世纪 60 年代，研究人员通过使用苯酚对手术器械进行消毒开发了无菌外科手术的技术。病毒的发现让许多疾病的病因得以明了，对病毒的了解加深则促进了病毒疫苗的研发，加强了对脊髓灰质炎、麻疹、腮腺炎和风疹等病毒性疾病的控制。病原微生物的发现促进了免疫学（疫苗的研发等）和化学疗法（抗生素的使用和梅毒的治疗）的发展。单克隆技术和基因工程的出现使微生物学还可以用于药品的研发，通过生物技术对微生物进行改造让其可以产生难以通过化学方法合成的药物或是合成成本高昂的药物，如胰岛素、干扰素、疫苗、凝血因子等[33]。

化学是一门研究物质组成、结构、性质，如何结合或分离及如何与其他物质或能量相互作用的学科。现代化学起源于16—17世纪，从炼金术进步到PHLOGISTON理论，再到原子物质理论，再到自由基与化学结构理论，再到门捷列夫化学元素周期规律，再到价电子理论，再到生物化学和聚合物技术及有机化合物的全合成。在数百年的时间里，化学领域在不断地加深加广，而医学也伴随着化学领域的发展不断地进步。如今，在医疗各领域都有化学的身影，除了药物的研发和检测分析，在灭菌和卫生方面，化学消毒和抑菌剂（乙醇、苯酚、臭氧和苯扎溴铵等）依然占据重要地位；缝合材料、人造皮肤和无菌材料等医用材料的制备都与化学相关；血糖、胆固醇等与疾病有关的身体指标的检测也与化学相关[34-35]。

细胞分子生物学的发展源于孟德尔遗传规律的发现，继细胞、细胞核、各类细胞器、染色体被发现之后，DNA的组成、基因与蛋白质之间的联系、DNA的双螺旋结构、DNA的半保留复制、DNA与蛋白质之间存在信使RNA传递信息等也相继被发现，之后遗传密码的解密使得基因的表达过程得以连贯。调节蛋白、其他RNA、蛋白质修饰过程等的发现则促进我们了解细胞内部和细胞之间的运行和交流，并提供许多治疗的潜在靶点；同时，多种核酸酶的发现和改造使得基因调控和编辑成为现实。细胞分子生物学的发展改变了我们对疾病发生机制的固有观念，也解释了许多药物的作用机制，为疾病治疗提供了全新的方法。

相比生物医学方面令人激动的进展，医学实践的进步相对迟缓，并处于不确定的阶段。技术的进步使得疾病的诊断有了多种仪器和化学方法的辅助（听诊器、X射线、核磁共振、生物标志物等），在一定程度上代替了感知工具，这大大促进了诊断的准确性[36]。

三、医学史上的第一例随机临床试验

临床研究的发展漫长而曲折，对临床试验的记载可以追溯到《圣经》中记载的饮食试验。1946 年进行的链霉素的随机对照试验是第一例随机临床试验，被称作是临床发展的里程碑和分水岭，开启了现代临床研究的时代。研究人员从真菌中得到对结核杆菌起作用的链霉素，并在英国结核病科室进行一系列关于链霉素的试验以评估其药效。试验采用随机分配的方式将一个装有 S（代表链霉素治疗）或 C（代表仅卧床休息）字母的卡片的随机编号的密封信封分配给每个筛选到的符合治疗标准的患者。在两组患者都不知道自己在接受治疗，调查员也不知道患者的信息，仅医务人员可以根据卡片进行给药的情况下，试验进行了 15 个月，最终进行治疗进展评估（进行评价的研究人员同样不知道患者的身份）。试验证明链霉素的治疗是有效的，S 组 55 名患者有 28 例症状明显改善，有 4 例死亡；C 组 55 名患者有 4 例症状显著改善，有 15 例死亡。该试验成为临床试验设计和实施的模型，目前的临床试验几乎都采用随机分配的方式。随机分配有效地防止了预知治疗分配，避免了试验中存在的有意识或无意识的偏好，使结果更加客观[37-41]。

四、统计技术在医学史中的角色转变

统计学融入医学的过程曲折而艰辛。18 世纪，一位研究过概率论的数学家认为概率理论也适用于医学治疗领域，好的治疗方案随着观察数量的增多其应用也应当增多。但许多医生并不认同定量分析在治疗方面的应用，认为需要针对患者的特异性和唯一性进行诊治。一些医生意识到可以通过计算治疗成功的次数来确定药物的有效性。有研究者通过记录多个病例并进行分类概括，认为将统计数据引入诊断和治疗可以使医生获得一致的结果，并提出了对照试验的概念。19 世纪 30 年代，一名外科医生通过统计传统和新型膀胱结石消除方法的死亡率来对两种方法进行比较以减少主观谬误。1873 年，Risueno d'Amador 以海上保险为例（哪怕知道 1 000 艘船中有 100 艘会沉没，也不知道具体是哪些），认为由于患者的独特性，统计数据无法预测特定患者的结果，概率理论不适用于医学。19 世纪，统计学成为数学应用学科并用于分析生物学问题。1903 年，利斯特预防医学研究所创建了第一个统计系，进行病理、流行病学相关的问题研究，统计学与医学研究逐渐紧密。如今，统计学基本贯穿整个医学领域，临床试验中的试验设计和数据分析，医学参数的参考范围评估（如血糖水平、血脂水平、血压水平等的正常范围评估）和医学指标的划分（诊断评估疾病严重性和疾病预后的评分系统）等这些涉及决策的医学实践都需要运用统计技术[42]。统计学可应用于临床试验中的试验设计和数据分析、医学参数的参考范围评估，以及医学指标的划分等。但仍然存在一些问题，包括实验设计不规范、统计模型的误用、数据描述错误、故意的欺骗行为等，会导致统计数据的可靠性存疑[43-44]。

第三节 医药进步和认知盲点之间的博弈

一、制药公司和医药监管机构

药品是医疗保健的重要组成部分，是预防、减轻、治疗疾病的最有效方法之一。因此，主要负责新药研究发现和开发的制药公司和负责保障药物安全性和有效性的医药监管机构对医学的发展有着重要意义。从早期的阿司匹林到青霉素等抗生素药物，再到胰岛素和激素类药物及各种治疗心血管疾病的药物，再到化疗药物和抗体类药物，甚至现在的基因药物，制药公司为医疗事业的进步做出了巨大贡献。每年制药公司都投入大量的资源进行新药或新疗法的开发，为治愈患者付出不懈努力。但制药公司具有营利性质，这是其活力来源，同时也是其潜在风险来源。制药行业为患者带来希望，医药监管机构保障患者安全。制药行业与患者之间的利益冲突需要医药监管机构进行平衡。对药物安全性的担忧是医药监管机构建立的初衷。药物的不良作用可能产生巨大危害，如反应停事件。而药物本身的副作用、药物存在的杂质、假冒伪劣药物，都可能是不良事件产生的原因，因此，制定合理的药品监督法规，并对药物开发、生产、销售等过程进行有效监管是医药监管机构的重要使命[45]。

二、药品监管法规方面的进步被动且滞后

1540 年，英国根据《药剂师商品，药物和原料法》进行药物监督，这是最早出现的药物监管法规之一。1581 年，西班牙颁布第一部药典，药典开始在欧洲出现。药物监管法规制定和改革的推动力一般是药物的不良事件，这使得监管法规的进步被动而滞后。1937 年，美国二甘醇溶剂中毒事件推动了《联邦食品，药品和化妆品法》的颁布，促进了对药物溶剂的监管检测。沙利度胺事件影响了多个国家的药物监管体系，例如，美国于 1962 年通过了《药品修正案》，要求新药批准之前证明药物的安全有效性；英国于 1963 年成立了药品安全委员会，1964 年建立了不良药物反应报告系统。尽管这些年来关于药物监管的法规在不断地完善，能够预防绝大部分的不良事件的产生，但是随着新的治疗方法的引入，药物监管法规仍需要摸索前进[46]。

三、反应停事件

反应停事件是有史以来最严重的的人为医疗灾难，事件的主角是镇静药沙利度胺（图 10－1），在 1957 年其作为非处方药首次进入德国市场。制药公司宣传沙利度胺是完全安全的，孕妇和哺乳期母亲也可以使用。有医生发现其可以减轻孕吐，将其推荐给孕妇，沙利度胺逐渐在世界范围内流行，成为全世界最受欢迎的药物之一，包括英国、日本和澳大利亚等 46 个国家都有患者使用了沙利度胺。沙利度胺上市之后，陆续有多起关于婴儿身体先天缺陷的报道，但是这些事件并没有与沙利度胺联系到一起。直到有 2 位医生分别于 1961 年和 1962 年证明沙利度胺与婴儿的严重先天不足有关。沙利度胺影响婴儿的正常发育，部分婴儿患上腓肠肌病，导致肢体缩短、缺失或成鳍状肢。1961 年 11 月，英国停用沙利度胺；1962 年 3 月，沙利度胺已被大部分国家停用。短短几年间，沙利度胺造成 10 000 多名儿童发生严重先天缺陷，并导致孕妇流产率和婴儿出生后的死亡率增加（严重的沙利度胺胚胎病可能导致畸形婴儿在子宫内或出生后死亡）。美国 FDA 因有报道服用沙利度胺之后出现神经病变并担心其对孕期胚胎有影响（缺乏数据说明沙利度胺是否可以通过胎盘）而没有批准其在美国销售，使美国幸免于难。沙利度胺的悲剧促

进了药物测试和监管的改革，并证明药物反应存在物种敏感性差异（小鼠对沙利度胺的敏感性低于多种动物）。美国于 1962 年通过了科夫沃－哈里斯修正案，于 1966 年开发了Ⅰ类（生育力和普通生殖）、Ⅱ类（致畸性）和Ⅲ类（围生期）药物检测方案[47－49]。

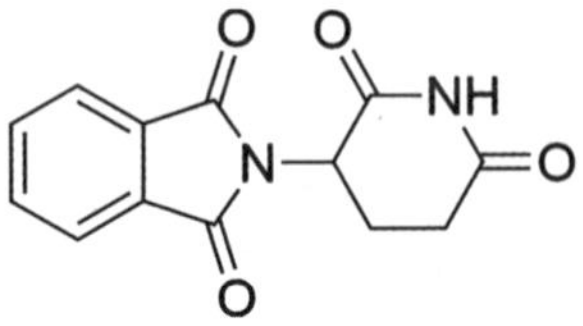

图10－1　沙利度胺的结构式

四、循证医学运动对药物监管、医生和患者三方的启示

循证医学是指认真、明确和明智地使用当前的最佳证据来制定有关个体患者的护理决策。循证医学运动开始于 19 世纪末。20 世纪 80 年代，美国和加拿大医生概述循证医学的思想，提倡通过事实论据和科学知识而非医师习惯或医药营销给予医学建议。1990 年，加拿大麦克马斯特大学的戈登·盖亚特（Gordon Guyatt）提出“科学医学”的概念并创造了“循证医学”（ EBM）一词，大卫·萨科特（David Sackett）（循证医学的另一创始人）对 EBM 的解释是旨在“通过将最佳研究证据与临床专业知识和患者偏好相结合，解决临床问题的系统方法”。近二十年来，循证医学的概念逐渐成为医疗决策和医学实践的标准。根据萨科特对循证医学的阐述，循证医学有三个要素：“最佳研究证据”“临床专业知识”和“患者偏好”。“最佳研究证据”源于药物临床前和临床试验数据，这需要药物监管机构严格把控药物的临床试验，使其流程标准客观，结果真实（如采用随机对照试验），而如何从海量的信息中提取最佳证据的关键之一是权威机构对数据及时进行整合评估分级。“临床专业知识”源于医生的理论学习和临床实践积累，在已有最佳外部证据和尽量满足患者需求的前提下，医生该如何制定最佳的治疗决策，这需要医生根据自己的临床经验结合患者反馈认真比对最佳证据，合理选择并不断更新专业知识储备。“患者偏好”包括患者个体身体状况，对健康与生活的看法和期望，以及对治疗方案潜在利益、危害、成本和使用的考虑，在选择接受何种治疗的

时候，医生应该告知患者治疗方案，患者可以不遵循不符合偏好的方案，然后通过与医生协商再对方案进行改进，让患者对自己的未来做决定[50-53]。

第四节 药物递送系统的发展

药物递送系统是指通过各种药物载体将药物输送到所需的器官、组织、细胞甚至亚细胞结构以达到治疗效果。药物递送系统经过不断改进，从口服或注射药物到纳米药物、靶向药物，使药物的生物利用度不断提高、副作用不断降低、选择性不断增强。

一、递送系统1.0：低效的口服药物或注射药物

口服是最便捷和使用最广泛的给药方式，具有数千年的历史。早期的口服制剂一般是药丸、胶囊或溶液的形式，制剂进入消化道后药物被溶解吸收或者被直接吸收，不能控制药物的释放时间。1952 年，第一个缓释制剂上市，其可以控制右旋苯丙胺缓慢释放，疗效能够维持 12 个小时。之后基于溶出、扩散、渗透、离子交换等多种药物释放机制，人们研发出了多种每日 1 次或每两日 1 次的口服给药系统。生物材料的研发通过控制环境（pH、血糖等）又可以促进给药系统的研发。但是需要经过胃肠道的口服药物其生物利用度较低，并且许多容易被胃肠道环境破坏生物活性的药物（如蛋白质或多肽）难以通过口服给药。

19 世纪初期，注射给药开始兴盛，出现使用刺血针皮下注射吗啡的方式。20 世纪初，静脉注射成为重要的注射方式。注射器材料从重复利用的玻璃注射器改变为一次性塑料注射器，降低了感染的风险。微针和无针注射在近年兴起，可以实现无痛输送药物。注射给药的方式对药物要求严格，限制较多（药物溶解度、溶液 pH 等），导致部分药物成药性较差，难以制成注射剂[54-57]。

二、递送系统2.0：被动投送的纳米药物

纳米技术的出现改善了药物递送系统遭遇的部分问题。1986 年，第一篇关于纳米药物的文章发表。之后基于纳米颗粒的药物递送系统的研究逐渐增多，纳米给药系统成了十分热门的研究领域。纳米给药系统主要是通过将药物包裹于脂质体、高分子胶束、无机纳米颗粒、树枝状聚合物等多种类型的纳米载体中进行给药。纳米给药系统相比于第一代递送系统，具有较大的优势。纳米载体在一定程度上增强了药物的稳定性；纳米药物由于与细胞发生内吞作用而有较高的口服生物利用度；纳米载体能够增加药物的水溶性，减少有毒溶剂的使用；纳米粒子在血液循环中停留时间较长，有助于延长药效，减少血药水平波动；根据体内组织或器官的特性对纳米颗粒进行表面修饰，可以改变纳米药物在体内的生物分布，使其富集于特定组织和器官，进而降低对其他组织或器官的毒性和副作用。但是根据肿瘤组织血管渗透性和滞留作用使纳米颗粒富集在肿瘤组织，或者通过聚乙二醇等材料修饰纳米载体表面，改变其被免疫细胞吞噬的效率都属于被动靶向，靶向效果略差[58-61]。

三、递送系统3.0：主动投送的"抗体偶联药物"

为了增强靶向作用，出现了对纳米载体进行配体修饰的方法，使其与靶细胞过表达的受体特异性结合，这种方式被称作主动靶向。1980 年，科学家将抗 β2-微球蛋白的单克隆抗体在交联剂作用下共价偶联到脂质体上，与人细胞特异性结合，不与小鼠细胞结合，这证明了主动靶向是可行的。多种生物配体经过研究和鉴定后被用于主动靶向，除了抗体，还有蛋白、多糖、多肽、核酸和小分子，例如转铁蛋白、烟碱型乙酰胆碱、叶酸等。大部分抗体偶联药物用于肿瘤治疗，载体表面修饰后能与肿瘤特异性抗原结合的抗体、多糖和多肽能够使药物靶向肿瘤细胞，如抗表皮生长因子抗体（西妥昔单抗）、抗 CD19 抗体、能与 CD44 结合的透明质酸、能与整联蛋白结合的精氨酰基糖基天冬氨酸等。生物修饰也能够靶向药物转运系统帮助药物转运，如转铁蛋白修饰的脂质体药物递送系统能够帮助药物穿过血脑屏障[59,61]。

四、递送系统4.0：天然的精确递送系统

天然生物来源的载体材料具有更好的生物相容性，更容易降解，体内循环的时间更长，并且具有特异识别的作用，如用细胞膜包被纳米颗粒构成的药物递送系统。早期通过将红细胞膜破坏，载入药物0后再修复，促进药物靶向网状内皮系统。现在除了红细胞，还有癌细胞、免疫细胞（单核细胞、巨噬细胞、中性粒细胞等）、间充质干细胞的细胞膜也被作为载体材料进行研究。不同种细胞膜载药平台有各自的特点，红细胞膜上的CD47可以避免药物载体被巨噬细胞吞噬；癌细胞膜药物载体上的黏附因子可以促进载体聚集于肿瘤（同源结合机制）；免疫细胞具有炎症趋化性，对肿瘤组织释放的各类细胞因子（趋化因子、粒细胞-巨噬细胞集落刺激因子、血管细胞黏附因子等）十分敏感，并且在一定程度上能够刺激机体的自身免疫；间充质细胞对肿瘤有高亲和力，用其细胞膜作药物载体也能促进药物向肿瘤位置的递送。近年来发现的外泌体，是细胞分泌的信息交流物质，是具有磷脂双分子层的微小囊泡（直径40～100 nm），本身包含多种蛋白质、核酸（多种RNA甚至gDNA）和脂质（图10-2）。这些特性使外泌体成为极具潜力的药物运输工具，与细胞膜制成的纳米载药系统相似，外泌体也具有特异性识别的能力，具有归巢特性，能够将药物送往指定目标，作为人体天然产物不易引起免疫反应，而且外泌体作为完整的天然结构，具有更好的稳定性[62]。

理想的药物递送系统应当是能够使药物仅送达指定部位，在规定的时间内保持有效药物浓度，并且给药过程无痛、便捷。目前，药物递送系统还有许多可以进步的地方，但是药物递送系统的改进需要技术的进步和新想法的实践，这是一个缓慢而又复杂的过程，无法一蹴而就，需要许多人的共同努力[63]。

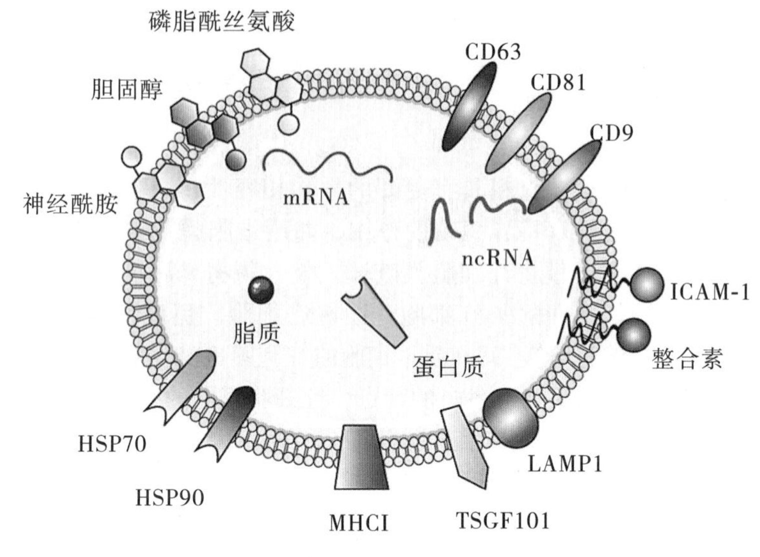

图 10－2　外泌体结构

绘制者：刘晓燕。

第五节　药物发明的双刃剑效应

阿司匹林和海洛因的故事：1828 年，有研究人员从柳树的树皮中提取了活性成分水杨素。1838 年，拉斐尔·皮里亚（Raffaele Piria）将水杨素转化为药效更强的化合物，并将其命名为水杨酸，水杨酸消炎止痛效果好但具有胃肠刺激的副作用。1853 年，查尔斯·格哈特（Charles Gerhardt）破解了水杨酸的结构并合成了杨酸，但其结构不稳定。为了开发减弱胃肠刺激的水杨酸盐，菲利克斯·霍夫曼（Felix Hoffmann）将水杨酸的酚基进行了乙酰化，合成了乙酰水杨酸，也就是后来的阿司匹林。随后，霍夫曼在准备将吗啡乙酰化来制备可待因的过程中合成了海洛因。阿司匹林和海洛因合成时间仅相差了 10 天。

阿司匹林的胃肠刺激性远远低于水杨酸，1899 年，临床试验结束之后，阿司匹林上市，作为一种能够有效地解热镇痛且在标准剂量下几乎没有副作用的药物，阿司匹林获得了公众和医学界的认可。随着阿司匹林被证明与胃炎及儿童瑞氏综合征有关，并且其他效果更好且副作用极低的解热镇痛药陆续出现，阿司匹林的热度逐渐降低。对阿司匹林的作用机制研究发现：它是血小板环氧化酶Ⅰ抑制剂，对血小板功能有抑制作用。小剂量阿司匹林作为抗血小板药物在预防心血管疾病方面效果良好，成为缺血性脑卒中、急性心肌梗死和静脉血栓的二级预防措施。还有关于阿司匹林降低肿瘤风险的研究，降低肿瘤风险或将成为阿司匹林新的用途。

海洛因的作用比吗啡强 1 ～ 2 倍，且在当时被认为没有成瘾性。1898 年，拜耳公司将其作为止咳和镇痛的非处方药出售，广泛用于呼吸道感染、分娩止痛、重伤止痛和控制某些精神障碍。海洛因还一直是儿童处方感冒药。在 20 世纪初期，海洛因被认为是吗啡成瘾问题的潜在解决方案。后来，医学研究证明海洛因比吗啡更加危险，患者很容易对海洛因产生耐受，使用剂量需要不断增加，具有成瘾性且戒断症状比吗啡更剧烈。海洛因比吗啡更容易进入脑内，进入脑内之后能够转化为吗啡，进而与阿片受体结合产生欣快作用。海洛因的危害除了成瘾后对身体和心理造成的损伤和过量使用导致的死亡外，还包括注射过程中其他疾病的感染（艾滋病、肝炎和脓肿等的感染），以及成瘾对生活和经济的负面影响。美国于 1924 年禁用海洛因，但经过数十年的合法使用，海洛因的滥用和成瘾已经十分严重，而且其非法使用在全世界范围内仍在继续，使用量还在逐渐上升。据统计，2015 年，美国有将近 510 万人使用海洛因；2018 年，美国与海洛因过量使用相关的死亡人数有近 15 000 人。目前针对海洛因成瘾的治疗药物有纳诺酮和丁丙诺啡，但是海洛因的成瘾复发约占完成成瘾治疗的三分之二[64-68]。

第六节　新药研制安全性和有效性原则的博弈

为了保证新药上市之前的安全性和有效性，药物监督管理部门制定了严格的临床前实验和临床试验流程。临床前实验包括体外实验和体内实验，上市前的临床试验分为Ⅰ期、Ⅱ期和Ⅲ期临床试验。

临床前实验主要目的是在候选药物进入人体之前测试其功效和安全性。通过体外实验（一般为细胞实验或类器官实验）和体内实验（动物实验）初步测试药物的功效甚至验证药物作用靶点。体内实验还包括药物的安全性测试，包括急性毒性、亚急性毒性、慢性毒性、致癌性、致畸性、致生殖和发育毒性测试。

Ⅰ期临床试验是新药在人体的首次使用，是在少数健康志愿者（也有选择相对健康的患者的情况）身上进行的药物安全性和耐受性评价，一般采用递增的给药方式，初步确定药物的最大安全量/耐受量，并评估增加药量引起的药物不良反应。参考Ⅰ期临床试验的数据对Ⅱ期临床试验和Ⅲ期临床试验进行科学的设计。

Ⅱ期临床实验主要评估药物治疗目标疾病的功效，并对药物安全性进行进一步评估，以及确定Ⅲ期临床试验的药物剂量。一般对比不同剂量药物和安慰剂及阳性对照药物的治疗效果，治疗时限一般为12～16周。

Ⅲ期临床试验是随机对照多中心试验，主要研究新药在大量患者（数百上千名患者）身上中长期（超过6个月或12个月甚至更长）的功效和安全性，收集药物的疗效及不良事件的数据。相比于Ⅰ期和Ⅱ期临床试验，Ⅲ期临床试验更贴近患者日常临床状况，有助于药物整体利益－风险关系的评估。Ⅲ期临床试验样本量大、耗时长、成本高，因此Ⅱ期临床试验结果不够优秀的药物不能进入Ⅲ期临床试验[45]。

新药只有同时具有有效性与安全性才能进入市场。

第七节　药品专利保护与患者生存权的博弈

制药公司获得某一药品的专利之后，成为授予专利的该国的唯一销售该药的公司。由于在专利有效期内没有直接的市场竞争，制药公司可以将药物价格升高以收回成本及获取更多利润。创新药物的研制风险大，成本高昂，耗时极长，而专利的存在可以激励创新药物的研制，从这方面来说药品专利保护促进了医药行业的进步。具有专利的新药一般价格高昂，许多患者难以支付，而药物不同于一般的商品，它可以直接影响患者的健康生存情况，这导致许多人因为不能获得有效的药物而失去健康甚至死亡[45]。药品专利保护与患者健康生存权利的平衡是世界性的问题。根据我国国情，强制许可条款、适当放松仿制药的进口、简化仿制药的审评流程、将部分昂贵的药物纳入医保可以帮助患者获取基本药物[69]。

参考文献

[1] DUARTE D F. Opium and opioids: a brief history [J]. Revista brasileira de anestesiologia, 2005, 55 (1): 135－146.

[2] ROSENBLUM A, MARSCH L A, JOSEPH H, et al. Opioids and the treatment of chronic pain: controversies, current status, and future directions [J]. Experimental and clinical

psychopharmacology, 2008, 16 (5): 405.

[3] LANIER W L, KHARASCH E D. Contemporary clinical opioid use: opportunities and challenges [J]. Mayo clinic proceedings, 2009, 7 (84): 572 -575.

[4] ROSNER B, NEICUN J, YANG J C, et al. Opioid prescription patterns in Germany and the global opioid epidemic: systematic review of available evidence [J]. PlOS one, 2019, 14 (8): e0221153.

[5] GACHELIN G, GARNER P, FERRONI E, et al. Evaluating Cinchona bark and quinine for treating and preventing malaria [J]. Journal of the royal society of medicine, 2017, 110 (1): 31 -40.

[6] ACHAN J, TALISUNA A O, ERHART A, et al. Quinine, an old anti-malarial drug in a modern world: role in the treatment of malaria [J]. Malaria journal, 2011, 10 (1): 1 -12.

[7] RENSLO A R. Antimalarial drug discovery: from quinine to the dream of eradication [J]. ACS medicinal chemistry letters, 2013, 4 (12): 1126 -1128.

[8] AHMED U, JONES H, ADAMS C E. Chlorpromazine for psychosis-induced aggression or agitation. [J]. Schizophrenia bulletin, 2011, 37 (5): 890 -891.

[9] HUTCHINGS M I, TRUMAN A W, WILKINSON B. Antibiotics: past, present and future [J]. Current opinion in microbiology, 2019, 51: 72 -80.

[10] WAINWRIGHT M. Dyes in the development of drugs and pharmaceuticals [J]. Dyes and pigments, 2008, 76 (3): 582 -589.

[11] HADDAD P, KIRK R, GREEN R. Chlorpromazine, the first antipsychotic medication: history, controversy and legacy [J]. British association for psychopharmacology. 2016, 31.

[12] YOUSEF F, MANSOUR O, HERBALI J. Sulfonamides: Historical discovery development (structure-activity relationship notes) [J]. In-vitro in-vivo in-silico journal, 2018, 1 (1): 1 -15.

[13] BENTLEY R. Different roads to discovery; Prontosil (hence sulfa drugs) and penicillin (hence β -lactams) [J]. Journal of industrial microbiology and biotechnology, 2009, 36 (6): 775 -786.

[14] SNEADER W. Van Nostrand's scientific encyclopedia [M]. New York: Van Nostrand reinhold company, 2005.

[15] BHATT A. Evolution of clinical research: a history before and beyond James Lind [J]. Perspectives in clinical research, 2010, 1 (1): 6.

[16] COLLIER R. Legumes, lemons and streptomycin: a short history of the clinical trial [J]. Canadian medical association journal, 2009, 180 (1): 23 -24.

[17] OAKLEY A. Experimentation and social interventions: a forgotten but important history [J]. The British medical journal, 1998, 317 (7167): 1239 -1242.

[18] HART P D A. A change in scientific approach: from alternation to randomised allocation in

clinical trials in the 1940s [J]. The British medical journal, 1999, 319 (7209): 572 - 573.

[19] TRÖHLER U. The introduction of numerical methods to assess the effects of medical interventions during the 18th century: a brief history [J]. Journal of the royal society of medicine, 2011, 104 (11): 465 - 474.

[20] CaMPBELL M J. Doing clinical trials large enough to achieve adequate reductions in uncertainties about treatment effects [J]. Journal of the royal society of medicine, 2013, 106 (2): 68 - 71.

[21] CHALMERS I, TOTH B. 19th century controlled trials to test whether belladonna prevents scarlet fever [J]. JLL Bulletin: commentaries on the history of treatment evaluation, 2009, 1.

[22] NISSEN T, WYNN R. The recent history of the clinical case report: a narrative review [J]. JRSM short reports, 2012, 3 (12): 1 - 5.

[23] SAYRE J W, TOKLU H Z, Ye F, et al. Case reports, case series—From clinical practice to evidence-based medicine in graduate medical education [J]. Cureus, 2017, 9 (8).

[24] NISSEN T, WYNN R. The history of the case report: a selective review [J]. Journal of the royal society of medicine open, 2014, 5 (4): 1 - 5.

[25] VERARDI P H, TITONG A, HAGEN CJ. A vaccinia virus renaissance: new vaccine and immunotherapeutic uses after smallpox eradication. [J]. Human vaccines & immunotherapeutics, 2012, 8 (7): 961 - 970.

[26] Riedel S. Edward Jenner and the history of smallpox and vaccination [J]. Baylor University Medical Center proceedings, 2005, 18 (1): 21 - 25.

[27] KENNEDY-SHAFFER L. Before p < 0. 05 to beyond p < 0. 05: using history to contextualize p-values and significance testing [J]. The American statistician, 2019, 73 (supl): 82 - 90.

[28] INDRAYAN A. Statistical medicine: an emerging medical specialty [J]. Journal of postgraduate medicine, 2017, 63 (4): 252.

[29] CRAWFORD J M. Original research in pathology: judgment, or evidence-based medicine? [J]. Laboratory investigation, 2007, 87 (2): 104 - 114.

[30] VAN DEN TWEEL J G, TAYLOR C R. A brief history of pathology [J]. Virchows archiv, 2010, 457 (1): 3 - 10.

[31] VAN DER GREEF J, MCBURNEY R N. Rescuing drug discovery: in vivo systems pathology and systems pharmacology [J]. Nature reviews drug discovery, 2005, 4 (12): 961 - 967.

[32] JUBB A M, KOEPPEN H, REIS-FILHO J S. Pathology in drug discovery and development [J]. The journal of pathology, 2014, 232 (2): 99 - 102.

[33] OPAL S M. Vaccines: a biography [M]. New York: Springer, 2010: 31 - 56.

[34] ZUMDAHL S S, ZUMDAHL S A, DECOSTE D J. Chemistry [M]. Boston: Cengage learning, 2016.

[35] BIFFEN R, DAKIN M A N. Contributions of chemistry to pharmacy and medicine [J]. Nature, 1936, 138 (3494): 693.

[36] MAZZARELLO P. A unifying concept: the history of cell theory [J]. Nature cell biology, 1999, 1 (1): E13 - E15.

[37] KELLENBERGER E. The evolution of molecular biology: Biology's various affairs with holism and reductionism, and their contribution to understanding life at the molecular level [J]. EMBO reports, 2004, 5 (6): 546 - 549.

[38] SORGER P K, SCHOEBERLB. An expanding role for cell biologists in drug discovery and pharmacology [J]. Molecular biology of the cell, 2012, 23 (21): 4162 - 4164.

[39] KUMAR S, NASH D. Health care myth busters: is there a high degree of scientific certainty in modern medicine [J]. Scientific American, 2011, 25: 2011.

[40] ZHANG Q. Historical story on natural medicinal chemistry: streptomycin [J]. Chinese traditional and herbal drugs, 2018: 761 - 766.

[41] EICHLER H G, SWEENEY F. The evolution of clinical trials: can we address the challenges of the future? [J]. Clinical trials, 2018, 15 (S1): 27 - 32.

[42] CHEN T T. Advanced medical statistics [M]. Singapore: World scientific, 2003: 3 - 19.

[43] QIN N, ZHANG J, ZHANG W, et al. Some tips about statistics on medical research [J]. Journal of thoracic disease, 2015, 7 (7): E177.

[44] GARDENIER J, RESNIK D. The misuse of statistics: concepts, tools, and a research agenda [J]. Accountability in research: policies and quality assurance, 2002, 9 (2): 65 - 74.

[45] WYSOWSKI D K, SWARTZ L. Adverse drug event surveillance and drug withdrawals in the United States, 1969 - 2002: the importance of reporting suspected reactions. [J]. Archives of internal medicine, 2005, 165 (12): 1363 - 1369.

[46] RÄGO L, SANTOSO B. Drug regulation: history, present and future [J]. Drug benefits and risks: international textbook of clinical pharmacology, 2008, 2: 65 - 77.

[47] FINTEL B, SAMARAS A T, CARIAS E. The thalidomide tragedy: lessons for drug safety and regulation [J]. Helix magazine, 2009, 1.

[48] KIM J H, SCIALLI A R. Thalidomide: the tragedy of birth defects and the effective treatment of disease [J]. Toxicological sciences, 2011, 122 (1): 1 - 6.

[49] VARGESSON N. Thalidomide-induced teratogenesis: history and mechanisms [J]. Birth defects research part C: embryo today, 2015, 105 (2): 140 - 156.

[50] WALJEE J F, LARSON B P, CHUNG C. Measuring treatment effectiveness: a guide to incorporating the principles of evidence-based medicine. [J]. Plastic and reconstructive surgery, 2012, 130 (6): 1382 - 1394.

[51] KAMATH S, GUYATT G. Importance of evidence-based medicine on research and practice [J]. Indian journal of anaesthesia, 2016, 60 (9): 622.

[52] SCHLEGL E, DUCOURNAU P, RUOF J. Different weights of the evidence-based medicine triad in regulatory, health technology assessment, and clinical decision making [J]. Pharmaceutical medicine, 2017, 31 (4): 213 - 216.

[53] MONTORI V M, BRITO J P, MURAD M H. The optimal practice of evidence-based medicine: incorporating patient preferences in practice guidelines [J]. Jama, 2013, 310 (23): 2503 - 2504.

[54] PARK K. Controlled drug delivery systems: past forward and future back [J]. Journal of controlled release, 2014, 190: 3 - 8.

[55] YUN Y H, LEE B K, PARK K. Controlled drug delivery: historical perspective for the next generation [J]. Journal of controlled release, 2015, 219: 2 - 7.

[56] DRUCKER E, ALCABES P G, MARX P A. The injection century: massive unsterile injections and the emergence of human pathogens [J]. The lancet, 2001, 358 (9297): 1989 - 1992.

[57] MYERS K. A history of injection treatments-I the syringe [J]. Phlebology, 2019, 34 (5): 294 - 302.

[58] BABU A, TEMPLETON A K, MUNSHI A, et al. Nanodrug delivery systems: a promising technology for detection, diagnosis, and treatment of cancer [J]. Aaps pharmscitech, 2014, 15 (3): 709 - 721.

[59] ATTIA M F, ANTON N, WALLYNJ, et al. An overview of active and passive targeting strategies to improve the nanocarriers efficiency to tumour sites [J]. Journal of pharmacy and pharmacology, 2019, 71 (8): 1185 - 1198.

[60] PENG Y, CHEN L, YE S, et al. Research and development of drug delivery systems based on drug transporter and nano-formulation [J]. Asian journal of pharmaceutical sciences, 2020, 15 (2): 220 - 236.

[61] PATRA J K, DAS G, FRACETO L F, et al. Nano based drug delivery systems: recent developments and future prospects [J]. Journal of nanobiotechnology, 2018, 16 (1): 1 - 33.

[62] ZHANG H, DONG S, LI Z, et al. Biointerface engineering nanoplatforms for cancer-targeted drug delivery [J]. Asian journal of pharmaceutical sciences, 2020, 15 (4): 397 - 415.

[63] HENDERSON N L. Recent advances in drug delivery system technology [J]. Annual reports in medicinal chemistry, 1983, 18: 275 - 284.

[64] LANDAU E. From a tree, a "miracle" called aspirin [EB/OL]. (2010 - 12 - 22) [2021 - 03 - 28]. http: //edition. cnn. com/2010/HEALTH/12/22/aspirin. history/.

[65] DESBOROUGH M J, KEELING D M. The aspirin story-from willow to wonder drug [J]. British journal of haematology, 2017, 177 (5): 674 - 683.

[66] BULL M. Governing the heroin trade: from treaties to treatment [M]. London: Routledge, 2016.
[67] ROBSON N, RASHID R, NAZAR M, et al. Treating heroin addiction: bridging the past and future-a Malaysian experience. [J]. Asia-Pacific psychiatry : official journal of the Pacific Rim College of Psychiatrists, 2015, 7 (1): 121 – 125.
[68] MAREMMANI I, PACINI M, POPOVIC D, et al. Affective temperaments in heroin addiction [J]. Journal of affective disorders, 2009, 117 (3): 186 – 192.
[69] 王玫黎，谭畅. 挑战与回应：我国药品专利制度的未来：以药品专利与健康权的关系为视角 [J]. 知识产权，2017 (2): 41 – 47.